LA
MÉDECINE
DU BON SENS

DE L'EMPLOI

DES

PETITS MOYENS EN MÉDECINE
ET EN THÉRAPEUTIQUE

PAR

P.-A. PIORRY

PROFESSEUR DE CLINIQUE MÉDICALE A LA FACULTÉ
DE MÉDECINE DE PARIS

Officier de la Légion d'honneur, médecin de l'Hôtel-Dieu ,
membre de l'Académie impériale de médecine ,
des Sociétés médicales de Poitiers, de Tours, de Boulogne, d'Alger, de Gœttingue,
de l'Académie royale de médecine de Madrid,
de la Société médicale de Suède, d'Athènes, de la Société royale
des médecins de Vienne,
Membre honoraire de l'Université de Moscou, de Kharkoff, etc.

DEUXIÈME ÉDITION
REVUE, CORRIGÉE ET CONSIDÉRABLEMENT AUGMENTÉE

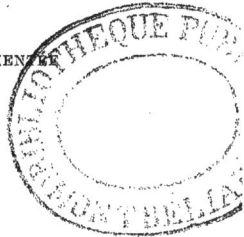

PARIS

ADRIEN DELAHAYE, LIBRAIRE
RUE DE L'ÉCOLE-DE-MÉDECINE, 23
ET CHEZ TOUS LES LIBRAIRES

1867
Droits de reproduction et de traduction réservés)

LA MÉDECINE DU BON SENS

DE L'EMPLOI

DES

PETITS MOYENS EN MÉDECINE

ET EN THÉRAPEUTIQUE

LAGNY. — IMPRIMERIE DE A. VARIGAULT.

AVANT-PROPOS

J'ai l'intention, dans cet ouvrage, de traiter des *petits moyens* que l'on peut utilement employer, alors qu'il s'agit de prévenir, de pallier ou de guérir les souffrances, les douleurs, les lésions, les maladies dont notre pauvre humanité est affligée.

Ce que je désigne sous le nom de *petits moyens* consiste en des pratiques quelquefois vulgaires, accessibles à tous, *non dangereuses dans leur exécution,* et qui, tirées en grande partie de l'hygiène, comprenant parfois l'emploi de substances très-simples, ont cependant une extrême importance pratique.

Ces médicaments si peu compliqués flattent bien moins les préjugés ou les goûts de beaucoup de méde cins et du public que les médicaments énergiques ou que les formules complexes des empiriques.

L'homme est passionné pour les superstitions; il invoque moins souvent Dieu que les anges, les démons, ou les faiseurs de miracles; il croit plutôt à un spiritualisme fantastique qu'aux faits démontrés par l'expérience et le bon sens; il est très-disposé à admettre ce qu'il ne comprend pas et à nier sottement l'évidence. La drogue lui plaît; l'hygiène, qui contrarie ses habitudes, lui inspire de la répulsion. Il court vers les vendeurs d'orviétan, vers les prôneurs de remèdes spéciaux; il écoute les prometteurs de la quatrième page du journal en vogue, et il en veut presque au médecin honnête qui lui dit la vérité et qui cherche à le guérir par des médications fondées sur la raison. Sa foi est robuste en qui le trompe, mais faible ou nulle en celui qui l'éclaire et qui lui parle le langage austère d'un savoir consciencieux.

Ce n'est donc pas pour plaire à la foule ou pour apprendre à *faire du métier* que cet écrit est publié; son but est d'améliorer la pratique; de la fonder sur des faits incontestables; de la vulgariser, et de remplacer des hypothèses systématiques, des préjugés trompeurs, des prétentions hasardées et spéculatives, telles qu'on les admet encore en général, par des notions positives qui, ne compromettant rien, étant incapables de nuire, peuvent avoir sur la santé et sur la vie des hommes une immense influence.

Certes, le médecin qui, se conformant au plan que

je viens de tracer, choisira en thérapeutique le vrai, le simple et l'utile, aura moins de succès dans les salons que celui qui, compromettant son honorable profession par une incroyable audace, par des formules multipliées et par un brillant savoir-faire, acquerra une réputation usurpée ; mais il méritera l'estime publique, qui, aux yeux de l'homme honnête et consciencieux, est la plus haute des récompenses.

NOTE RELATIVE A CETTE SECONDE ÉDITION
DE LA
MÉDECINE DU BON SENS

Le titre de cet ouvrage, *médecine du bon sens* n'a peut-être pas été compris de la façon que l'entendait son auteur. Il ne signifiait pas, dans l'intention de M. Piorry, que la raison et la logique n'étaient pas en rapport avec des doctrines autres que les siennes. L'acception qu'il donnait à la dénomination de son livre était celle-ci : que les moyens très-simples et en grande partie vulgaires qui constituaient ce travail étaient indiqués par l'expérience et par un rationalisme prudent ; ce n'était pas là une *flèche* méchamment lancée contre d'autres médecins ou contre leurs manières de voir ; mais un appel bienveillant fait aux praticiens pour les conduire à l'étude attentive des moyens dits hygié-niques, et à hésiter alors qu'il s'agit de prescrire em-

piriquement et sans examen préalable des remèdes
dangereux et recommandés par la tradition sans une
étude approfondie des circonstances organiques qui en
exigent l'administration.

La *médecine du bon sens* est celle qu'exerce tout médecin observateur qui, cherchant la vérité avec bonne
foi et sans parti pris à l'avance, rejette les théories à
perte de vue, les hypothèses hasardées tout aussi bien
que les assertions sans preuves et les élucubrations de
l'esprit dépourvues d'applications pratiques. C'est pour
ces estimables médecins que ce livre a été écrit et ceux-
là, j'en ai la conviction intime, utiliseront au lit du malade les documents qu'il contient.

Beaucoup de gens ont vu, dans le livre *sur les petits moyens*, une œuvre légère et d'une exécution facile ;
c'est parce qu'ils n'avaient pas lu le traité de médecine
pratique de M. Piorry ; car, s'ils l'avaient fait, ils se seraient bientôt aperçus que toutes les propositions qui,
par leur ensemble, constituent la *médecine du bon sens*,
ne sont que les conclusions logiques des 12,500 para-
graphes dont l'ensemble constitue ce même traité. Ils
n'ont pas sans doute réfléchi que les conseils contenus
dans le livre sur les petits moyens ont eu pour base
l'expérience pratique d'un médecin qui, reçu en 1816,
a été nommé, dès 1826, médecin des hôpitaux de Paris
et que le concours a appelé en 1840 à la chaire de pathologie, et plus tard à la clinique de la Faculté. Ils se
seraient épargné certains reproches déplacés s'ils avaient
compris que M. Piorry avait commencé sa carrière par

la publication d'une dissertation et d'un article sur le danger de la lecture des livres de médecine par les gens du monde (1) et qu'il ne pouvait avoir eu d'autre intention dans l'écrit qu'il publiait, que celle de faire un ouvrage utile aux médecins, utile à tous, lequel stigmatisant le charlatanisme, avait pour but, soit d'indiquer les moyens de soulager ou de guérir des maladies, soit de faire voir que la médecine, grâce aux applications de la physique et de la chimie à la science médicale, grâce aussi à la méthode sévère d'examen, de contrôle et de calcul que le progrès lui a imprimée ; grâce encore aux documents qu'elle a empruntés aux arts et à l'industrie, est devenue simple et positive, compréhensible et élevée, et enfin, que son but humanitaire l'élève aux premiers rangs parmi les sciences utiles.

La première édition de ce livre, tirée à un nombre considérable d'exemplaires, a été bientôt épuisée. Destiné aux médecins, ainsi que le font voir les termes scientifiques et le tableau de la nomenclature qui s'y trouvent, cet ouvrage a été favorablement accueilli par les véritables praticiens. Tels articles malveillants dont il a été le sujet ont été l'œuvre d'auteurs qui n'ont pas vu de malades et qui fréquentent plus souvent les bibliothèques que les hôpitaux, les amphithéâtres et les salles où l'on se livre aux expérimentations. Certaines gens n'ont pas craint de dire qu'il n'appartenait pas à

(1) Thèse de M. Piorry à la Faculté de Médecine, sous la présidence du vénérable Hallé, 1819, article : livres du dictionnaire des sciences médicales.

la dignité d'un professeur de Faculté de s'occuper de maladies légères; ils ont alors oublié que ce qui convient pour tous, c'est de chercher à être utile; quelquefois l'homme qui étudie bien les choses minimes s'élève, tandis que celui qui tente d'aborder les grandes choses s'abaisse, alors qu'il ne peut atteindre leur hauteur. Le cor aux pieds, confié au pédicure ignorant qui n'a pas apprécié les causes et le mode de la production du mal et l'a empiriquement traité, est parfois suivi de la formation d'un abcès dangereux, et même d'un ulcère perforant qui s'étend aux muscles et aux os; l'épiderme du doigt qui se fendille près de l'ongle, et dont la base s'enflamme, provoque le développement d'un panaris qui cause de vives souffrances, et peut même compromettre la vie; la plus faible diarrhée, en temps d'épidémie, est parfois suivie, si l'on n'y remédie pas, d'évacuations cholériques et mortelles, etc., etc.

D'injustes critiques, dirigées par de mauvaises passions ou par de vindicatives inimitiés, fussent-elles présentées sous une forme spirituelle, qui souvent leur manque, ne font qu'assurer le succès d'un livre. Tel qui a voulu jeter du ridicule sur d'utiles écrits, s'en est largement couvert en étant envieux, méchant et ingrat! En somme, la thérapeutique simple, hygiénique, rationnelle, inoffensive et humanitaire a triomphé de cette médecine audacieuse qui a pris le caprice pour boussole, le hasard pour guide, la fantaisie pour drapeau et les médicaments-poisons pour agents de traitement!

Entre les deux éditions du livre sur les *petits moyens* *en médecine* (de septembre 64 à octobre 1866), M. Piorry a publié un livre de huit cents pages in-8°, qui fait aussi partie de la médecine du *Bon sens;* car les préceptes qu'il contient sont fondés sur un fait on ne peut plus vulgaire, c'est-à-dire qu'un corps, quel qu'il soit, et que chaque partie de ce corps donnent, par la percussion, des sensations acoustiques et tactiles en rapport avec sa composition, sa structure, son épaisseur, sa contenance, etc. *Le traité de plessimétrisme* est entièrement pratique; il fait voir combien sont grandes et importantes les applications de la percussion médicate à la diagnose et au traitement des maladies. L'auteur est convaincu que les médecins qui auront lu attentivement la médecine du *Bon sens* verront que la conscience leur fait un devoir d'étudier avec une attention extrême une science et un art qui leur donnent les moyens d'apprécier pendant la vie l'anatomie des organes sains et malades.

A ceux qui veulent savoir ce que la médecine a acquis de positivisme et de précision, et combien sa marche est devenue assurée, je recommande la lecture du *traité de plessimétrisme* qui forme un résumé complet de ce qui a été fait sur ce sujet depuis 1826.

Ils y verront que la science qui apprend à soulager et à guérir les souffrances humaines, a désormais des bases et une méthode tout aussi sévère que les sciences physiques et mathématiques. Peut-être finiront-ils enfin par penser que les études si difficiles, si longues, et parfois si périlleuses du médecin, méritent la reconnaissance des hommes, au moins autant que celles qui conduisent aux découvertes astronomiques, ou à se distinguer dans l'art terrible de remporter des victoires.

On demandait, il y a peu de temps, à un médecin qui avait beaucoup vu et beaucoup réfléchi, comment il fallait s'y prendre pour atteindre un âge avancé, et tout en conservant une organisation convenable.

— Vous obtiendrez, répondit-il tout d'abord, un résultat si désirable en suivant les règles d'une hygiène morale et matérielle.

— Commencez, disait-il, par éviter tout excès, et combattez les passions mauvaises et tristes; la haine, la colère, l'envie, la vengeance, etc., qui entravent l'exercice des fonctions organiques, qui altèrent la respiration, l'action du cœur et du cerveau, et qui rendent vieux avant le temps. *Sachez bien que le bonheur est comparable à une balle élastique qui revient sur soi alors qu'on la dirige sur autrui.* Rien ne prolonge l'existence comme de voir heureux ceux qui vous entourent; la conscience d'avoir fait le bien et le constant désir de le faire, sont des raisons puissantes d'acquérir le courage nécessaire pour supporter les ennuis de la vie et les petites douleurs inséparables de l'existence.

Ne recourez pas sans nécessité à des médicaments inutiles ou dangereux; c'est une chose déplorable de rendre malades, par la crainte de périr, son corps et son esprit; la terreur continuelle du trépas semble l'attirer vers soi; la mort semble redouter qui la brave; les épidémies pestilentielles respectent d'ordinaire l'homme qui, courageusement, s'y expose; elles frappent le pusillanime qui, redoutant l'air qu'il respire, l'aliment qui lui plaît, le froid, le chaud, l'humidité, s'enveloppe de vêtements épais, lesquels rendent l'exercice pénible et font perdre, par la sueur et la fatigue, une partie des éléments nutritifs, et, par conséquent, des forces.

Cherchez cependant à vous opposer, par des moyens simples et inoffensifs, aux indispositions trop souvent négligées, qui, abandonnées à elles-mêmes et s'aggravant avec le temps, donnent chacune une chance de souffrance et de mort.

Telle hémorrhoïde légère, dans le principe, et à laquelle *la Médecine du bon sens* remédierait si facilement, donnera peut-être lieu plus tard à une hémorrhagie suivie d'anémie, à une inflammation douloureuse de la partie où elle a son siége, à une fissure horriblement pénible, à une fistule, à un cancer incurable; les enduits de la langue qu'on n'aura pas le soin d'enlever, auront pour résultat le défaut d'appétit, la langueur des digestions, des accidents septiques, etc.; le tartre des dents accumulé sera plus tard la cause de leur chute, et par suite, du défaut de mastication et de tous les symptômes fâcheux qui en résultent. Dans un cas d'épidémie cholérique, arrêtez tout d'abord la diarrhée, si vous voulez prévenir un choléra mortel; remédiez à la rhinite initiale pour éviter une bronchite ou une pneumonite grave; si vous ne vous opposez pas à la stase prolongée des scories dans l'intestin, vous vous exposez à de dangereuses souffrances du tube digestif; si, par le défaut d'une scrupuleuse propreté, vous laissez séjourner des substances putrides sur votre peau ou dans les conduits ouverts à l'extérieur, il se peut faire que la moindre écorchure entraîne après elle des accidents funestes; le cor aux pieds que l'on ne soigne pas devient parfois un abcès ou un ulcère perforant, etc., etc.; encore une fois, chacune de ces petites choses négligées, devient, comme il a été dit, une chance de mort, et si vous additionnez ces chances mauvaises, vous verrez tout d'abord que tel qui saura les éviter, non-seulement aura une meilleure santé, mais devra vivre mieux et plus longtemps que ceux qui n'agiront pas ainsi.

C'est parce que M. Piorry était convaincu des faits précédents qu'il a livré à la publicité *la Médecine du bon sens;* ce n'était certainement dans aucun autre but qu'il l'a fait, et son plus cher désir est que la lecture de ce petit ouvrage soit utile à l'humanité et à la science.

MÉDECINE DU BON SENS

DE L'EMPLOI

DES PETITS MOYENS EN MÉDECINE

ET EN THÉRAPEUTIQUE

Il est difficile de soumettre à un ordre scientifique et déterminé les nombreuses médications dont il va être question. Comme plusieurs d'entre elles se rapportent à des organes divers, il est à craindre, en les exposant d'une manière successive, de commettre des répétitions fréquentes. Quand ces répétitions auraient lieu, ce ne serait pas là un grand inconvénient; car il est préférable de parler deux fois d'un fait utile que d'oublier entièrement d'en faire mention.

Quoi qu'il puisse arriver de ces répétitions, je commencerai par exposer les procédés curatifs *très-simples et très-inoffensifs* propres à remédier à certaines lésions des parties extérieures du corps de l'homme; puis je m'occuperai de moyens tout aussi peu compliqués et applicables aux souffrances des organes intérieurs; je terminerai par des considérations relatives à diverses méthodes curatives très-peu complexes et non dangereuses, propres à combattre quelques-unes des affections du système nerveux ou névraxe.

Le thérapisme simple et hygiénique des maladies de la peau (dermopathies) sera tout d'abord l'objet de mon étude.

CHAPITRE PREMIER

MALADIES DE LA PEAU CONSIDÉRÉES EN GÉNÉRAL (DERMOPATHIES OU DERMIES) (1).

1. Précautions hygiéniques.

Les grandes indications à remplir, alors qu'il s'agit de guérir les maladies de la peau, sont principalement les suivantes :

1º On doit éviter le contact sur les téguments des corps susceptibles de les altérer, de les léser, de les blesser d'une manière quelconque;

2º Il faut prévenir les frottements qui pourraient avoir lieu entre le surface malade et les parties qui peuvent la toucher;

3º Il convient d'abriter cette surface contre l'action de l'air;

4º Il est urgent d'empêcher que des matières malpropres, putrides ou purulentes viennent souiller la portion de peau affectée;

(1) *Traité de médecine pratique*, par M. Piorry; t. VII, *passim*.

5° On doit enlever les concrétions, les croûtes qui se forment sur les régions du tégument où le mal a son siége; car il arrive fréquemment que du pus s'accumule au-dessous d'elles, entretient le mal et cause des accidents graves. C'est principalement dans la variole qu'il est utile de faire tomber de bonne heure les croûtes de la face, ce qui prévient les ulcérations profondes et les cicatrices qui en sont les conséquences. C'est au moyen de lotions avec l'eau tiède; c'est avec des onctions répétées avec l'huile que l'on parvient, dans la petite vérole, à détacher les pyolithes (pierres de pus, croûtes purulentes) de la face;

6° Il convient de favoriser la circulation dans ces parties, de manière à empêcher les stases de liquides;

7° En général, il est bon de maintenir la région affectée dans une température douce et humide.

Or, c'est presque toujours par *des procédés simples auxquels le bon sens conduit,* que l'on satisfait aux importantes indications qui viennent d'être établies.

2. Soins de propreté, lavage, lotions, onctions diverses, bains, etc.

Avant tout, une extrême propreté, le lavage, soit avec l'eau tiède ou légèrement savonneuse, soit avec l'huile, alors qu'il s'agit de corps gras, soit même avec l'alcool, qui dissout les résines, sont d'une incontestable utilité (et le choix de ces matières doit être en rapport avec la composition des substances qui salissent la peau malade). C'est surtout pour les pauvres gens que ce principe est on ne peut plus applicable. Dans mon service d'hôpital, je recommande aux infirmiers de veiller à ce que toutes les personnes qui y entrent prennent un bain. Si quelques circonstances s'y opposent, le corps de ces malades doit être lavé avec une éponge trempée dans l'eau légèrement échauffée.

Il n'est pas moins utile de détruire les parasites, qui bien souvent sont eux-mêmes susceptibles, comme nous le verrons bientôt, de causer des maladies de la peau et de les entretenir. On combat par des médicaments inutiles des dermopathies qu'il serait bien facile de faire cesser en faisant périr des acarus de la tête, du corps ou du pubis qui causaient et entretenaient ces affections. En général, pour obtenir ce résultat, on emploie l'onguent mercuriel, avec lequel on fait une ou deux onctions; pour éviter la salivation parfois causée par les frictions hydrargyriques, il suffit de la déposer sur la peau sans exercer de frottements. Cependant l'action du mercure appliqué sur les grandes surfaces est à craindre; pour éviter cet inconvénient, on peut porter, avec un pinceau, une petite portion d'onguent napolitain sur des points très-limités où se voient des acarus, et ils ne tardent pas à périr. La poudre de pyrèthre ou de Vicat, et peut-être toute autre substance pulvérulente très-fine et très-propre à boucher les trachées des insectes, sont suffisantes pour produire le même effet. Il n'est pas impossible qu'il en soit ainsi pour l'animalcule de la gale.

Il faut bien savoir que *les acarus de la tête des enfants*

ne sont jamais un mal utile et que, nés dans la malpropreté, ils sont susceptibles de causer des accidents graves. L'utilité des insecticides est non moins grande pour assainir les lits sur lesquels le corps du malade repose, et il faut ne pas oublier que trop souvent on a pris des pétéchies (taches typhoïdes), pour des urticaires (éruptions semblables à celle que cause le toucher des orties), certaines dermopathies dues aux piqûres des insectes.

Je suis persuadé que l'ensemble des précautions hygiéniques dont il vient d'être parlé (pages 12 et suivantes), est d'une si grande importance que, dans mon opinion, le médecin qui les emploierait sans médicament, remédierait mieux à la plupart des maladies de la peau que celui qui les négligerait et aurait recours à des moyens pharmaceutiques variés.

3. Dermopathies (maladies de la peau) causées par des agents extérieurs, et que l'on fait cesser en prévenant l'action de ces causes. — Démangeaisons ou prurit, prurigo, etc. — Inconvénients de la flanelle.

Les démangeaisons dont la peau est si fréquemment le siége sont, dans bien des cas, aussi difficiles à guérir et même à pallier, que pénibles à supporter. Elles irritent le malade, lui rendent le travail difficile, et sont toujours portées à un tel degré qu'elles le privent de tout sommeil. Les médecins les plus expérimentés échouent trop souvent dans la curation de cette insupportable souffrance.

Les bains, les applications de substances tantôt acides (l'eau vinaigrée), tantôt aqueuses (les cataplasmes), tantôt narcotiques (le laudanum, l'extrait de belladone, etc.), stimulantes ou astringentes (le tannin, etc.), spécifiques (le plomb), plus ou moins cautérisantes (l'azotate d'argent, etc., etc.); certains traitements dirigés contre des maladies internes supposées plutôt que prouvées; et même l'arsenic, sont, tour à tour, employés avec plus de patience que de succès, et ne remédient guère à un prurit souvent insupportable.

A la suite de cette souffrance qui porte le malade à se gratter, se déclarent des boutons très-petits et très-peu saillants qui sont les points de départ de douleurs réelles. Chez les vieillards, on appelle ce mal le *prurigo senilis;* mais l'éruption dont il s'agit n'a pas moins fréquemment lieu chez des gens de tous les âges, et elle s'y déclare souvent avec une extrême vivacité. Eh bien ! si l'on étudie avec soin la peau de ces individus, voici ordinairement ce que l'on observe :

D'abord, chez les vieillards pauvres, chez les gens misérables, on trouve trop souvent les *acarus* dont il a été parlé, et qui donnent lieu à ce prurit qui se manifeste si fréquemment sur la tête des enfants et sur certaines parties du corps des adultes; évidemment, ici, en faisant périr les animaux qui causent la démangeaison, on remédie à celle-ci (1).

Reléguez au nombre des contes de vieilles femmes

(1) Voir page 14, etc.

cette maladie pédiculaire que des auteurs sérieux ont
admise, et sachez bien qu'un vêtement malpropre,
et non pas la peau elle-même, était, dans la plupart des cas que l'on a cités, le foyer ou le nid des
acarus.

3 *bis.* Rougeurs, boutons causés par le contact direct de la flanelle.

Ailleurs, des rougeurs et des boutons, accompagnés
aussi de démangeaisons très-pénibles, se déclarent sur
diverses parties du corps contre lesquelles frottent constamment des vêtements de laine ou des tissus plus ou
moins inégaux, saillants, rudes et pileux. Souvent il en
arrive ainsi alors que ces habillements sont sales ; mais
ces mêmes vêtements, fussent-ils propres, occasionnent
parfois, surtout chez les personnes très-impression-
nables, les mêmes accidents. C'est principalement lorsque le dos fait habituellement une saillie arrondie en
arrière, que ces démangeaisons et ces éruptions variées
se déclarent. Elles sont dues à la pression et aux mouvements d'allée et de venue exercés par les tissus. Les
autres parties des téguments qui recouvrent la poitrine
sont aussi, à la suite de l'apposition directe de la flanelle sur la peau, atteintes d'accidents semblables, et il
arrive même, si l'on ne reconnaît pas la cause du mal, ou
si on le laisse s'invétérer, qu'il se manifeste de petites
tumeurs qui s'abcèdent, des ulcérations suivies de
taches rouges ou même de cicatrices désagréables à
voir.

On a extrêmement abusé de l'application directe de

la flanelle et l'on a gratuitement supposé qu'en irritant la peau, elle portait le mal au dehors. C'est là une préoccupation d'esprit qui, née de la vieille théorie sur la dérivation et la révulsion (1), ne peut être admise par la science moderne; tout au plus cette application peut prévenir un refroidissement rapide du tégument par l'air extérieur. En ce sens, elle peut avoir de l'avantage, mais cet avantage subsiste en faisant doubler du côté de la peau, cette même flanelle par un tissu de toile bien doux et à demi-usé.

Beaucoup de malades qui m'ont consulté pour des dermopathies semblables, existant à la poitrine ou au dos, ont vu la démangeaison et les éruptions dont il s'agit, cesser, alors que, d'après mes conseils, ils ont pris cette dernière précaution.

4. Procédés applicables à la curation des petites blessures de la peau.

Les moindres blessures de la peau ont leur danger, et par négligence, par de mauvais soins, elles peuvent donner lieu à des accidents graves et même mortels. Les grandes indications dans ce cas, sont :

1º *De laver très-exactement la petite plaie;* 2º *d'extraire les corps étrangers qui y auraient pénétré;* 3º *de tenir élevées, le plus haut possible par rapport aux autres parties du corps, celles dont le sang coule;* 4º *d'établir, au besoin, une légère compression sur le point où*

---

(1) Voyez mon discours lu à l'Académie sur la dérivation et la révulsion.

l'hémorrhagie se manifeste, et, quand l'écoulement san-
guin a cessé, de rapprocher les bords de la blessure et
d'abriter celle-ci contre le contact de l'air et des corps
étrangers.

Lorsque l'on parvient à obtenir ces résultats, presque
jamais la petite plaie ne s'enflamme ou ne cause de
douleur.

Le taffetas ichtyocollé ou d'Angleterre, le collodium
sont utilement employés dans les intentions précédentes; mais ce taffetas réussit seulement lorsqu'étant
parfaitement humecté, il est devenu bien souple; lorsqu'il est convenablement appliqué et qu'on le laisse sé-
cher sur la partie lésée. S'il est placé sur la peau humide, il ne s'agglutine pas et alors son emploi est tout à
fait sans résultat; le collodium, en se desséchant, forme
une membrane sèche et dure qui a beaucoup d'inconvénient.

Un petit moyen encore plus simple et plus convenable
est de se procurer un *morceau de baudruche gommée*,
de mouiller fortement le pourtour de la petite blessure,
d'appliquer la baudruche du côté où existe la couche
mince de gomme ; celle-ci, en se fondant sur les entou-
rages de la plaie, s'accole, recouvre la partie divisée et,
se solidifiant bientôt après, maintient en contact, de la
manière la plus parfaite, les bords de la solution de continuité. Cette baudruche est transparente, paraît à peine
et laisse voir au-dessous d'elle l'état de la partie malade ; elle n'exige aucun appareil de pansement.

Évidemment, dans les cas précédents, c'est l'organisme

lui-même qui se guérit; l'art ne s'occupe que de maintenir les lèvres de la plaie en contact.

Toutes les eaux, toutes les pommades, tous les pansements du monde ne valent pas ici le taffetas ichtyocollé et surtout la baudruche gommée et appliquée de là façon dont il vient d'être parlé.

L'inconvénient de ces deux substances est de se dessécher ; car alors leur contact devient très-incommode et elles tiraillent le tégument sur lequel elles ont été placées.

Aussi arrive-t-il que l'on préfère en général à ces médications le diachylum étendu sur du linge et auquel on donne le nom de sparadrap ; malheureusement, cet emplâtre est presque toujours si mal préparé, qu'il ne colle pas et par conséquent ne remplit en rien l'office que l'on en attend. Desséché dans les pharmacies, il n'adhère à la peau en aucune façon, et s'il arrive qu'on l'échauffe au feu et qu'alors on l'applique, il se détache lors du refroidissement. Ailleurs il est étendu sur un tissu de fil ou de coton neuf et si peu flexible qu'il ne se prête en rien aux formes et aux mouvements des parties. *Tout médecin qui cherche à guérir par adhésion une plaie petite ou même grande, doit préparer lui-même l'emplâtre de diachylum, et cela au moment où il veut s'en servir.*

5. **Préparation de l'emplâtre de diachylum.** — Taffetas recouvert de cet emplâtre.

De tous les tissus que l'on peut employer pour former la trame de l'emplâtre de diachylum, celui qui réussit le mieux est à coup sûr le taffetas assez usé pour être flexible et assez résistant pour ne pas se déchirer facilement. On étend ce taffetas sur une table ; prenant alors une lame de couteau échauffée soit au feu, soit à la flamme d'une bougie, soit dans l'eau bouillante, on enlève avec cette lame la surface desséchée d'un magdaléon (ou bâton) de diachylum ; la partie centrale de ce magdaléon, qui n'est pas altérée par l'air et par l'évaporation, est alors facilement coupée en tranches minces. On étend celles-ci sur le taffetas avec la même lame échauffée, de manière à former une couche épaisse, et l'on obtient ainsi un emplâtre tellement ag-glutinatif, qu'il adhère tout d'abord et par la plus légère application au doigt qui vient le toucher. Si l'on en découpe des bandelettes, elles collent si bien aux lè-vres des plaies qu'elles les maintiennent parfaitement fixées.

L'utilité de cet emplâtre est très-grande ; il réussit parfaitement, alors qu'il s'agit de petites écorchures ; mais c'est surtout *pour les grandes plaies* qu'il est ex-trêmement utile. Tenant de la manière la plus parfaite leurs lèvres rapprochées, il ne vacille pas, et prévient par sa parfaite adhésion le contact avec la peau de l'air et des substances putrides ; il ne se dessèche que difficilement ; il entretient le tégument dans une humi-dité salutaire, tandis que le collodium, la gomme, la gélatine, s'indurent par dessiccation et laissent évapo-rer les sucs cicatrisateurs exhalés de la plaie ; il protége enfin contre les corps extérieurs les tissus dilacérés et dénudés.

Le plus souvent alors, au-dessous de cet emplâtre, la cicatrisation s'opère d'une manière très-prompte, et il ne se manifeste pas d'érysipèle autour de la plaie qu'il recouvre.

Pour bien comprendre les immenses services que peut rendre cette préparation, *il faut se rappeler que l'opération la plus habilement pratiquée, si le pansement est mal fait, réussit fort mal ; tandis que l'on a vu des chirurgiens assez inhabiles comme dextérité, mais qui mettaient dans leurs pansements un soin extrême, réussir au delà de toute espérance.*

Le taffetas recouvert de diachylum se plie, se moule sur la forme des parties qu'il recouvre ; les liquides déposés entre cette substance et la peau ne se pourrissent pas, car l'air n'y parvient point, et par conséquent les sucs qui découlent des plaies ne se putréfient pas. S'ils pénètrent dans la circulation, ils ne déterminent pas les graves accidents qui surviennent alors que les matières septiques parviennent dans les vaisseaux.

6. Emplâtre de diachylum appliqué sans taffetas sur les parties malades, et recouvert de poudre de lycopode; cas où il est utile. — Dermites périasiques ou érysipèles; variole, varices, etc.

Il est un moyen tout à fait simple et d'une application pratique immensément utile dans la curation des dermopathies (maladies de la peau), et auquel j'ai été naturellement conduit par mes recherches cliniques sur l'action que des couches graisseuses solides et des emplâtres agglutinatifs peuvent avoir sur la peau, et ce moyen, le voici : on prend un magdaléon d'emplâtre de diachylum très-récent préparé et très-agglutinatif; on échauffe son extrémité à la flamme d'une bougie, et assez légèrement pour ne pas brûler le tégument, puis on en dépose à chaud une couche très-mince sur la partie du derme que l'on veut protéger contre les agents extérieurs, et au moment où il est encore collant, on projette abondamment sur lui de la poudre de lycopode ou toute autre poudre réduite à un état impalpable, à laquelle on peut donner la couleur qui paraît au malade la plus convenable. On peut encore faire fondre le diachylum dans un vase à une température de trente et quelques degrés, et en faire alors une application sur la partie où le mal a son siége.

Il résulte de ces pratiques une sorte d'épiderme solide, et qui conserve assez d'onctuosité pour ne pas se dessécher, s'écailler et causer des tiraillements désagréables. Cette enveloppe, dont les poudres agglutinées et non des trames forment le tissu, ne se laisse pénétrer ni par l'air, ni par la lumière, ni par l'humidité : elle prévient la dessiccation, retient au-dessous d'elle l'humeur de la perspiration et se conserve appliquée pendant des jours, des semaines et des mois ; je l'ai vue se polir à sa surface par l'allée et venue des vêtements et ne pas se détacher. Son épaisseur, sa consistance, empêchent dans beaucoup de cas le contact douloureux des corps étrangers. Alors que l'on veut l'enlever, il suffît, pour y parvenir, de la dissoudre dans l'huile d'o live ou d'amande douce.

Les cas dans lesquels l'application du *diachylum ly-copodé* a réussi au delà de toute espérance bien que l'invention que j'en ai faite date à peine de quelques mois, sont on ne peut plus nombreux, et parmi eux, je citerai les suivants :

1° *Le prurit* (démangeaison) : soit qu'il s'agisse de celui qui (p. 16) a pour siége principal les téguments du dos, sur lesquels les vêtements, les bretelles, par les frottements qu'ils causent, blessent la surface cutanée ; soit que l'on veuille combattre la démangeaison insupportable que provoque quelquefois, lors de la marche, le contact des pantalons sur la peau des mollets, alors qu'ils font en arrière une saillie prononcée ; soit enfin que l'on veuille remédier au prurit existant à la surface des lèvres vulvaires ou du tégument du pourtour de l'anus, ainsi que cela a lieu par suite de la présence des hémorrhoïdes, etc.

2° L'urticaire, dont on calme presqu'instantanément les démangeaisons par la poudre de pollen de Pyrèthre (poudre de Vicat) qui *peut-être agit quelquefois ici comme insecticide.*

3° Les inflammations superficielles de la peau dites érythèmes, tels que l'intertrigo (rougeur des téguments entre deux parties qui se frottent), les brûlures, les souffrances des téguments à la suite de l'application des vésicatoires, la rougeur douloureuse, suite de l'insolation, etc.

4° De petites ulcérations cutanées et très-superfi-
cielles, quelle qu'en soit la cause (p. 12).

5° Des dermites extensives (érysipèle, *dermites périasiques*) les plus légères comme les plus graves, et
j'ai eu dans ma clinique des cas de ce genre aussi heureux que remarquables. Que de fois nos élèves n'ont-ils
pas vu de pauvres gens, ayant été atteints d'érysipèle de
la face menaçant la vie, chez lesquels le mal avait été
subitement arrêté par l'application *sur la surface enflammée* du *diachylum lycopodé!* Sur un banquier de
mes amis, âgé de soixante-dix ans, un semblable succès
a été obtenu ; la paupière gauche seule a été très-ma-
lade, parce que l'enveloppe protectrice n'avait pu y
être appliquée.

6° Des varioles très-graves, et j'ai encore présent à
l'esprit le fait de cet homme couché au n° 6 de la salle
Saint-Charles, qui, entré au troisième jour de l'éruption
d'une vario-dermite assez grave, eut la moitié de la figure et du nez couverts de diachylum lycopodé ; ces
parties ne se tuméfièrent pas, il n'y eut pas de cicatrices,
tandis que la joue opposée augmenta considérablement
de volume et fut le siége de dépressions cicatricielles.

Je me souviens surtout d'un malheureux, couché au
n° 24 de la même salle, atteint d'une petite vérole confluente et dont les jambes et les cuisses se couvrirent
d'ulcérations répandant une odeur infecte. Il dut la vie
aux applications du diachylum lycopodé faites pendant
plusieurs jours avec un soin extrême par Henri Devolx,
infirmier intelligent, qui, tenant peu de compte du pé-

2

ril qu'il courait, ne songea qu'à conserver le malade.

Les applications pratiques du moyen si simple dont il vient d'être parlé, sont innombrables et ne peuvent être toutes prévues ; mais tout porte à croire que, dans les diverses lésions du tégument des jambes qui surviennent consécutivement aux varices, le diachylum lycopodé sera d'une extrême utilité. Il n'est même pas impossible qu'en appliquant sur la peau relâchée qui recouvre les phlébectasies, ou même certaines hernies (les petites hernies ombilicales, par exemple), une couche très-épaisse de diachylum recouvert de lycopode ou de toute autre poudre porphyrisée, on puisse former ainsi un tégument artificiel, capable de maintenir les varices ou veines dilatées (phlébectasies) et les intestins s'échappant de leur cavité naturelle. Je reviendrai plus tard sur ce sujet.

On peut couvrir de ouate les deux mains des variolés pour les empêcher d'enlever les croûtes du visage.

7. Moyens simples à employer contre les brûlures légères et superficielles.

La plupart des moyens généralement employés contre les brûlures sont d'une faible utilité pratique. Avant tout, ce qu'il convient de faire dans de tels cas, c'est, *au moment même où le mal vient d'être produit*, de soustraire le calorique qui l'a causé en plongeant pendant quelques minutes la partie brûlée dans l'eau froide, et surtout dans celle qui contiendrait quelques fragments de glace. L'indication est ensuite d'empêcher le contact

de l'air et des corps étrangers et cela comme s'il s'a-
gissait d'une lésion de toute autre nature.

Dans ce cas donc, ainsi qu'il a été dit pour les petites
blessures (p. 18), ce qu'il y a de mieux à faire est d'appliquer sur la partie lésée, et au moment où elle vient de
sortir de l'eau, une couche de taffetas enduit de diachylum très-agglutinatif et de le maintenir avec un linge
qui, pour s'accommoder à la tuméfaction qui ne manquera pas d'avoir ultérieurement lieu , n'exercera
qu'une compression légère. S'il arrive, comme il en advient alors que la brûlure est forte, étendue ou profonde,
que les parties qui en sont le siége deviennent rouges,
chaudes et enflées, on tiendra la partie lésée le plus
élevée possible et on la recouvrira d'un cataplasme de
farine de graine de lin et d'eau de guimauve. Lorsque
la congestion sanguine et la douleur se seront dissipées,
on reviendra aux applications de taffetas enduit de diachylum.

Ce traitement si simple est applicable à tous les degrés de la brûlure et convient tout aussi bien dans le
cas où se manifeste une simple hyperémie (augmentation de circulation sanguine) que dans les circonstances
où il s'est formé une collection de sérosité sous l'épiderme (ampoules, phlyctènes, etc.), ou encore dans
celles où les tissus détruits par l'accumulation du calorique ne sont plus que des nécrosies (escarrhes gangréneuses) qui doivent se séparer plus ou moins tard
des parties sous-jacentes encore vivantes, mais rendues
malades par la cautérisation.

Ce n'est pas ici l'emplâtre qui, par des propriétés médicamenteuses, guérit la brûlure, c'est l'organisme qui remédie aux lésions causées par le feu. Le diachylum sert à la curation en s'opposant à l'action des corps extérieurs qui blessent les parties dont l'épiderme est altéré ou détruit. Cet emplâtre empêche la putréfaction du pus qui se forme sur la surface dénudée et rend ainsi inoffensive la résorption de ses éléments constituants. Au-dessous de la couche emplastique, une cicatrice convenable se forme.

Des considérations analogues aux précédentes sont aussi relatives à l'*application directe du diachylum (rendu liquide par une douce chaleur)* sur de légères brûlures dans lesquelles l'épiderme n'est pas soulevé.

8. Traitement des brûlures étendues à une grande surface de la peau ; combustion des vêtements suivie de la cautérisation du tégument.

C'est une affreuse chose que de voir des femmes, de jeunes filles, parées pour les fêtes, passer auprès d'une bougie ou d'un brasier et trouver, dans une fraîche parure, un horrible appareil de torture et de mort.

Je ne rappellerai pas les catastrophes déplorables dont le triste tableau est présent à la mémoire de tous. Il est préférable d'indiquer les moyens de prévenir de tels malheurs et de dire ce que l'on peut faire pour y remédier autant que possible, que de placer ici des phrases inutiles.

Les vêtements de coton, surtout ceux dont le tissu est mince et léger, s'enflamment avec une prodigieuse facilité; les gazes, les tulles, les mousselines claires, brûlent avec une promptitude telle, qu'avant qu'il soit possible de venir au secours de celles qui les portent, la peau est déjà torréfiée ou même convertie en escarrhes.

Cette incandescence rapide ne peut étonner ceux qui se rappellent que le coton est la matière qui entre surtout dans la composition d'une poudre fulminante propre à remplacer celle qui est formée de salpêtre, de charbon et de soufre. Les fils de lin et de chanvre sont aussi très-facilement inflammables.

La laine, au contraire, et même la soie, ainsi que toutes les autres substances animales, ne brûlent qu'en se boursoufflant. Il faut beaucoup plus de temps pour les consumer, et la propagation de leur flamme est beaucoup plus lente que celle des tissus formés avec des végétaux. La conséquence forcée de ceci est que tous les vêtements qui sont plus exposés à l'action du feu doivent, autant que possible, être formés de laine ou de soie.

Il paraît que certaines préparations des étoffes les rendent très-difficiles à s'enflammer. Tous les vêtements dont il vient d'être parlé devraient être ainsi apprêtés (1).

(1) L'amidon *dit incombustible* (rue Saint-Vincent-de-Paul, n° 5) ne se brûle que lentement, et est difficilement inflammable. Les quelques expériences que j'ai faites à ce sujet, sur diverses étoffes pénétrées de cette substance, qui devrait partout remplacer l'amidon ordinaire, ne me laissent pas de doute à cet égard.

2.

Il est de toute évidence que la crinoline est la cause
la plus ordinaire des accidents terribles dont il est ici
question. Pour peu qu'une femme se baisse alors qu'elle
porte cet immense panier renouvelé de modes suran-
nées, il se relève en arrière et d'une telle façon qu'un
brasier situé quelquefois à près d'un mètre de la femme
alors qu'elle se tient debout, enflamme cet 'attirail de
coquetterie qui devient un instrument de mort. Mais
comment la raison parviendrait-elle à maintenir dans
ses écarts le caprice de la mode?. Comment persuader
à nos dames que cette exagération ridicule des vêtements est moins gracieuse que les formes admirables
de la nature? Ah! certes, la crainte même de périr
brûlées n'arrêtera jamais la fantaisie des femmes et ne
leur permettra d'écouter les conseils sévères de l'hygiène; mais, au moins, qu'elles évitent ces excès de dimensions qu'elles donnent à leur crinoline; car le danger
de celle-ci augmente à mesure que sa circonférence devient plus grande; qu'elles la choisissent à ressorts
très-flexibles, car ceux qui sont très-fermes ne cèdent
pas à la pression exercée sur eux, et il en résulte que les
malheureuses qui en portent de semblables ne peuvent
être secourues, alors que la flamme les entoure, et que
sous cette grande cage toujours béante où l'air pénètre,
le feu se propage et brûle les vêtements appliqués sur la
peau, alors même que des bras énergiques pressent sur
l'acier élastique qui ne cède pas! Que les crinolines soient
donc faites en tissus de laine et jamais en coton; et que
le caprice cède un instant à la voix de la prudence!

Faisons ici une remarque qu'il serait bien utile de vulgariser. C'est que, pour parvenir à éteindre la flamme qui consume une crinoline, il ne faut pas chercher à presser sur celle-ci : les ressorts qui en forment la charpente s'opposeraient à son aplatissement, et l'air n'en continuerait pas moins à alimenter le feu. C'est à cause de cela que la flamme ne s'éteindrait pas même si, dans l'intention de l'étouffer, la malheureuse femme se roulait à terre. Une des principales ressources serait ici de saisir le bord de la crinoline et de détacher ou d'arracher ce vêtement si dangereux. On ferait en même temps des tentatives pour se rendre maître du feu par la projection de l'eau. Il serait encore très-utile, si l'on en avait le temps et la possibité, de recouvrir la tête avec un drap mouillé. *Pour se rendre maître du feu, l'immobilité de la victime est indispensable.*

Lorsque le feu, quels' que soient son siége et son étendue, a envahi les téguments et causé des blessures, que convient-il de faire? Eh bien! c'est toujours de remplir les indications dont j'ai parlé à l'occasion des cas de légères brûlures (p. 26); c'est donc de soustraire le calorique en excès par l'eau très-froide; c'est d'abriter les surfaces comburées contre le contact de l'air; c'est, plus tard, d'empêcher la putréfaction du pus qui rend l'absorption de ce liquide si dangereuse.

Pour obtenir des résultats si désirables, le meilleur des moyens, à coup sûr, est le diachylum étendu sur le taffetas ou appliqué directement sur la peau et recouvert de poudre de lycopode, ainsi qu'il a été dit précédemment (p. 21 et 23).

9. Influence fâcheuse de certains vêtements sur la peau.

Rien ne prédispose plus aux varices et à diverses dermopathies consécutives à celles-ci, que des liens serrés et portés au-dessus des mollets et même des genoux. Ces liens gênent le retour du sang et les veines se dilatent au-dessous d'eux. J'ai remédié fréquemment à des maladies de la peau, déterminées et entretenues par une semblable cause, en remplaçant la jarretière par un ruban qui fixait, ainsi qu'on le fait pour les enfants, le bas à la ceinture.

En général, il est d'une immense utilité que les vêtements exercent, sur les divers points du corps qu'ils recouvrent, une compression égale et légère; aussi, voyez ce qui arrive aux femmes dont la taille est serrée par une étroite ceinture : la peau de cette partie rougit, il survient une dermite superficielle et même de petits abcès, des taches rouges d'abord, puis bleuâtres, qui se dissipent seulement alors que l'on a fait cesser la pression circulaire que le lien avait causée. Voici un remarquable exemple de l'influence d'une compression inégale sur la production des maladies de la peau.

Un jeune malade de mon service, à la Pitié, portait habituellement des bretelles très-serrées. Or, il fut atteint d'une éruption de variole (variosi-dermite) médiocrement grave et, tandis que le tégument restait presque partout intact sur la poitrine, les points qui correspondaient aux bretelles étaient le siége de boutons variosiques si confluents, qu'ils y dessinaient exactement la forme de ces liens.

10. Couches graisseuses, emplâtres graisseux appliqués sur la peau.

La plupart des inflammations superficielles de la peau, telles que : érythèmes, engelures, brûlures au premier degré, etc., etc, sont singulièrement calmées, et souvent très-promptement guéries par l'application des corps gras. Ce n'était pas sans utilité que les Romains et la plupart des peuples de l'antiquité se faisaient pratiquer parfois, matin et soir, et ordinairement après le bain, des onctions avec l'huile d'olive. Cette huile réussit très-bien dans plusieurs dermopathies, ainsi que nous allons bientôt le dire; mais un mélange graisseux *très-consistant*, et plus utile encore dans des cas pareils, est celui-ci :

> Graisse de veau très-dure, surtout celle qui entoure le rognon, et qu'on a lavée avec soin............................... 8 parties.
> Beurre de cacao......................... 2 —

Faites fondre à une chaleur modérée et mieux au bain-marie; évitez surtout d'ajouter de l'eau à cette mixture.

Pour s'en servir, on échauffe légèrement le mélange ou on en gratte la surface, de façon à pouvoir l'étendre en couche épaisse sur les parties de la peau malade. *Au-dessous de cet emplâtre graisseux, que l'on renou-*

velle plusieurs fois par jour, très-ordinairement les éry-
sipèles pâlissent et sont arrêtés dans leur marche, les
boutons de la petite vérole ne prennent pas de développe-
ment et les légères inflammations de la peau se guérissent.

Ce moyen si simple était celui que j'utilisais presque
constamment avant que j'aie eu recours aux applications de diachylum lycopodé, dont il a été parlé (p. 17),
et qui le remplace avantageusement. La malpropreté
de la graisse qui fuse sur le tégument, la rancidité
dont elle est susceptible, sa transparence qui permet
l'action de la lumière, la facilité avec laquelle elle s'enlève au moindre frottement, ce qui force à en renouveler souvent les couches déposées, m'avaient depuis
longtemps conduit à ajouter de la fécule pour en augmenter la consistance, ou du charbon pour la noircir;
mais le *diachylum lycopodé* ne présente aucun des inconvénients qu'elle pouvait avoir, et *réussit parfaite-*
ment, soit dans l'érysipèle (dermite périasique), *soit dans*
l'éruption de la petite vérole (variosi-dermite) (p. 25).

L'emploi des moyens précédents est extrêmement
utile dans les cas nombreux où l'on est incertain de
savoir si une inflammation, une tumeur de la peau,
reconnaissent ou non une cause interne ou virulente.
Presque toutes les dermites simples, et dans lesquelles
la peau n'est pas désorganisée ou dégénérée, se dissipent promptement sous l'influence de la médication
précédente, tandis que celle-ci échoue alors qu'il s'a-
git d'une cause dite spécifique. Cette considération est
de la plus haute importance.

A la suite de la variosi-dermite, il arrive parfois que l'on voit se former des croûtes épaisses, formées par du pus concrété (pyodermolithes), qui, prenant une apparence cornée, semblent végéter, tombent après un certain temps, et malheureusement se renouvellent.

On trouve au-dessous d'elles une surface tuméfiée, rouge, granuleuse, saignante, une sorte de pustule plate, sécrétant des sucs qui se dessèchent en recouvrant ainsi les granulations végétantes. Il suffit, pour remédier à ce mal, dont l'aspect est on ne peut plus disgracieux, de faire tomber la pyodermolithe (concrétion de pus sur la peau) avec des cataplasmes; de toucher la surface saignante avec la pierre infernale (azotate d'argent) et de recouvrir la surface malade avec du taffetas enduit d'une couche de diachylum.

**41. Rudesse de la peau causée par la desquammation de l'épiderme;
ichtyose des auteurs.**

Il est un état particulier des couches extérieures de la peau, dans lequel l'épiderme est extrêmement rude, se fendille sous forme d'écailles, et qui a reçu le nom d'ichtyose, à cause de sa ressemblance avec le tégument de certains poissons.

Cette affection est ordinairement congénitale et tient à une organisation native à laquelle on ne peut remédier par des moyens hygiéniques ou pharmaceutiques. La rudesse de la surface cutanée, les productions furfuracées qui s'en détachent, sont, pour les personnes qui en sont atteintes, les sources d'inconvénients qui les désespèrent. Or, *il est un moyen bien simple, non pas de faire dissiper l'ichtyose, mais bien de rendre très-douce la peau de ceux qui en sont affectés.*

Appelé en consultation par l'un de mes chefs de clinique pour un jeune Grec dont la surface tégumentaire présentait au plus haut degré la disposition ichtyosique, je pensai à faire sur les téguments, qui étaient très-inégaux et très-âpres au toucher, des frictions réitérées avec la *pierre judéenne* (1), sorte de composition qui use la barbe par une sorte de râpure, et qui rend la peau extrêmement polie. Sous l'influence de cette pratique, une très-grande proportion de lamelles épidermiques se détachèrent sous la forme de farine, et la surface cutanée devint très-promptement aussi douce qu'elle peut l'être chez un homme bien portant.

Sans doute que peu de jours après, l'inégalité, la rudesse du tégument a dû reparaître; mais il n'y avait plus qu'à réitérer les frictions avec la pierre dont il s'agit pour ramener la peau à une condition telle que son contact n'eût rien de pénible. En ayant donc pour le tégument frappé d'ichtyose les soins journaliers dont il vient d'être parlé, on fera dissiper la plupart des inconvénients attachés à cette insupportable circonstance d'organisation.

---

(1) On trouve cette pierre au n° 14 de la galerie Delorme. Elle ne me paraît être autre chose que de la pierre ponce très-finement pulvérisée, et dont la poussière (que l'on a colorée avec l'indigo) est réunie en masse au moyen de la gomme.

12. Position élevée, compression de la peau congestionnée, enflammée
ou saignante.

Dans un grand nombre de congestions, d'inflammations de la peau (dermémies, dermites), dans les hémorrhagies qui ont lieu par sa surface divisée ou ulcérée
(dermorrhémies), dans les souffrances chroniques du
tégument, suite de troubles dans la circulation veineuse, les moyens qui sont très-ordinairement utiles
sont, d'une part, la *position élevée, par rapport au reste
du corps, des parties malades* (1) *ou de celles dont le
sang coule*, et de l'autre une compression circulaire
pratiquée avec quelques petites pièces de linge et une
bande roulée ; c'est surtout *pour les morsures de sangsues*, pour les petites plaies superficielles, pour les varices ouvertes, que ces pratiques réussissent ; mais lors
de l'ouverture de petites artères sous-cutanées, dans les
érysipèles et dans beaucoup d'autres dermopathies,
elles sont encore très-utiles.

13. Maladies de la peau (dermopathies) considérées en particulier.

Pour remédier aux diverses affections de la peau,
considérées en particulier, il est un grand nombre de
moyens en apparence très-secondaires, et cependant
d'une utilité extrême, dont je vais faire l'énumération,
en suivant ici l'ordre topographique et en commençant
par le cuir chevelu.

(1) Voyez mon *mémoire* sur l'influence de la pesanteur sur le cours
du sang dans le procédé opératoire de la percussion médiate.

14. Maladies du cuir chevelu. — Parasites, ulcérations, scrofules, écrouelles du cou.

Il est extrêmement utile de remédier aux excoriations de la peau qui recouvre le crâne, les oreilles, la face, etc., et de faire cesser l'action des causes qui peuvent y donner lieu. C'est précisément pour cela qu'il faut absolument détruire les *acarus* dont il a été déjà parlé (page 14). Ces parasites portent les enfants à se gratter, et, par suite, à se déchirer la peau; de petites ulcérations en sont souvent les suites; elles se couvrent de croûtes formées par du pus qui se dessèche. Toute excoriation du cuir chevelu sécrétant des liquides qui s'altèrent, quelque peu étendue qu'elle soit, peut devenir une voie d'introduction dans les vaisseaux lymphatiques pour des sucs altérés. De là résulte la tuméfaction des ganglions du cou, si improprement appelés glandes, et dont les engorgements ont été désignés ridiculement sous le nom de *scrofules*.

Quand, chroniquement, ces ganglions s'indurent, ils forment une sorte de chapelet au-dessous de la mâchoire, et deviennent souvent le siége d'inflammations latentes et d'abcès à marche plus lente encore. Une fois ces premiers accidents produits, il s'en déclare une foule d'autres, et ce n'est pas une cause inconnue, ce ne sont pas des *scrofules* voyageant fantastiquement dans le corps de l'homme, qui président à la manifestation des *écrouelles*. Laissons le bon peuple d'autrefois donner aux rois de France le privilége de remédier à un tel mal par l'imposition des mains, et disons que le moyen le plus efficace de le prévenir est de remédier aux petites ulcérations des parties de la tête, dont les vaisseaux lymphatiques (angioleuces) se rendent aux ganglions du cou. Or, détruire les acarus avec les poudres insecticides ou avec quelques centigrammes d'onguent hydrargyrique et de la propreté (p. 14); faire tomber les croûtes de la tête pour mettre à nu les surfaces suppurantes; toucher les petites ulcérations (elcosies) avec l'azotate d'argent, ou mieux peut-être encore, les recouvrir avec le diachylum lycopodé (p.23) ; telles sont les précautions bien simples qui souvent préviendront les engorgements glandulaires ou plutôt ganglionnaires, soit du cou, soit même d'autres parties du corps. Il n'est pas jusqu'aux éruptions ulcéreuses dites : gourmes, teigne, etc., auxquelles le diachylum lycopodé ne remédie; et actuellement j'ai sous les yeux un jeune enfant dont la tête était couverte par une hideuse calotte de croûtes dites teigneuses, et chez lequel la moitié droite du cuir chevelu fut traitée sans amélioration par la simple propreté et les cataplasmes, tandis qu'en peu de jours l'autre moitié, pansée avec l'emplâtre agglutinant saupoudré de lycopode, fut ramenée presque de suite à l'état de santé.

15. Lieu sur lequel doivent être pratiquées les frictions dans les cas de ganglions du cou enflammés.

Remarquons, à cette occasion, que si l'on veut remédier, par des frictions médicamenteuses, à des en-

gorgements ganglionnaires, *il est absurde et antiphysio-*
logique de les pratiquer sur la peau même qui recouvre
ces ganglions. En effet, les vaisseaux lymphatiques qui
naissent de cette portion de tégument ne s'étendent pas
aux prétendues glandes dont il s'agit, et ne peuvent,
en conséquence, y porter les substances actives que
l'on emploie; ils les charrient beaucoup plus loin. Tel qui
veut traiter les malades sans tenir compte des notions
anatomiques et physiologiques s'expose à commettre de
grossières erreurs.

C'est au contraire, sur les régions de la peau où les
vaisseaux lymphatiques des ganglions malades ont
leur origine, c'est-à-dire sur des parties où le mal primitif a eu son siége, que l'on doit chercher à faire pénétrer les médicaments destinés à agir contre les engorgements cervicaux.

Je crois être le premier qui, ayant fait cette remarque, ai suivi la pratique dont il s'agit, pratique qui a
souvent été utile à mes malades. Se conformer actuellement à cette habitude routinière, qui consiste à faire des
frictions médicamenteuses sur des ganglions engorgés,
n'est en rien conforme aux lois de la physiologie éclairée par l'anatomie. Seulement, des pressions momentanées ou persistantes exécutées sur ces mêmes ganglions
ont quelquefois de l'utilité.

16. Décollements de la peau, suites d'abcès sous-cutanés.

Ne cherchez pas, par des médicaments internes ou
externes, par des applications de pommades variées, à

guérir les *décollements de la peau*, suites de la suppuration lente des ganglions engorgés du cou : ces moyens seraient sans utilité aucune, car les parties malades présentent alors de telles conditions organiques, qu'elles ne peuvent se cicatriser spontanément.

Des injections pratiquées au-dessous de cette peau amincie, avec de la teinture d'iode étendue de deux fois son poids d'eau, ainsi qu'une compression méthodique, suffisent en général pour guérir. S'il n'en arrive pas ainsi, c'est au chirurgien d'enlever, avec des ciseaux, les portions décollées du tégument, tandis que le médecin doit renoncer à administrer de prétendus spécifiques antiscrofuleux, qui n'ont, dans de tels cas, aucune efficacité. Il me serait facile de citer sur ce sujet des faits de guérison tout à fait remarquables et dans lesquels une infinité de médications variées avaient été depuis plusieurs années inutilement employées.

17. Boutons à la face (acné, varus, mentagre).

Un grand nombre de personnes sont sujettes à certaines dermites circonscrites, saillantes, de peu d'étendue, ayant une forme demi-sphérique, et qui, en général, ne tardent pas à être suivies de petits abcès ; ceux-ci s'ouvrent et laissent après eux des surfaces rouges de plusieurs millimètres de diamètre. On a donné le nom d'acné, de varus, à cette très-désagréable affection qui paraît avoir pour siége les follicules pileux ou graisseux de la peau du visage, du menton ou même d'autres parties du corps. Ce mal se reproduit avec une déplo-

rable persistance, et l'on voit des gens en être atteints
sur le front, la face, le menton surtout, et avec une telle
confluence que les traits en sont déformés et que la peau
est parsemée de ces boutons souvent recouverts de
croûtes jaunâtres et dures. Il est trop vrai qu'ordinairement la plupart des médications échouent contre cette
affection. Des moyens hygiéniques ont eu, chez plusieurs
personnes qui m'ont consulté pour de semblables cas,
une utilité marquée.

Souvent c'est sur les points où la barbe existe et où
on la coupe avec le rasoir, après l'avoir ramollie par du
savon, que les accidents dont il s'agit surviennent. Il y
a lieu de croire que l'action alcaline de ce savon : que le
tranchant mal affilé du rasoir, sont pour beaucoup dans
la manifestation de ces tumeurs inflammatoires de la
peau (dermocélites). Rien ne m'a été plus utile, dans
des cas semblables, que de faire pratiquer, immédiatement après que la barbe vient d'être faite, des onctions
sur la partie rasée, avec la graisse consistante (page 33)
l'huile d'amandes douces, ou même d'olives. On peut aussi
employer, dans de tels cas, avec avantage, de la poudre
de lycopode ou de riz, avec laquelle on saupoudre la
surface du tégument.

Se servir d'un rasoir bien affilé, que dirige une main
légère et adroite, ou encore couper la barbe avec des
ciseaux très-plats, l'user avec la pierre ponce en poudre
fine, enfin laisser croître sa barbe et ne pas blesser la
peau par l'application de corps qui l'altèrent ; telles
sont les précautions vulgaires qui réussissent souvent

mieux ici que des médicaments dangereux et parfois vénéneux que les gens qui obéissent à la routine ou à des préventions décorées du nom d'empirisme ne manquent pas de recommander.

18. Boutons du front et des tempes.

De petites tumeurs enflammées, très-analogues aux précédentes, sous le rapport de leur apparence et peut-être des éléments de la peau où elles ont leur siége, se déclarent souvent au front et aux tempes. Il en est parmi elles qui sont causées et entretenues par le contact et le frottement des cheveux. Ces boutons résistent aussi à un grand nombre d'applications locales, et le taffetas recouvert de diachylum, ou mieux le diachylum lycopodé, aura dans ces cas une utilité marquée ; mais un des moyens qui m'ont ici le mieux réussi est de faire relever les cheveux de façon à ce qu'ils cessent de tomber sur les téguments du front.

19 Gilets de flanelle, parasites causant diverses maladies de la peau.

Des dermocélites analogues aux précédentes se manifestent très-fréquemment sur la peau du dos et de la poitrine, et donnent lieu parfois à des abcès sous ou intra-cutanés ressemblant plus ou moins à des furoncles. C'est souvent le frottement des téguments par un gilet de flanelle ou par des vêtements plus ou moins rudes, qui donne lieu à ces éruptions, et il m'a suffi quelquefois de faire enlever le gilet de laine porté sur la

peau, ou de le faire doubler par un tissu très-doux au
toucher, pour prévenir l'apparition de ces désagréables
affections. C'est particulièrement chez les personnes
dont le dos est arrondi et saillant, que les *boutons* dont
il s'agit se déclarent, et l'un des meilleurs moyens à
employer alors est de faire tenir le corps redressé, de
façon à ce que les vêtements frottent la région dorsale
avec moins de force. Chez les gens malpropres, les
acari corporis et ceux du pubis (qui se propagent au
loin chez les personnes dont le système pileux est très-
développé,) occasionnent quelquefois des dermocélites
pareilles, et, en détruisant ces insectes par les moyens
qui ont déjà été indiqués, les boutons dont il s'agit se
issipent promptement.

20. Boutons du front dus à des causes virulentes.

Trop souvent les dermocélites du front sont liées à
une altération de sang due à une cause virulente, et alors,
elles ne cèdent qu'à un traitement spécifique dont l'exposition ne rentre pas dans le plan de cet ouvrage.

**21. Maladies de la peau causées soit par les frottements des parties du
tégument en contact, soit par l'action des poils récemment
coupés.**

N'oubliez jamais, quand il s'agit de remédier à quelques lésions existant entre deux parties en contact habituel (intertrigo des auteurs), de ne jamais couper ou
raser les poils qui peuvent les couvrir, cela n'est utile
que dans les cas où il faut y pratiquer quelque opéra-

tion. Si l'on ne suit pas ce précepte, il arrive, lorsque les poils repoussent, qu'ils forment des pointes piquantes, dont l'ensemble constitue une sorte de brosse qui, non-seulement cause, lors des frottements qu'exécutent les parties juxtaposées, une sensation pénible, mais encore donne lieu à des inflammations assez vives.

Ces considérations sont applicables aux aisselles, aux environs du fondement, et à la partie interne et supérieure des cuisses.

Si ces accidents avaient lieu, on pourrait y remédier avec la pierre *judéenne* (page 36), avec des compresses de linge fin et demi-usé, ou encore avec du diachylum recouvert dé poudre de lycopode, etc., et l'on devrait surtout recommander de laisser repousser les poils si maladroitement coupés. Nous noterons quelques applications de ces faits lors de l'étude des petits procédés thérapiques applicables aux orifices des organes des sens.

22. Maladies de la peau de l'ombilic. — Inconvénients des boutons de pantalon qui font saillie sur le nombril.

Plusieurs personnes m'ont consulté pour une douleur qu'elles éprouvaient dans la région ombilicale ; à la suite d'un développement assez considérable du ventre, l'ombilic faisait une saillie assez prononcée, et l'on sentait une sorte de relâchement de la ligne blanche, sur un point où l'intestin venait se présenter ; une hernie se formait ; son inflammation et son obstruction pouvaient

3.

devenir dangereuses au point de compromettre la vie. Je cherchai donc quel était le siége positif et la cause de la souffrance dont ces personnes se plaignaient; je constatai d'abord que cette douleur avait lieu au nombril, sur lequel venait à presser la ceinture du pantalon, et bientôt je m'aperçus avec quelque surprise que le bouton qui maintenait cette même ceinture avait été attaché en dedans par le tailleur, et qu'il formait un point de compression tranchant sur sa circonférence. Dans les mouvements d'allée et de venue qui avaient lieu, soit de haut en bas, soit d'un côté à l'autre, ce bouton devait nécessairement irriter les parties dont il vient d'être fait mention. Je fis placer en dehors le moyen d'attache dont il s'agit; il cessa de correspondre au nombril et la douleur se dissipa complétement. Une ceinture trop serrée, les cordons de robes ou de jupons, peuvent avoir chez les femmes les mêmes inconvénients; il est bon d'en être averti.

Dans des cas de ce genre, et alors que l'on veut éviter la compression de l'ombilic, il suffit de placer de chaque côté de cette partie et au-dessous de la ceinture une pelote mince et large, qui prévienne le contact du lien circulaire dont il s'agit avec l'ombilic faisant saillie.

23. Moyens très-simples de maintenir de petites hernies.

Un propriétaire de Reims, dont le ventre était très-volumineux, me consulta pour des accidents dont le tube digestif était le siége, et qui étaient suivis d'une névral-

gie intercostale s'élevant vers l'épaule gauche. Ce monsieur était atteint d'un éraillement de la ligne blanche,
situé près de la dépression ombilicale, et de la sortie par
cet éraillement d'une très-petite partie de l'intestin. Un
bandage très-pénible à supporter servait à contenir incomplétement cette hernie, tandis qu'*il suffisait d'une
pression très-faible avec le doigt pour empêcher le viscère
de sortir par la petite ouverture qui lui livrait passage.* Or,
je fis ramollir un fragment de diachylum en magdaléon, .
je lui donnai la forme de la dépression ombilicale,
et, lui conservant une hauteur un peu plus grande que
celle-ci, je le consolidai dans la fossette dont il s'agit, de
la manière suivante : une couche de diachylum fut appliquée à chaud sur la peau qui recouvrait la dépression offerte par le nombril; par-dessus, je plaçai le
fragment d'emplâtre que j'avais façonné, et je recouvris
le tout avec une pièce de taffetas noir enduite aussi de
diachylum très-agglutinatif et dépassant de trois centimètres le pourtour de l'ombilic. La ceinture du pantalon, pressant sur la partie saillante de ce petit appareil,
suffit pour contenir admirablement la hernie, ainsi que
me l'affirma deux jours après le malade, qui était ravi
de n'avoir plus à porter un bandage très-incommode.
J'ai recueilli, depuis l'époque où j'ai vu ce malade, un
grand nombre d'observation analogues.

24. Excision d'un fragment de peau lâche et amincie, pour contenir une hernie, pour remédier à une dilatation de veine et pour effacer des rides (1).

Il y a bien longtemps que j'ai soumis à l'un de mes honorables collègues, M. le professeur Malgaigne, de regrettable mémoire, une idée relative à la curation et surtout à la palliation des hernies inguinales et ombilicales, idée dont l'exécution ne lui parut pas avoir de chances de succès. Cette opinion, d'un homme qui a si bien étudié l'histoire de ces affections, m'a empêché jusqu'à présent de mettre en pratique ce que des faits, d'ailleurs remarquables, m'avaient conduit à supposer possible.

En effet, lorsque chez les gens dont la peau est amincie, très-extensible et lâche, on en pince une partie, plus ou moins grande, entre les doigts et sur l'un des côtés de l'ouverture par laquelle s'échappe l'intestin ; si l'on tend ainsi le tégument au-devant de cette même ouverture, il arrive que la hernie qui, un moment auparavant, sortait avec une facilité extrême, se trouve maintenue pendant tout le temps que le pincement de la peau a lieu.

Une chose du même genre est observée dans les cas de dilatation de veines existant chez les personnes dont la peau est relâchée. Les varices disparaissent, alors qu'une partie du tégument, située près d'elles, est assez

(1) Certes, il ne s'agit pas ici de petits moyens, mais bien d'opérations chirurgicales. Je ne mentionne ici ces opérations, que pour en faire connaître la possibilité et quelquefois l'utilité.

pincée pour que la peau qui recouvre la veine malade soit tendue; des faits cent fois constatés dans mon hôpital, la rétraction du varicocèle lorsque la peau se refroidit, la manière dont on pourrait faire disparaître les rides en enlevant une petite portion de la peau des tempes, etc., etc., m'ont conduit à croire que l'on pourrait contenir plus facilement les hernies et les empêcher de sortir aussi facilement en excisant ou en cautérisant une portion assez large de peau, *non pas sur les ouvertures où les hernies intestines s'échappent,* mais aux dépens des téguments qui recouvrent les parties qui l'entourent. L'avenir seul permettra d'apprécier ce procédé à sa valeur réelle.

25. Dermopathies du siége ; soins à leur donner. — Extrême importance de ceux-ci.

Les moyens hygiéniques ou d'une application très-simple dont il va être actuellement parlé, *ont une telle importance qu'ils sont, dans bien des cas, suffisants pour conserver la vie des malades.* Je veux parler de ceux que l'on peut utilement employer dans cette partie de la peau qui recouvre les régions du corps en contact avec les lits, et qui sont plus ou moins souillées par l'urine ou les fèces.

Longtemps on ne s'est guère occupé des dermopathies de la région sacrée (celle qui correspond à la partie postérieure du bassin) que d'une façon empirique et pour s'opposer tant bien que mal aux ulcérations et à la gangrène de cette partie. *Il y a plus de 20 ans, je fis*

voir que ces affections constituent une série d'états patho-
logiques qui se succèdent et qui commencent par des rou-
geurs, des ramollissements, des boutons inflammatoires,
des ulcérations, et finissent par des gangrènes qui, s'é-
tendant, se propageant dans les tissus situés au-dessous
de la peau, causent d'affreux abcès, bientôt suivis de la
résorption de sanie purulente et putride, de pyosepticémie
et de mort.

Plusieurs de mes élèves ont fait de mes travaux sur
cet important sujet l'objet de leur dissertation inaugu-
rale (1).

Dans plusieurs de mes ouvrages, je suis revenu sur
ce point de pathologie pratique. Je me borne à indiquer ici les moyens très-simples à l'aide desquels on
arrête presque toujours la marche de ces terribles dermopathies qui s'observent si fréquemment : soit dans
les collections de symptômes dits fièvres typhoïdes ; soit
dans les lésions de la moelle (myélopathies) suivies de
paralysie des membres inférieurs; soit encore chez
cértains vieillards affaiblis; soit même dans tous les cas
où les malades restent habituellement couchés sur le
dos.

26. Moyens très-simples de faire que la région sacrée ne reste pas
toujours en contact avec le lit.

Avant tout, on doit, autant que possible et tout en
recommandant une extrême propreté, faire varier la

(1) M. le docteur Blanchet, chirurgien actuel des sourds-muets,
M. le docteur Guichard et autres. M Chotomsky a fait aussi des dessins
coloriés de cette éruption si dangereuse.

position du malade. Pour y parvenir, on a proposé beaucoup d'appareils dispendieux ou difficiles à mettre en
pratique. En voici un des plus simples que, dans mon
service à l'hôpital de la Charité, j'emploie avec le plus
grand succès. Un lien est attaché à l'un des poignets ;
il doit être assez large pour ne pas blesser la peau. Ce
lien se fixe à la barre du lit et *maintient le corps couché
sur le côté opposé au membre sur lequel la ligature est
fixée.* Dans cette position, le siége, loin de reposer sur
les draps, est inévitablement relevé et ne reste en contact ni avec ces mêmes draps, ni avec les matières fétides dont ils sont salis ; alors encore la pesanteur, la
compression, les frottements n'influent pas sur cette
partie de façon à aggraver les dermopathies dont elle
est le siége. Bien entendu qu'alternativement on fait
placer le patient sur l'un et l'autre côté, et même quelquefois sur le ventre ; car, si l'on n'avait pas cette précaution, il se déclarerait à la hanche, devenue déclive,
ce que l'on voulait éviter pour la région postérieure du
corps.

27. Fissures longitudinales de la région sacrée. — Leurs causes et
leurs dangers.

Il est une variété des dermopathies de la région sacrée dont la gravité est extrême : je veux parler d'une
fente linéaire qui quelquefois est assez profonde pour
parvenir jusqu'à l'os sacrum, et qui augmente à chaque
mouvement de latéralité exécuté dans le lit par le bassin. Cette terrible lésion, dont la forme allongée est sin-

gulière, est, comme je l'ai fait voir, le résultat d'une déchirure que des mains aussi inhabiles que bien intentionnées déterminent en tirant maladroitement sur les téguments des hanches, alors qu'il s'agit de retourner le malade. Dans ce cas, la peau, ramollie vers la région sacrée, cède à la traction exercée par l'aide inintelligent, qui, *à son insu, blesse à mort* le malheureux couché sur le lit de douleur.

Pour éviter un tel malheur, *il faut, alors que l'on retourne le malade, avoir le soin de ramener en dedans la peau de la hanche et prendre un point d'appui, non pas sur cette enveloppe, mais bien sur les os du bassin.* Cette petite précaution, si utile pour prévenir la grave déchirure dont il vient d'être parlé, l'est encore pour empêcher son extension.

28. Traitement des dermopathies de la région sacrée.

Si l'on veut empêcher la peau du siége d'être blessée par les frottements que les draps exercent sur elle, il convient de fixer entre ceux-ci et le corps du malade : soit une pièce de linge très-fin ; soit un large morceau de peau blanche très-douce ; soit tout autre corps membraneux analogue, et de recouvrir ces substances de poudre de lycopóde.

On s'est servi dans la même intention d'un matelas de caoutchouc, gonflé par de l'air ou tuméfié par de l'eau ; les coussinets, creusés dans leur centre, dont l'usage est assez général, ont le très-grand inconvénient que, sous l'influence de la déclivité et de la pres-

sion exercée autour de l'ouverture où s'engage la partie
malade, celle-ci se congestionne, se tuméfie, et laisse
écouler des liquides qui ne tardent pas à s'altérer et à
augmenter la septicité.

Dans l'intention de prévenir les congestions, les inflammations, le ramollissement des téguments, dans
celle d'empêcher ou de guérir les boutons et même les
ulcérations légères dont ils sont suivis, je me suis servi
de la mixture graisseuse dont j'ai déjà parlé précédemment (page 33). J'ai eu recours aussi, dans des cas pareils, à de la fécule et à du son. Celui-ci a l'énorme
inconvénient, lorsqu'il s'agissait d'ulcérations profondes
de la peau qui recouvre la région sacrée, de s'insinuer
entre le tégument et les parties sous-jacentes, de telle
sorte que la peau se détache, se roule en quelque sorte
sur elle-même par sa face externe, de façon à augmenter la gravité du mal.

Les emplâtres les plus variés, la poudre de charbon
ou de quinquina, ont été aussi employés dans l'intention de remédier aux accidents dont il est ici question,
et ont eu, en général, peu d'efficacité. *On ne peut en
dire autant des applications sur la région sacrée de
diachylum lycopodé* (page 20).

Depuis que j'ai découvert ce mode de pansement si
utile, j'ai vu un assez grand nombre de malades atteints à la peau du bassin, de congestions, de ramollissements, de phlegmasies, de boutons et même de petites ulcérations, et j'ai recouvert ces parties malades,
dans une étendue correspondante à celle de ces lésions,

d'une couche de diachylum appliquée à chaud et recouverte de poudre de lycopode. Cet appareil a parfaitement tenu, il a protégé la peau : soit contre le contact de l'air, des draps, des corps inégaux ou fétides,
soit contre les frottements ; il a permis à des cicatrices
de se former ; il a arrêté le mal dans sa marche terrible, en sorte que ce procédé, en apparence de si peu
d'importance, est devenu pratiquement l'un des plus
utiles et des plus propres à conserver la vie des malades. En effet, bien que l'altération du sang dite septicémie soit pour beaucoup dans les nécrosies ou gangrènes qui se développent à la suite des dermocélites
de la région sacrée, et tienne ainsi de la nature du
charbon, il est impossible de nier que le contact des
matières fétides qui s'échappent de l'anus et des voies
urinaires soit une cause très-active de ces terribles
accidents qui participent ainsi des caractères de la pustule maligne.

29. Moyens de prévenir la putréfaction des escarrhes.

Quant aux escarrhes, c'est-à-dire aux parties mortifiées qui succèdent aux différentes lésions dont il vient
d'être parlé, si l'on veut empêcher que les produits putrides qui s'en écoulent empoisonnent le sang par pénétration dans les vaisseaux, il est évident qu'il faut conserver ces escarrhes, et il y a bien longtemps (et anté-
rieurement à toutes les recherches que l'on a faites avec
le coaltar, avec l'acide phénique qui en diffère si peu)

que je me suis servi, pour arriver à ce résultat, des
moyens les plus vulgaires, et qui ont produit le même
effet que ce même coaltar. La phrase suivante, consi-
gnée dans mon *Traité de médecine pratique*, suffira
pour indiquer quels sont ces moyens. « Il faut dessé-
« cher, saler, alcooliser, tanner, créosoter, momifier
« les tissus frappés de mort, empêcher enfin leur dé-
« composition, » et cela pour faire qu'ils n'empoisonnent pas le malade et que la nécrose ne s'étende pas.
(*Traité de médecine pratique* n°ˢ 4833, 7989).

30. On doit éviter de faire saigner les parties vivantes et adhérentes
aux escarrhes.

J'ai cité des cas nombreux de mon service dans lesquels *d'épouvantables gangrènes, ayant envahi des parties considérables de la peau, et, par exemple, les téguments qui recouvrent le sacrum, le coccyx, les fesses, les
organes génitaux externes de la femme, le haut des
cuisses, etc., avaient été arrêtées dans leur marche progressive par l'emploi des moyens précédents.* Ces terribles nécrosies, grâce à la momification des parties
mortifiées, n'avaient pas été suivies de septicémie et
de la mort. ((*Traité du diagnostic, Traité de médecine
pratique*, ibidem.*)

Pour obtenir des résultats aussi heureux, il faut beaucoup de soins, d'attention, de persévérance, et, surtout,
on ne doit exercer aucun tiraillement sur les tissus
frappés de mort. Ces tiraillements produisent la déchirure des vaisseaux encore adhérents, et causent ainsi

la pénétration des sucs putréfiés dans le sang veineux
et, par suite, dans la circulation générale.

31 Gangrène sénile. — Traitement très-simple, mais très-utile. — Cas
remarquables.

Il est une affection non moins grave que les précédentes, et pour laquelle on emploie, sans beaucoup de
chance de succès, les médicaments les plus nombreux,
tels que l'opium, le quinquina, etc.; or, la position du
corps et des parties malades, secondée par l'action
d'une chaleur modérée et par des frictions, est, dans ce
cas, au contraire, d'une immense utilité. Je veux parler
de la gangrène, dite sénile, qui attaque d'abord la
peau et les autres parties constituantes des orteils, et
s'étend successivement de proche en proche aux
autres régions des membres inférieurs. Cette nécrosie,
précédée d'une dermite stasique et de douleurs souvent
atroces, reconnaît en général pour cause la gêne du
cours du sang dans les artères, due à des concrétions
calcaires dans les parois de ces vaisseaux (artériolithies), *et parfois aussi à des obstacles au cours du sang
dans les veines.* Dans les cas d'artériolithies causant ces
nécrosies, le sang arrive encore avec un certain degré
d'énergie aux tissus qui menacent de se mortifier; mais
l'impulsion qu'il reçoit n'est plus assez forte pour parvenir, à travers les capillaires, jusqu'aux veines; de là
des stases phlébiques suivies de mortifications. Ces
considérations, appuyées sur des faits recueillis à la
Salpêtrière et à la Pitié, m'ont conduit, dans un cas

recueilli chez M. Y...., près Châteaudun, à un résultat
admirable : les orteils étaient le siège d'une phlegmasie
violacée et de refroidissement; les artères des membres inférieurs battaient très-faiblement, et d'affreuses
douleurs se faisaient sentir sur la partie malade et dans
les nerfs sciatiques. Je fis élever-les extrémités inférieures sur des coussins, et la rougeur violacée ainsi
que la douleur, diminuèrent tout d'abord; on maintint
les parties dans cette position et à une douce chaleur.
Quelques doses de sulfate de quinine furent données à
cause d'une tuméfaction remarquable de la rate et
d'une périodicité marquée dans le paroxysme des douleurs; tout d'abord les accidents se dissipèrent, et le
malade, qui était fort âgé, guérit si bien de son mal
qu'il vécut encore plusieurs années.

**32. Durillons de la plante du pied causés par des saillies de la se-
melle; cors aux pieds. — Traitement.**

*La moindre circonstance physique ou mécanique, ve-
nant à agir d'une manière constante sur l'organisation,
peut donner lieu à des résultats fâcheux et même très-
graves.* J'ai été consulté par des personnes qui éprouvaient la plus grande difficulté à marcher, parce que
toutes les fois qu'elles appuyaient le pied sur le sol,
elles ressentaient une vive douleur sur l'un des points
de la surface plantaire. C'était principalement au milieu de l'éminence qui correspond à l'extrémité postérieure de la première phalange du gros orteil, ou au-
dessous du talon que cette souffrance avait lieu. Une

fois même, le siége du mal était au milieu de la face
inférieure de la dernière phalange de ce même orteil.
Or, l'examen attentif du point où la douleur se déclarait me fit voir un épaississement considérable de l'é-
piderme endurci, qui faisait une saillie prononcée au
dehors, et qui proéminait bien autrement encore en
dedans. Je recherchai quelle pouvait être la cause d'une
lésion circonscrite à un point si rétréci, et j'examinai
la chaussure. Je trouvai bientôt la raison physique du
mal dans la semelle sur laquelle le pied portait ; le cor-
donnier avait laissé dans cette semelle un clou, un fragment de bois, ou une saillie considérable d'un cuir très-
dur, sur lesquels la surface plantaire s'appuyait alors que
la marche avait lieu ; de là l'épaississement de l'épiderme
qui s'était produit, ainsi qu'il en arrive : pour la pulpe du
doigt de l'artiste qui appuie sur la corde du violon ou de
la basse ; pour le talon serré dans un soulier étroit ; pour
les orteils emprisonnés dans une botte rétrécie, etc.

De telles lésions, si peu importantes en apparence,
sont bien autrement graves qu'on ne le pense, et s'il
est vrai, comme chacun le sait, que des cors aux pieds
mal soignés ont été suivis d'ulcérations, d'abcès, de
carie ayant nécessité plus tard l'amputation d'orteils,
etc., tout me porte à croire que l'épaississement de
l'épiderme à la plante du pied, non-seulement gêne la
marche et fait souffrir, *mais encore est susceptible de*
produire la dangereuse affection à laquelle on a donné le
nom d'ulcère perforant du pied (1).

(1) Voyez l'avant-propos.

Les moyens de prévenir et de guérir les lésions précédentes sont presque complétement hygiéniques ; ils
peuvent se résumer ainsi :

1o Faire rentrer dans le cuir les clous, les chevilles,
les saillies des semelles qui correspondent aux points
du pied où existe le mal, et faire pratiquer dans la
chaussure, à la place qu'ils occupaient, une légère dépression où puisse se loger l'épiderme épaissi.

2o Faire confectionner des *formes pour la chaussure*
qui représentent d'une manièrr outrée les saillies que le
pied présente au niveau des orteils, de façon à ce qu'en
mouillant le cuir de la botte ou du soulier sur ces
formes, le cuir, en se desséchant, conserve la disposition du bois et offre une dépression dans laquelle le
cor, les durillons, les tumeurs dites oignons puissent
être logés à l'aise.

3o Éviter, surtout, les chaussures très-étroites ou encore celles qui sont trop larges, dans lesquelles le
pied vacille et vient frapper à chaque instant sur la
surface du cuir.

4o Placer autour de la saillie épidermique (cors, durillons, oignons, etc.) une rondelle composée de plusieurs
couches de taffetas enduit de diachylum, placées au-dessus les unes des autres et percées au centre d'un trou
circulaire dans lequel se trouve engagée la production
épidermique, et cela d'une manière assez profonde pour
que la pression de la chaussure s'exerce sur la rondelle
et non pas sur le point malade.

5o Il faut couper (avec un instrument bien affilé et

propre) en couches très-minces, la masse d'épiderme endurcie, et en enlever davantage au centre que vers la circonférence, de façon, encore, à ce que les points les plus douloureux du mal étant plus évidés que les alentours, ces points cessent de pouvoir être comprimés.

Ces moyens si simples suffisent presque toujours pour remédier aux cors, aux oignons, etc., et sont bien préférables à toutes les méthodes dangereuses qu'emploient d'ordinaire, dans des cas pareils, tant de gens qui s'intitulent pédicures.

33. Maladies de la peau et des jointures du gros orteil causées par des plis de la chaussure et simulant la goutte aux pieds.

Les accidents symptomatiques, initiaux ou même caractéristiques de l'affection désignée sous le nom de goutte (oxurémie), consistent, comme on le sait généralement, en une inflammation aiguë de la peau et du tissu cellulaire qui recouvre et entoure l'articulation de la première phalange du gros orteil avec le premier os métatarsien. C'est dans cette jointure, que, lors de la marche, se passent les grands mouvements du pied, et il en résulte que l'empeigne des chaussures, sur le point qui correspond au centre de ces mouvements, est sans cesse tantôt fléchie et tantôt redressée, de façon à former un pli dont la saillie est en dedans et la dépression en dehors. C'est précisément sur l'endroit où l'articulation se trouve, que cette saillie vient presser, et si le cuir de l'empeigne est très-dur, il arrive que la peau et même la jointure sont blessées et s'enflamment.

Un homme, robuste et sobre, jouissant d'une bonne santé, qui n'avait pas eu d'attaque de goutte, et dont le père et la mère n'avaient jamais été atteints de cette affection, ni de gravelle, me consulta fort inquiet qu'il était, alors qu'il fut pris d'une douleur avec rougeur vive, chaleur brûlante et tuméfaction considérable de la partie du pied dont je viens de parler. Constatant l'absence des circonstances générales sous l'influence desquelles se manifeste ordinairement l'oxurémie (excès d'acide urique dans le sang, diathèse goutteuse) (1), je cherchai avant tout, *suivant mon habitude, si quelque cause matérielle n'avait pas donné lieu à ce phénomène local,* et j'examinai avec soin la botte du patient. Le cuir en était très-épais et très-consistant, et précisément sur la partie qui correspondait au point le plus douloureux, je vis que le pli que j'ai signalé était profond et que sa saillie interne se trouvait très-prononcée. Lorsque M. X..., était chaussé et qu'il marchait, le pli se dessinait plus fortement encore, la saillie intérieure devenait considérable, et, alors, la douleur était on ne peut plus vive ; la pression extérieure occasionnait une souffrance beaucoup plus aiguë au niveau du pli du cuir que partout ailleurs. Depuis huit jours, le mal augmentait sans cesse. Ma diagnose fut qu'il ne s'agissait pas d'une attaque de goutte, mais bien d'une simple lésion de cause extérieure. Je fis couper la botte sur ce point ; à la place du cuir un morceau de taffetas noir

_____

(1) *Traité de Médecine pratique* par M. Piorry, article Agrémie, t. III.—*Traité de la goutte,* par M. le docteur Galtier-Boissière.

4

fut placé ; le lendemain le mal fut calmé ; le second jour il n'existait plus. M. X..., porta ensuite et pendant quelque temps des bottes en chevreau. Le mal récidiva trois ans après, et alors encore, la même cause avait déterminé le même effet, et, tout d'abord, la même précaution hygiénique remédia aux accidents. Depuis cinq ans, M. X..., ne porte plus que des bottines très-molles et très-flexibles, et le mal n'a pas reparu.

Cette observation doit démontrer aux *diathésimanes*, qu'avant d'admettre l'action de causes internes présumées, il faut d'abord bien constater qu'il n'existe pas certaines circonstances locales qui causent et entretiennent les lésions.

34. Engelures.

La dermite, d'abord aiguë, puis chronique, causée par le froid, et surtout par le froid humide, à laquelle on a donné le nom d'*engelures*, et que l'on aurait tout aussi convenablement appelée rhumatisme que les douleurs musculaires qui sont désignées par ce nom, puisque, suivant les auteurs, ce sont les mêmes circonstances qui leur donnent naissance ; les engelures, dis-je, ne sont, en général, guéries ou même palliées que si l'on évite l'action des causes : froid et humidité. Les cataplasmes, les bains locaux, l'application de la neige, de la glace, les ablutions avec le vin, l'alcool, les médicaments dits astringents, les pansements avec le cérat, etc., etc., échouent presque toujours. Or, un grand nombre de raisons, fondées sur l'analogie, me portent à penser que l'emplâtre de diachylum, appliqué sur les doigts enflammés par le froid, et recouvert d'une couche pulvérulente, telle que celle de lycopode, de riz, etc. (p. 22), abritant les parties malades contre le froid, l'humidité, l'air, les corps extérieurs; maintenant une humidité tiède sur la peau, se prêtant aux mouvements des parties, serait très-utile pour la curation des engelures. Cette application aurait, sans doute, les plus grands avantages, et cela, soit qu'il s'agisse de calmer les engelures enflammées, soit qu'il faille favoriser la cicatrisation des ulcères qui en sont les conséquences.

35. Panaris (dactylites).

Des considérations du même genre sont applicables aux dactylites, dites panaris, et surtout à celles qui entourent l'ongle (dactylites périonyxiques), et auxquelles le vulgaire, et même les médecins, donnent l'absurde nom de *tourniole*.

Cette *tourniole*, dont les suites sont souvent si graves, et telles qu'elles entraînent parfois la chute de l'ongle, la carie de la dernière phalange, des abcès dans la gaîne des tendons, est très-ordinairement causée par l'éraillement, le décollement, la saillie de petits lambeaux épidermiques, qui souvent existent sur la face convexe de l'extrémité du doigt. Ces productions étant sans cesse touchées et détachées des parties sous-jacentes, non-seulement provoquent de la douleur, mais encore déterminent des inflammations plus ou moins

vives de la peau qui entoure l'ongle. Or, on remédie
très-bien aux *échardes,* aux douleurs et aux accidents
qu'ils causent, d'abord en les coupant très-près, puis
en recouvrant leur base avec une couche de diachylum
lycopodé.

36. Ongle rentré dans les chairs.

L'ongle rentré dans les chairs, affection légère en
apparence, résiste si bien aux méthodes chirurgicales
par lesquelles on la combat, que l'on emploie contre cet
état pathologique les moyens les plus graves et parfois
les plus dangereux; il m'est arrivé deux fois de guérir
ce mal par des procédés bien simples. — Une des indications principales est d'empêcher toute compression
sur la partie externe du gros orteil, de façon à ce que
la peau qui tend à le recouvrir de plus en plus, ne se
trouve plus pressée de dehors en dedans. Eh bien,
dans ce cas : faisant pratiquer encore sur le point qui
y correspond une large ouverture à la chaussure; cautérisant fréquemment sous l'ongle avec l'azotate d'argent; pansant avec le taffetas enduit d'emplâtre diachylum; maintenant la partie malade dans un état de
propreté minutieuse; j'ai vu en quelques semaines les
accidents que cause l'ongle rentré dans les chairs se
dissiper complétement.

37. Abcès sous l'ongle.

Pour terminer ce que j'avais à dire sur la curation,
par des moyens simples et hygiéniques des dermites,

considérées en général et en particulier, je n'ai plus
qu'à dire un mot de la manière d'ouvrir les petits abcès qui se forment sous les ongles, et, cela, soit spontanément, soit sous l'influence d'un corps étranger,
aiguille, éclat de bois, etc., etc. C'est à un de mes collègues de l'Académie, M. Hervez de Chégoin, que je
suis redevable de la connaissance de ce procédé, qui
est, en général, peu connu; il ne faut pas ouvrir cet
abcès avec le bistouri : il suffit de râper peu à peu
l'ongle, sur le point où cet abcès se voit, avec un corps
tranchant et bien affilé, pour arriver jusqu'au pus et
pour l'évacuer.

CHAPITRE II

J'ai étudié, dans le chapitre qui précède, l'action thérapeutique qu'exercent sur les dermopathies quelques
moyens, en quelque sorte, vulgaires, d'un emploi facile et qui ont souvent plus d'efficacité que des traitements en apparence plus actifs, mais, en réalité, moins
utiles. Je vais, actuellement, parler des médications très-
simples que l'on peut employer sans danger et souvent avec succès contre certaines ophthalmopathies et quelques otopathies, c'est-à-dire contre diverses affections
des yeux et des oreilles.

38. Petits corps étrangers entre les paupières et l'œil.

Et d'abord, il arrive souvent que de petits corps
étrangers, difficiles à apercevoir et que l'on extrait encore avec plus de peine, s'introduisent entre les paupières, blessent la conjonctive, et deviennent une
source de douleurs et d'accidents plus ou moins graves.
On a proposé, pour enlever, ou au moins pour dépla-

cer ces corps, qui remontent quelquefois très-haut
sous la paupière supérieure, diverses petites manœuvres qui ne sont pas sans utilité. Le procédé suivant
m'a réussi le plus souvent : on s'assure bien, par une
douce pression, du point où la souffrance est plus vive;
puis on porte tout à fait en dedans la paupière douloureuse, qui d'ailleurs est très-mobile; on appuie alors
sur l'œil à travers ce voile musculo-membraneux. On
le fait de façon à ce qu'aucun corps de quelque volume
ne puisse passer sur le point comprimé entre l'œil et le
repli qui le recouvre. Alors on tire peu à peu en dehors
la paupière, et presque toujours, soit du premier coup,
soit à une seconde ou à une troisième reprise, le corps
étranger déplacé est reporté vers le grand angle de
l'œil, et cesse complétement de causer des douleurs ou
une congestion inflammatoire.

Un autre procédé, non moins utile dans le cas où un
corpuscule s'est introduit au-dessous de la paupière
supérieure, consiste à la soulever, puis à la tirer en
bas au-devant de l'inférieure; alors les cils de celle-ci
forment une sorte de pinceau qui, balayant de haut en
bas la conjonctive qui revêt en dedans la paupière supérieure, enlève ainsi le corps étranger.

39. Inflammations légères de l'œil. — Ophthalmies ou ommites légères. — Utilité du sulfate de zinc.

Les ommites ou ophthalmies légères, surtout celles
auxquelles donnent lieu les excès d'études et les veilles,
ommites qui déterminent une pénible démangeaison

vers cette partie de l'angle interne de l'œil que l'on
appelle caroncule lacrymale, se dissipent très-promptement et souvent en vingt-quatre heures, par l'introduction entre les paupières d'un fragment très-petit de
pommade dite de Lyon, ou mieux encore d'une goutte
d'un mélange composé de 5 centigrammes de sulfate
de zinc, de 25 grammes d'eau très-pure (ou mieux d'eau
distillée), et d'une très-petite proportion d'eau de roses
(dont on peut se passer). Pour introduire cette eau, la
tête du malade est renversée en arrière, les paupières
sont écartées par un aide, et on laisse tomber une goutte
du liquide, s'écoulant d'un cure-dents ou d'une plume
qui y a été trempée.

40. Compression et injections dans l'ophthalmie grave avec œdème
inflammatoire des paupières.

Dans la très-grave épidémie d'ommite ou d'ophthalmie qui, à la suite du choléra, a régné en 1832, parmi
les orphelins de la maison de refuge, et *dont j'ai publié
l'histoire dans ma clinique de la Pitié*, il se déclarait
une tuméfaction considérable, inflammatoire et œdémateuse des paupières. Entre celles-ci et le globe de
l'œil avait lieu un écoulement puriforme abondant que
sécrétait la membrane conjonctive couverte de granulations; les paupières restaient closes, et au-dessous
d'elles, les ulcérations de la cornée transparente se déclaraient, et même souvent l'œil se perforait et se vi-
dait. Le mal était contagieux, et le pus qui s'en écoulait communiqua cette terrible affection à l'une des

sœurs du service. *Les faits conduisirent à admettre que cette affreuse ommite avait été causée par des miasmes produits* et dégagés à la suite de l'encombrement d'un grand nombre d'enfants dans un espace étroit. Or, tous les moyens généraux et locaux : sangsues, purgatifs, lotions, azotate d'argent, sulfate de zinc, etc., échouè- rent, et les seules médications qui furent vraiment uti- les se bornèrent aux plus simples et en même temps aux plus rationnelles, je veux dire : à des soins de pro- preté, à l'aération, à des injections fréquentes d'eau pure entre l'œil et les paupières, et à la compression de la tumeur formée par celles-ci, au moyen de ouate pla- cée sur l'œil, et maintenue par un bandage roulé.

Les injections avec l'eau distillée et tiède, très-fré- quemment réitérées entre le globe oculaire et la pau- pière, sont essentiellement utiles et doivent être tou- jours employées dans toute ophthalmite, alors que du pus, contagieux ou non, s'accumule au-dessous des pau- pières. S'il arrive, en effet, qu'on laisse séjourner ce liquide dans un tel lieu, il s'altère, devient septique, blesse, congestionne et ulcère la conjonctive, et peut causer des kératelcosies (ulcération de la cornée), des taies (akérato diaphanies) et la perte de l'œil.

41. OEdème ou hydrethmie des paupières causée par une lunette dite pince-nez.

L'œdème non inflammatoire des paupières (hydreth- mie blépharique) est assez rarement observé. Dans un cas particulier, c'est par une simple précaution hygié-

nique que j'y ai remédié, tandis que les médicaments
actifs les plus variés n'avaient en rien réussi. La
raison de ces résultats si différents était que, dans cette
dernière médication, la cause anatomique du mal de-
meurait inconnue et que l'on avait pu la constater dans
la première. Voici l'abrégé de ce fait :

Un créole, âgé de cinquante ans, fut atteint d'un gonflement considérable des deux paupières; de chaque
côté, le pourtour des orbites ainsi que la partie supérieure du nez participaient à la *tuméfaction, due évidemment à une collection séreuse et non inflammatoire, survenue dans le tissu cellulaire de ces parties.*
On avait eu recours avant moi à des purgatifs, à des
diurétiques, à divers médicaments qui n'avaient produit aucune amélioration dans les symptômes obser -
vés.

J'examinai successivement les reins et l'urine, le
cœur, le foie, la rate : nulle part je ne pus constater de
lésions susceptibles de donner lieu à l'œdème ou hydropisie générale (je laisse, bien entendu, à des médecins
fantaisistes l'admission d'une cachexie œdémateuse ou
hydropique). Faisant grand cas des travaux de Ribes,
de Magendie, de Bouillaud, et ayant souvenir de plusieurs faits remarquables observés par moi, dans lesquels des hydropisies consécutives avaient été les suites d'oblitérations veineuses, j'appelai l'anatomie à
mon aide; je me rappelai que les veines de la région
dorsale du nez (veines nasales) rapportent le sang et la
sérosité des paupières et de la peau de la région rhi-

nique dans la circulation générale, et je remarquai en même temps que le malade portait une lunette pince-nez dont le ressort était très-serré. Au-dessus du lieu sur lequel portait cette lunette, les veines nasales étaient distendues ; au-dessous elles étaient vides. Il était naturel de penser que la compression de ces vaisseaux déterminait le mal.

Je fis ôter les lunettes; le soir il n'y avait plus d'œdème. On les replaça le lendemain, tout d'abord l'enflure reparut; et, à quatre reprises, l'hydropisie cessa ou se manifesta; suivant que le pince-nez n'était plus en place ou y était remis. La relation de la cause à l'effet étant évidente, la guérison radicale suivit le conseil que je ne manquai pas de donner d'éviter toute compression ultérieure des veines nasales par le pince-nez. On ne saurait croire combien il est utile dans les inflammations, dans les hydropisies générales ou partielles, de tenir compte de l'état des branches et des troncs veineux qui ramènent le sang des parties malades.

12. Tumeur lacrymale, compression préventive.

La tumeur qui se forme quelquefois au-dessous de l'angle interne de l'œil, près du nez, et qui est due à la rétention et à l'accumulation des larmes dans leur réservoir (appelé sac lacrymal), tumeur à laquelle j'ai donné le nom de cystodycrasie, est presque toujours suivie de l'inflammation, du ramollissement et de la perforation de la cystodycre (sac des larmes), perfo-

ration qui constitue la fistule lacrymale. Cette lésion
est difficile à guérir, et on peut, dans quelques cas,
ainsi que cela m'est arrivé trois fois, la prévenir par le
procédé suivant :

Un doigt est porté sur les canaux et les points la-
crymaux situés à la face interne du rebord libre des
paupières, près de l'angle interne de l'œil, de manière
à empêcher tout reflux des larmes de ce côté ; en même
temps, on presse sur la tumeur, de haut en bas et dans
la direction du canal nasal situé près du nez. Par cette
manœuvre, on cherche à surmonter l'obstacle qui s'oppose à la sortie facile des larmes par son conduit
d'excrétion. En continuant pendant quelque temps cette
manœuvre, en pressant avec un certain degré de force,
en renouvelant ce moyen tous les jours pendant plusieurs semaines, et en le faisant surtout lorsque la tumeur est très-pleine de liquides, on obtient des succès
inespérés. Éviter une opération au moyen de médications simples, doit être le but de tout médecin consciencieux, et les faits m'ont prouvé que le mode de
curation précédent peut quelquefois suffire pour remédier à la tumeur lacrymale.

Dans un cas où, chaque matin, existait une tumeur
lacrymale, je suis parvenu à faire dissiper celle.
ci en faisant fermer la bouche par la contraction des
lèvres, et les narines avec les doigts, et en faisant pratiquer une inspiration forcée. Le vide pratiqué dans la
poitrine a eu pour résultat, dans ce cas, l'aspiration par

le canal nasal des larmes accumulées dans le canal
nasal obstrué ou rétréci.

43. Rapprochement et occlusion des paupières par des bandelett
agglutinatives; avantages de ce procédé. Résultats remarquables (1).

Il est un appareil on ne peut plus simple, mais d'une
extrême utilité, qui, dans plusieurs affections des yeux,
m'a donné des résultats très-avantageux. Je veux parler des bandelettes de taffetas ichtyocollé, dit, d'Angleterre, ou, encore, de taffetas enduit d'un couche mince
de diachylum extrêmement agglutinatif, appliquées sur
les paupières, de façon à les empêcher de s'écarter et à
maintenir l'occlusion de l'œil.

Voici comment on emploie ce moyen : on découpe
trois de ces bandelettes de façon à leur donner quatre
à cinq centimètres de long sur un demi-centimètre de
large; on recommande au malade de fermer très-exactement l'œil par le rapprochement des paupières, et alors
on applique les bandelettes à un demi-centimètre l'une
de l'autre, de façon à ce qu'une moitié de ces petits appareils soit fixée sur la paupière supérieure, tandis
que l'autre est adhérente à l'inférieure. S'il s'agit de taffetas ichtyocollé, on humecte parfaitement celui-ci
avant de l'appliquer, *et on le laisse se dessécher complète-
ment pour éviter que les paupières s'écartent,* car, sans
cette précaution, elles ne manqueraient pas de le faire,
et alors l'oblitération de l'œil n'aurait pas lieu.

(1) *Traité de Médecine pratique,* t. VIII, nº 11113.

Si l'on emploie le taffetas recouvert de diachylum, on le place de la même manière et l'occlusion s'opère de suite.

Dans ce dernier procédé il arrive trop souvent que la chaleur de l'œil fait fondre l'emplâtre et que les paupières ne restent pas fermées.

Par l'occlusion de l'œil on obtient les avantages suivants :

1o On évite à la surface oculaire le contact de l'air ;

2° On prévient celui de la lumière ;

3° On empêche le clignotement, c'est-à-dire le mouvement instinctif des paupières, qui fait que les surfaces de la conjonctive ou de la cornée, divisées ou enflammées, soient lésées par un frôlement continuel ou réitéré ;

4° On prévient les alternatives de température et surtout l'influence des courants d'air froid, si redoutés par les malades ;

5° On force l'œil à ne pas agir, à se reposer, et chacun sait que, dans un grand nombre de cas, suspendre l'action d'un organe est un moyen puissant pour guérir ses maladies ;

6° On retient les larmes entre les paupières et l'œil, de manière à ce que l'air ne dessèche pas la surface oculaire, et à maintenir celle-ci dans une humidité tiède propre à remplacer avantageusement les cataplasmes ;

7° On ne se trouve plus dans la nécessité d'appliquer sur les paupières, alors que l'on veut en maintenir l'occlusion, des appareils pesants qui, loin de remédier aux ophthalmies, ne font qu'en augmenter l'intensité.

Ces nombreux avantages expliquent du reste l'utilité extrême que, dans des cas variés de maladies des yeux, présente l'occlusion des paupières par le procédé dont il vient d'être parlé.

44. Ce n'est pas en Angleterre, mais à Paris, que l'on a imaginé et employé d'abord l'occlusion des paupières.

On m'excusera, j'espère, si je rappelle ici que j'ai le premier mis en usage la méthode dont il s'agit. C'est vers 1838, dans un temps où l'émeute régnait à Paris, que, dirigé par des idées physiologiques sur les mouvements des paupières, sur les effets du frottement des deux lames de la conjonctive entre elles et sur les fonctions de l'œil ; c'est vers 1838, dis-je, que dans un cas d'ommite qui avait résisté à divers traitements, j'appliquai pour la première fois des bandelettes de taffetas ichtyocollé. Le succès de l'occlusion fut tel, ici, qu'en vingt-quatre heures le mal était guéri. Ce fait doit avoir été consigné dans la *Gazette des Hôpitaux* d'alors, et, depuis, j'ai employé très-fréquemment et presque toujours avec avantage, dans les maladies de l'œil, l'occlusion des paupières.

45. Cas principaux dans lesquels l'occlusion des paupières est utile : plaies de la conjonctive, corps étrangers; plaies de la cornée; opération de la cataracte; inflammation de l'iris et des parties profondes de l'œil.

On a dit que cette méthode avait été d'abord pratiquée

en Angleterre. Il y a peu de temps, j'ai revendiqué, devant l'Académie, la priorité de cette médication, et je crois que cette priorité ne peut plus m'être contestée. Voici les principaux cas dans lesquels j'ai eu recours au traitement par l'occlusion des paupières.

1° Dans des plaies superficielles de la conjonctive oculaire et même de la cornée.

Un maçon, qui travaillait à une maison où je faisais faire des réparations, reçut, en martelant, un éclat de pierre qui divisa superficiellement et le kérate (cornée transparente) et la partie voisine de la conjonctive; la petite blessure, ou, si l'on veut, l'éraillure, avait huit ou neuf millimètres d'étendue; la douleur, la photophobie, le larmoiement, étaient extrêmes. J'appliquai sur-le-champ les bandelettes ichtyocollées; l'occlusion fut très-exacte et la guérison eut lieu d'une manière si rapide, que, le surlendemain, le blessé put reprendre ses travaux.

2° Dans les cas où de petits corps étrangers s'engagent entre l'œil et les paupières et lorsqu'on n'est pas parvenu à les enlever par les moyens ordinaires (page 66); lors de l'occlusion palpébrale, ces petits corps se fixent sur le point où ils se trouvent; ils ne se déplacent plus et dès lors, cessant de blesser l'œil, ils ne causent plus de douleur. Le lendemain, ils sont éliminés sans que l'on s'en aperçoive.

3° Dans la plaie de la cornée que nécessite l'opération de la cataracte par extraction, dans les piqûres faites pour l'abaissement ou le broiement du cristallin, *l'appareil occlusif avec les bandelettes agglutinatives est infiniment préférable aux tampons de charpie ou de coton, et aux bandeaux dont on couvre l'œil des opérés.*

4° Dans un très-grand nombre de cas d'ophthalmies légères, surtout alors que la cornée s'altère et qu'il y a photophobie, les bandelettes *noires* recouvrant l'œil et prévenant l'action de la lumière, etc., ont, sous ce rapport, une très-grande utilité.

5° Il en a été ainsi dans des inflammations de l'iris ou irisites, et j'ai été assez heureux, dans un grand nombre de cas, pour avoir vu une affection aussi sérieuse que celle-là, et qui résiste parfois si obstinément aux applications de sangsues, aux vésicatoires, aux onctions mercurielles, etc., etc., se dissiper complétement sous la simple influence de l'occlusion des paupières. J'avais naguère sous les yeux le jeune enfant d'un de mes anciens élèves et amis, M. le docteur Paréja, de Xérès, qui vient d'être débarrassé de cette façon, et en trois jours, d'une irisite fort grave.

Nous verrons bientôt que ce ne sont pas là les seules maladies des yeux qui se trouvent améliorées ou guéries par l'emploi de l'appareil occlusif des paupières.

46. Migraine ophthalmique (névropallie prosasique de l'iris). — Demi-cercle oscillant et lumineux.

Il est une affection de l'appareil de la vision, et très-probablement de l'iris, qui constitue l'espèce de migraine la plus fréquente; je veux parler d'une névropathie ou névropallie (vibration morbide du nerf), ayant l'œil pour siége, et dans laquelle la personne qui en est atteinte voit, au début, *une espèce de tache dans l'espace; cette tache est bientôt entourée d'un demi-cercle phosphorescent en zigzag, dont la teinte est bleuâtre ou de coloration irisée, et qui, assez analogue à la lumière électrique, pâlit à mesure que ce demi-cercle qu'elle forme devient plus large.* D'abord celui-ci n'a guère qu'un très-petit diamètre, et alors son éclat est plus vif, puis il s'élargit sensiblement, et après un quart d'heure ou une demi-heure, il disparaît complétement. Alors la vue reprend toute la netteté qu'elle avait perdue. Ce qu'il y a de plus remarquable dans cette image que l'on voit tout aussi bien dans les ténèbres qu'au grand jour, c'est qu'elle suit les mouvements du globe de l'œil. Cette même image se borne, dans les cas légers, à des lueurs scintillantes. Ce sont des oscillations, des vibrations continuelles, qui ont lieu et qui persistent depuis le début jusqu'au plus fort de ce trouble de la vision. Deux ou trois minutes après que le cercle lumineux a disparu, se prononce, dans le globe de l'œil malade, à l'angle interne de l'orbite et sur le point qui correspond à la branche frontale du pentanèvre (nerf de la cinquième paire), une douleur interne, des élancements semblables à la souffrance que produiraient des coups de marteau et se manifestant à des intervalles rapprochés avec une grande intensité. Quelques instants après, le malade éprouve des nausées souvent portées jusqu'aux vomissements, et des douleurs de tête, des éructations, des accidents variés du côté de l'estomac, accidents qui se succèdent ainsi pendant vingt-quatre ou trente-six heures et se dissipent fréquemment alors que survient un sommeil profond et pénible.

Pendant toute la durée de ces phénomènes, il n'y a pas de fièvre.

On a donné parfois à telle ou telle maladie le nom de celui qui, le premier, l'a décrite; ainsi en a-t-il été pour le mal de *Pott*, de *Bright*, etc.

Grammaticalement, n'en déplaise à un ancien professeur de rhéthorique, cette appellation (maladie de X...) semblerait faire croire que ces auteurs avaien été atteints eux-mêmes des symptômes qu'ils avaient décrits.

Malheureusement, je suis assez victime de l'affection dont il vient d'être parlé, et que *j'ai le premier signalé* pour qu'on pût la désigner par mon nom, *si n'était* qu'il est absurde de se servir du nom d'un homme pour désigner des lésions qui ne doivent être rappelées à l'esprit que par des termes en rapport avec les causes, le siége et la nature du mal.

47. Aliments excitants guérissant au début la migraine ophtalmique.

Cette maladie, cette migraine ophthalmique dont l'étude sur moi-même m'a été d'une si grande utilité pour l'appréciation de la cause organique des névroses et peut-être de l'action névrique (1), cette affection, qui

(1) C'est cette étude qui m'a conduit non-seulement à rapporter à des oscillations dans les nerfs ou névropallies (à l'état normal, névropallisme) la plupart des affections dites névroses, telles que le tintouin,

résiste à l'action des narcotiques, et que la belladone elle-même calme fort rarement, est brusquement arrêtée dans sa marche par la médication la plus simple et, en quelque sorte, la plus vulgaire possible. Il s'agit de prendre, dès le début du mal, aussitôt que les premiers troubles de la vision surviennent, et dès que l'on aperçoit une sorte de brouillard ou le plus *petit arc lumineux* et oscillant, une demi-verrée de vin vieux de Bordeaux ou autre, et un aliment très-léger, tel qu'un biscuit. Sous l'influence de ce moyen purement hygiénique et qui substitue le travail de la huiitième paire de nerfs et du grand sympathique nécessaire pour la digestion, à l'action pathologique de l'œil et de la cinquième paire; il suffit, dis-je, de ce moyen pour faire que les accidents s'arrêtent à l'œil (ou plutôt aux nerfs irisiens), ne les passent pas, et pour que la torture ordinaire de la migraine ophthalmique (irisalgie ou mieux encore névropallie prosasique de l'iris) ne se déclare pas.

48. Moyens hygiéniques prévenant cette même migraine.

Mais l'étude attentive des circonstances dans lesquelles survient la migraine ommique ou ophthalmique, m'a conduit à avoir recours à une précaution hygiénique aussi efficace pour prévenir l'invasion du mal qu'elle est facile à suivre. *J'ai remarqué que ce*

---

les crampes, les *auras : hysterica et epileptica,* l'hystérie et l'épilepsie elles-mêmes, l'angine de poitrine, le tétanos, la rage, les accès fébriles et plusieurs variétés de l'aliénation mentale, mais encore à prévenir ou à guérir plusieurs de ces affections, *Traité de médecine pratique,* du professeur Piorry, nos 11543, 11630, etc.

symptôme se déclare principalement chez les gens qui tra-
vaillent des yeux dans les deux heures qui suivent l'in-
gestion des aliments dans l'estomac, ou qui éprouvent,
lors de la vacuité de cet organe, la sensation dite besoin.
Ce travail consiste, le plus souvent, soit dans une lecture plus ou moins pénible; soit dans une occupation
quelconque qui cause de la fatigue dans l'appareil optique; soit encore dans l'*éblouissement par une lumière*
vive agissant brusquement. J'ai constaté, par de très-
nombreux faits, *qu'il suffisait de ne pas s'exposer à l'ac-*
tion de ces circonstances, pour éviter d'être atteint du mal
dont il est ici question.

C'est évidemment à ces précautions purement hygiéniques, et à ces moyens d'arrêter le mal dans sa marche progressive, que je dois d'avoir, sur moi-même,
prévenu et arrêté des accidents qui, plus tard, se renouvelant d'une manière journalière, auraient pu à la
fin devenir inquiétants. J'ai pu, dès lors, me livrer à
l'étude et à des lectures qui, sans leur emploi, me seraient devenues impossibles. Du reste, j'ai été assez
heureux pour réussir de la même façon dans des cas
analogues, sur un grand nombre de littérateurs, de savants et de médecins.

49. Héméralopie ou vision n'ayant lieu qu'au grand jour; utilité de
l'occlusion des paupières pour placer l'œil dans l'obscurité.

Le remède principal à opposer à l'héméralopie, c'est-
à-dire à une diminution marquée de la vue lors de l'obscurité, tandis qu'au grand jour la vision est parfaite,

est de condamner pendant longtemps les yeux à la privation de la lumière. Les médicaments échouent complétement dans de tels cas. L'occlusion des paupières,
au moyen des bandelettes agglutinatives, pourrait peut-
être avoir ici une grande utilité.

50. Vue de corps brillants ou de mouvements monotones. Hypnotisme.

L'action prolongée d'un corps brillant ou de mouvements monotones que l'œil fixe, détermine parfois sur
des individus névropathiques, des phénomènes bizarres auxquels on a donné le nom d'hypnotisme. C'est
une sorte d'état cérébral dans lequel se déclare un assoupissement spécial accompagné d'insensibilité aux
agents physiques, et d'une action intellectuelle éveil-
lée par des sensations acoustiques qui persistent.

Dans ma première enfance médicale, à vingt-un ans,
alors que, très-jeune docteur, j'eus l'occasion de voir, à
Poitiers, une *somniloque* magnétique, *j'expliquai l'état
dans lequel se trouvait cette femme par les circonstances
dont je viens de parler.* (Voir le journal du département
de la Vienne de cette époque.) Bien longtemps après,
j'ai constaté que la migraine dont il vient d'être parlé
prend naissance dans l'appareil nerveux de la vision.
Plus tard, je vis qu'il en était ainsi pour un très-grand
nombre de cas d'épilepsie.

M. le docteur Démartis, de Bordeaux, se rappelant
les leçons que je fis, il y a bien des années, à l'hôpital
de la *Pitié*, réclama pour moi la priorité de la connaissance et de l'étude de l'hypnotisme.

Il m'est arrivé si rarement qu'on ait voulu me rapporter la première découverte de certains faits, plus ou moins importants, *décrits par moi le premier*, que j'ai été très-sensible à ce bon souvenir. Quoi qu'il en soit, nous allons bientôt voir toute l'utilité que l'on peut tirer en pathologie et en thérapeutique de l'influence qu'exerce 'appareil de la vision sur les affections cérébrales.

51. Épilepsie (névropallie ommo-encéphalique).

Sous le nom d'épilepsie, de mal caduc, de haut mal, etc., on a désigné un assemblage de phénomènes multiples, qui, le plus souvent, commencent par des accidents nerveux, ayant pour siéges diverses parties du corps, telles que les yeux, l'estomac, les ovaires, les membranes, la peau, etc. (1). Confondant les phénomènes nerveux, dits *aura*, soit avec les symptômes optiques consécutifs, soit avec les accidents cérébraux ultérieurs, soit avec les convulsions qui les suivent, ou encore avec les troubles intellectuels ou physiques qui ont lieu plus tard, on a fait de tout cela une seule ma-

---

(1) Un accès épileptique complet se compose, d'après la plupart des auteurs : 1° D'un aura (éblouissement, fourmillement, etc.); 2° d'un cr i nvolontaire ; 3° d'une chute survenue brusquement ; 4° de la perte de connaissance ; 5° d'un assoupissement profond ; 6° de la morsure de la langue due à des convulsions des muscles masticateurs ; 7° de mouvements saccadés et involontaires des membres; 8° souvent d'une respiration lente, profonde, qui paraît se suspendre pendant quelques instants ; 9° du retour gradué de la connaissance ; 10° d'un état de somnolence et parfois de connaissance incomplète ; 11° enfin, dans beaucoup de cas, de délire avec ou sans fièvre, semblable à celui de l'ivresse.

ladie (1), à laquelle on a donné les noms divers dont il vient d'être parlé. Je me donnerai garde d'entrer dans les considérations de haute pathologie où ce sujet si grave pourrait m'entraîner; mais ce qu'il importe de savoir, c'est que les faits les plus nombreux et les plus positifs semblent démontrer jusqu'à l'évidence que *l'aura epileptica et ses suites consistent dans une oscillation, une vibration analogue à celle des nerfs irisiens dans la migraine ommique* (page 77), et qui, ayant lieu dans les extrémités périphériques, ou dans la continuité des nerfs, se propageant vers l'œil, ou plutôt vers le nerf optique, s'étend à des parties profondes du cerveau et causent alors : la perte de connaissance, les convulsions, le sommeil pathologique et le délire qui le suit; bien entendu qu'en même temps a lieu une congestion cérébrale qui peut avoir plus ou moins de durée. Les attaques, se renouvelant à des époques plus ou moins rapprochées, constituent, pour les pathologistes, la maladie dite *épilepsie;* et, par une singulière façon de considérer les faits, *de simples auras sans phenomènes consécutifs,* une perte momentanée de connaissance, etc., sont encore considérés comme des affections épileptiques.

52. Moyens simples de traitement dans l'epilepsie.

Quoi qu'il en soit, on ne peut guère arrêter dans sa marche un accès de ce genre, alors qu'il a dépassé la

(1) *Traité de Médecine pratique,* de M. le professeur Piorry nos 12,168 et suivants).

période d'éblouissement ; presque toutes les tentatives qui ont été faites dans cette intention ont échoué ; mais, en tenant compte des causes qui provoquent le retour des attaques, on peut encore espérer prévenir celles-ci.

Les plus graves de ces attaques sont celles dont les *auras* commencent par des symptômes en rapport avec la vue (éblouissements, regard fixe, etc.), et l'on remarque que, dans de tels cas, très-souvent le travail soutenu et laborieux de l'œil, l'excitation de la sensibilité optique par une lumière vive, provoquent l'invasion de l'accès. Tenant compte de ce fait, j'ai prévenu quelquefois le retour du mal en faisant porter aux malades des lunettes qui rendaient la vision plus facile, et en évitant l'action d'une lumière éclatante. L'un de ces malades, ainsi guéri, avait éprouvé la première attaque de son mal au siége d'Anvers; au moment où il avait été ébloui par le feu d'une mine qui venait d'éclater.

Dans d'autres observations, et notamment chez un fermier du marquis de C..., il est arrivé que le mal survenait à une heure fixe de la nuit ; j'ai fait réveiller le malade une demi-heure avant l'époque de l'accès, et j'ai fait administrer tous les quatre ou cinq jours, et d'un seul coup, un gramme de quinine dissous dans l'alcool étendu. Les attaques, qui avaient lieu plusieurs fois en vingt-quatre heures n'ont pas reparu. Ma pratique, souvent suivie de succès, est, dans de tels cas, de chercher à troubler l'oscillation nerveuse initiale ou l'*aura* à son début, surtout au moment où il est probable qu'elle va se déclarer (page 47). Le moyen intérieur que, dans cette intention, j'emploie le plus souvent est une potion ainsi composée :

Deux grammes de quinine, une proportion suffisante d'alcool pour bien dissoudre la quinine et assez d'eau pour étendre la dissolution sans précipiter la première, et, enfin, 5 grammes de teinture de cannelle. On fait prendre une cuillerée à bouche de cette potion aussitôt que l'*aura* initial survient.

Dans un cas récemment observé dans ma clinique et sur un malade atteint d'affection de la rate, d'accès fébrile, d'angine de poitrine et consécutivement de troubles de la vue et d'attaques d'épilepsie, l'extrait alcoolique de berberis, à la dose de deux cuillerées, a produit les plus heureux résultats. La rate reprit très-promptement, à la suite de l'emploi de ce médicament, ses dimensions normales. Les accès de fièvre et d'angine de poitrine, ainsi que les attaques d'épilepsie, qui, d'abord, avaient lieu un grand nombre de fois dans vingt-quatre heures, s'éloignèrent de quarante-huit heures, puis de plusieurs jours, et finirent par ne plus se reproduire pendant la dernière quinzaine du séjour du malade à l'hôpital.

Ailleurs il a suffi de comprimer fortement par une ligature ou autrement, un nerf par lequel se propageait vers la tête et l'œil le frémissement oscillatoire de l'*aura*. pour brusquement arrêter une attaque qui aurait été inévitable sans cette précaution.

53. Strabisme ou action de loucher; moyen simple d'y remédier.
Occlusion de l'œil sain par des bandelettes.

Lorsque l'axe de chaque œil n'est pas dirigé dans le
même sens et ne se porte pas vers le même objet, il
en résulte le *strabisme*, infirmité ou au moins difformité
très-désagréable à voir, et qui rend la vision moins
certaine et moins fixe. Le *stéréoscopisme* conduit même
à faire supposer que les personnes qui *louchent* ne doivent pas, aussi bien que d'autres, apprécier les distances
et juger de la perspective. Quoi qu'il en soit, on a essayé beaucoup de moyens pour ramener l'œil ou les
yeux déviés à leur direction naturelle. On sait que Buf-
fon faisait porter une lunette noire dont chaque lentille
était percée d'un trou central. Il voulait forcer ainsi les
yeux à se porter vers les mêmes points de l'espace.
Roux, qui louchait extrêmement, comprit très-bien la
cause de son infirmité. Il vit qu'en général c'était parce
que l'un des yeux voyait moins bien que l'autre, parce
qu'il était *faible*, qu'involontairement et à son insu le
malade détournait cet œil de l'axe naturel de la vision et
de la direction de l'autre œil. Il imagina de faire voiler l'œil *fort* et de faire travailler le *faible* à l'effet
d'augmenter son action et de rendre ce dernier *plus
fort*, et cela en même temps que le repos diminuait
l'énergie du premier. Il espérait, en procédant ainsi,
équilibrer la *force* des deux yeux, et, par suite, les ramener tous les deux à la même direction. Les appareils
qu'il fit placer sur l'œil fort pour le voiler étaient très-

embarrassants et réussissaient fort peu, ce qui fit oublier, en très-grande partie du moins, la méthode de Roux. Le fait est qu'après l'avoir utilisée sur lui-même, il se proclamait guéri et qu'il était seul de son avis.

Ce fut beaucoup plus tard que l'on pensa à pratiquer la section du muscle qui entraînait l'œil faible dans une direction différente de celle de *l'œil fort.* On coupait le muscle droit interne si l'œil était porté en dedans, le droit externe, s'il était dirigé en dehors, etc., et par un abus de mots singuliers, on appelle ténotomie (section d'un tendon) et non pas myotomisme (méthode de diviser un muscle) une opération dans laquelle on coupait non pas un tendon, mais bien un muscle.

J'ai réfléchi depuis sur l'explication de Roux et sur sa méthode, et depuis que les bandelettes agglutinatives m'ont permis de rendre facile et sans inconvénients l'occlusion des paupières, je l'ai utilisée pour la curation du strabisme. Ainsi que Roux, je fais fermer *l'œil fort ;* mais c'est au moyen de mon appareil que le rapprochement des paupières est obtenu. L'œil faible est forcé d'agir et de se porter directement sur les objets et bientôt (c'est-à-dire après sept ou huit jours) il revient à sa direction naturelle.

54. Action volontaire pour ramener l'œil dévié à sa rectitude et dans l'axe de la vision.

Il est vrai qu'à ce procédé si simple *j'ajoute un exercice des yeux qui n'est pas moins utile.* Les bandelettes agglutinatives qui fixent les paupières sont enlevées trois ou quatre fois par jour, et alors, pendant un quart d'heure ou plus, la personne atteinte de strabisme tient près du nez un corps allongé, tel que le doigt ou un crayon. Tout aussitôt qu'elle cherche à le fixer, il arrive, tant que l'action de loucher continue, que le corps dont il s'agit paraît double. Je prescris alors de faire tous les efforts possibles pour n'en voir qu'un seul, et lorsque ces efforts ont été continués pendant un certain temps, je parviens à obtenir ce résultat. Quand je suis assez heureux pour qu'il en soit ainsi, les deux yeux peuvent se porter sur le même objet, et par conséquent le strabisme a disparu.

Dans quatre cas, et dans beaucoup d'autres depuis, j'ai complétement réussi par ce procédé à guérir le strabisme, et ce sont les seuls dans lesquels je les ai employés. L'un d'eux a été publié dans la *Gazette des Hôpitaux* (3 juillet 1860), par M. Adolphe Ramond, mon secrétaire particulier, et voici l'observation dont il s'agit :

Mlle T..., âgée de onze ans, d'une constitution plutôt faible que forte, et n'ayant éprouvé aucune affection cérébrale, était atteinte depuis sa première enfance d'un strabisme en dedans de l'œil gauche et tellement prononcé que, lorsqu'elle fixait un objet, la cornée se portait tout à fait vers le front et vers la racine du nez. Elle voyait cependant des deux yeux ; car, si l'on fermait l'œil droit, elle distinguait nettement soit les corps, soit les couleurs, soit les distances ; seulement, l'œil gauche était très-faible et la vue moins parfaite de ce côté que de l'autre. L'expression générale du facies était tout à fait désagréable ; plus la jeune malade regardait fixement et plus la difformité était marquée.

Les parents vinrent me consulter à l'effet de savoir s'il convenait de pratiquer l'opération du strabisme, c'est-à-dire la section sous-conjonctivale du muscle droit interne de l'œil gauche. Avant de conseiller cette opération, je pensai qu'il convenait d'essayer une médication plus douce, et j'étudiai organiquement et physiologiquement comment le strabisme se manifestait. Je demandai à l'enfant si un doigt que je plaçais à vingt centimètres des yeux et vis-à-vis la ligne médiane lui paraissait simple ou double, et l'enfant répondit qu'elle en voyait deux. Je m'assurai que jusqu'à une distance assez grande il en était ainsi. Quand la jeune fille voulait regarder le doigt et lorsqu'elle cherchait à le voir simple, la prunelle de l'œil gauche venait tout d'abord se placer en dedans sous la paupière.

Il était donc évident que c'était pour mieux fixer les objets, pour mieux voir une seule image qu'instinctivement l'enfant portait l'œil gauche en dedans de l'axe de la vision.

Réfléchissant à ce qui se passe dans l'action de regarder au stéréoscope, je me rappelai que, voyant d'abord deux objets avec les deux yeux, on finissait, en continuant à fixer, à n'en voir plus qu'un seul ; qu'il fallait bien, dans ce cas, que, par l'habitude et la volonté, on ramenât ces organes à une direction convenable pour bien voir. Il me sembla que dans le strabisme on pourrait obtenir un résultat analogue.

Dans cette idée, je plaçai l'indicateur de la main droite à 20 centimètres du nez de l'enfant, qui déclara voir deux doigts ; puis j'engageai cette jeune fille, fort intelligente d'ailleurs, à regarder de telle sorte qu'elle n'en vît qu'un seul (1). Elle y parvint et, chose remarquable, l'œil gauche revint tout d'abord à sa direction naturelle ; cette pratique fut réitérée avec le même succès, et une dame, fort intelligente aussi, se chargea de tous les détails de *ce traitement, qui fut exclusivement employé.*

L'œil fort (l'œil droit), ainsi que l'avait conseillé Roux, fut tenu fermé, mais non pas avec l'appareil très-incommode proposé par le chirurgien de l'Hôtel-Dieu ; je me servis de celui que j'ai proposé (page 75) et employé dans un très-grand nombre de cas avec tant de succès : j'abaissai la paupière supérieure sur l'inférieure avec trois bandelettes de taffetas ichthyocollé, et dans le jour on ôta ces bandelettes toutes les fois que l'on voulut exercer l'œil à fixer les objets ; l'œil faible (l'œil gauche) fut ainsi forcé de fonctionner, et se fortifia.

Longtemps après le commencement de cette curation, les deux yeux se dirigeaient si bien dans le même axe qu'il était impossible de s'apercevoir que l'enfant

_____

(1) Si l'on veut que la guérison soit radicale, il faut continuer pendant plusieurs semaines l'occlusion des paupières et l'exercice nécessaire pour la vision d'un seul objet.

louchait ; elle est devenue capable de se livrer à des études qu'auparavant elle ne pouvait pas faire.

Le second a trait à la jeune fille d'un horloger de la rue Joubert. Cette enfant était atteinte d'un strabisme convergent de l'œil droit si marqué que l'on ne voyait, entre les paupières, que le blanc de cet œil (1).

Le troisième fait se rapporte à une jeune personne de province qui louchait excessivement ; le quatrième enfin a eu pour sujet un jeune docteur de mes élèves qui avait appartenu à la marine impériale et chez lequel, en très-peu de jours, le strabisme se dissipa presque complétement. Depuis, j'ai perdu de vue ce jeune homme, qui devait continuer ce traitement et me revoir dans le cas où la guérison ne serait pas complète.

J'aurais à mentionner quelques autres moyens de remédier aux ommopathies ; mais ils seraient trop compliqués pour rentrer dans le cadre de ce livre, et je me hâte de parler de la curation, par des moyens simples, de certaines affections des organes de l'audition.

(1) Je viens de revoir cette jeune fille que j'avais soignée ainsi il y a deux ans ; sa guérison du strabisme est complète.

CHAPITRE III

MOYENS SIMPLES A EMPLOYER CONTRE LES MALADIES DE L'OREILLE

55. Maladies de l'oreille ; otopathiés ou oties. Maladies du pavillon de l'oreille.

La plupart des affections dont le pavillon ou conque de l'oreille peut être atteint, ne sont autres que des dermopathies semblables à celles dont il a été précédemment parlé. Cependant les annotations suivantes ne sont peut-être pas sans utilité.

56. Otite ; érysipèle de l'oreille externe.

Quand un érysipèle (dermite périasique) s'étend à l'oreille externe, celle-ci devient excessivement douloureuse, et le moindre contact des draps ou des surfaces sur lesquelles le corps du malade repose donne lieu à des souffrances extrêmement vives. Pour remédier à ce mal, il convient d'abord de le traiter, comme s'il s'agissait des autres points de la peau, par des applications d'axonge solide ou mieux de diachylum ly-

copodé. Il faut limiter ce même mal, éviter son extension en entourant l'oreille externe soit d'un cercle de
vésicatoire temporaire, disposé en bandelettes, soit
d'une légère cautérisation circulaire avec l'azotate
d'argent. Cette précaution est surtout indispensable
quand la dermite, ayant commencé par le pavillon, par
le lobule ou par la conque, a été la suite d'une petite
ulcération recouverte de croûtes (voyez pages 13, etc.)
et n'a pas encore envahi la peau du cou ou crâne.
On voit des dermites périasiques semblables par-
tir du pourtour du trou du lobule auquel sont sus-
pendus des bijoux plus ou moins lourds et qu'il faut
tout d'abord enlever lorsqu'ils donnent lieu aux der-
melcosies (ulcérations de la peau) dont il vient d'être
parlé.

Pour prévenir les douleurs produites par le contact
du pavillon de l'oreille enflammé, je fais entourer celui-
ci par une couche très-épaisse d'ouate, de manière à
laisser ce même pavillon au centre d'une cavité où rien
ne le touche et à ce que les corps extérieurs ne puissent exercer de pression que sur le coton et sur les
parties situées au-dessous de ce même coton.

**57. Ulcérations, eczéma (elcosi-dermites, udosadénites) de l'oreille.
Petits moyens utiles dans de tel cas.**

Il est urgent de guérir le plus promptement possible
les ulcérations de l'oreille externe, et, pour y parvenir,
il faut les cautériser avec l'azotate d'argent. On doit
surtout agir ainsi pour les enfants et pour les indi-

vidus dont l'organisme est peu actif (hyporganisme).
Sur ces personnes, en effet, de tels accidents donnent
très-souvent lieu à l'engorgement des ganglions lymphatiques du cou, dû à la pénétration dans les vaisseaux afférents de ceux-ci, du pus déposé à la surface
des ulcérations ; quant aux rougeurs superficielles avec
exhalation de liquides séreux (eczéma, udosadénites
ou inflammation des glandules de la sueur) qui se déclarent si fréquemment entre le pavillon auriculaire et
le tégument du crâne, un des meilleurs moyens de les
prévenir est le lavage avec l'eau tiède, et l'une des
précautions les plus indispensables pour les guérir est
de tenir le pavillon auriculaire écarté du crâne de façon
à ce que l'air se renouvelle entre ces parties, qui sont
très-disposées à rester en contact l'une avec l'autre.

Les applications de poudre de lycopode ont aussi une
extrême utilité dans ces cas, auxquels on ne remédie
souvent qu'avec beaucoup de difficulté.

**58. Corps étrangers solides, liquides ou animés introduits dans le con-
duit auditif externe.**

Lorsqu'un liquide ou un petit corps étranger pesant
(un grain de plomb, par exemple) pénètre dans le conduit auditif externe, on parvient parfois à le faire sortir en faisant reposer la tête du malade sur le côté où
l'accident est arrivé. Si des animaux s'y étaient introduits, tels, par exemple, qu'une mouche ou que l'in-
secte dit très à tort *perce-oreille (forficule)*, on l'as-
phyxierait promptement en plaçant l'ouverture du

conduit auditif en haut et en le remplissant avec de l'huile.

Si j'avais connu ce moyen si simple en Espagne, j'aurais à coup sûr remédié tout d'abord à un accident terrible arrivé à de malheureux varioles au-dessous des paupières et dans les conduits auditifs desquels des larves de la mouche carniaire (*musca vomitoria*) avaient été déposés ; au lieu de cela, le malheureux chirurgien-major, dant j'étais le sous-aide, et qui aurait dû extraire ces hideux animaux, ne trouva rien de mieux à prescrire que de me faire pratiquer des injections, dans les parties qui contenaient ces vers, avec de l'infusion de rhubarbe qui, certes, laissa vivre tranquilles ces détestables parasites.

59. Cérumen causant la dureté de l'ouïe. — Son extraction.

Très-souvent j'ai été consulté comme tant d'autres par des gens plus ou moins avancés en âge et qui se plaignaient d'entendre moins distinctement qu'auparavant, soit de l'une, soit des deux oreilles. Parfois même cette diminution de l'ouïe était portée jusqu'à une surdité presque complète. L'examen des conduits auditifs externes révéla bientôt la cause de ce triste accident : c'était tout simplement une couche épaisse de cette substance grasse et amère que sécrètent les glandules de la conque auriculaire et qui a reçu le nom de cérumen, qui remplissait le conduit et empêchait ainsi les vibrations sonores de se communiquer au tympan et

aux parties profondes de l'oreille. Il m'a été facile,
comme on l'a prescrit dans des cas de ce genre qui
ont fait beaucoup d'honneur à certains spécialistes,
d'enlever avec une curette le corps obstruant et de
rendre sur-le-champ aux malades la finesse de
l'ouïe.

60. Poils développés à l'orifice de la conque.

Il en est de l'orifice de la conque comme de celui des
narines, il faut se donner garde de couper trop près
les poils qui s'y développent quelquefois; ces poils sont
destinés à protéger le conduit de l'oreille contre l'introduction des corps étrangers, et ils tamisent aussi
l'air qui pénètre dans ce canal. J'ai vu un malade qui
fut frappé d'une inflammation aiguë du conduit
auriculaire externe le lendemain du jour où il avait
fait couper très-près les productions pileuses dont il
s'agit.

61. Écoulement d'oreilles.

Il est d'une indispensable nécessité de faire nettoyer
plusieurs fois par jour le conduit auditif alors qu'il s'en
écoule un liquide puriforme ou purulent avec de l'eau
tiède que l'on injectera jusqu'à ce que cette eau sorte
pure et sans odeur. Qu'il y ait ou non un abcès en
avant ou autour de la conque, que la membrane du
conduit soit seule malade ou qu'il y ait ou non perforation et même destruction de la membrane du tympan, qu'il existe une carie des os ou qu'il n'en soit pas

6

ainsi, les injections aqueuses tièdes et abondantes,
mais faites avec douceur et prudence, sont d'une immense utilité; réitérées vingt fois par jour, elles m'ont
permis de guérir promptement chez le fils d'un de nos
plus habiles artistes photographes (M. Pierre Petit) un
écoulement purulent de l'oreille, que l'on aurait pu rapporter à la carie des os du rocher et qui existait depuis
plusieurs mois.

**62. Procédé pour faire respirer l'oreille moyenne. — Cette oreille
moyenne est comparable à une cellule pulmonaire et la trompe d'Eus-
tache (salpynge), à une bronche.**

Dire que l'oreille moyenne est une cellule respiratoire élargie, ainsi qu'il en est pour les cavités nasales
qui ont reçu le nom de sinus, paraîtra fort extraordinaire à ceux qui n'ont pas de connaissances étendues
en histoire naturelle, et surtout aux personnes qui n'ont
pas de notions sur les ingénieuses idées de M. de
Blainville. Il en est cependant ainsi, et l'on peut penser, sans crainte d'être accusé de porter trop loin les
analogies, que le conduit auditif interne (trompe d'Eus-
tache ou salpynge) est une véritable bronche qui se
dilate et qui communique l'air aux cellules de l'apophyse mastoïde. Quoi qu'il en soit de ce rapprochement, il est certain que l'on peut faire pénétrer l'air
extérieur dans la trompe et dans la caisse par le procédé suivant :

On fait pratiquer une forte inspiration, en même
temps que la bouche reste close et que l'on ferme les

narines avec les doigts ; dans ces circonstances, on fait exécuter, brusquement et par secousses, un fort mouvement d'expiration ; tout aussitôt, quand la trompe ou salpynge est libre, on entend un petit bruit sec dans les oreilles et l'on y éprouve une légère sensation de tension qui correspond au fond du conduit auditif externe. Ces sensations sont dues à la membrane du tympan, qui ressemble parfaitement, pour la disposition et pour les usages, à la peau qui recouvre la caisse d'un tambour. Ce fait, très-généralement connu, est fort utile pour savoir si la trompe est libre, si l'air pénètre dans la caisse et si la membrane est perforée ; dans ce dernier cas, en effet, par le mouvement d'expiration dont il vient d'être parlé, cet air s'échappe avec un bruit caractéristique à travers l'ouverture de la membrane tympanique. J'ai en outre constaté les phénomènes suivants :

Lorsque l'on a pratiqué avec énergie, le nez et la bouche étant fermés, un mouvement d'expiration forte ; lors, encore, que l'on a senti la tension de la membrane tympanique, s'il arrive que l'on continue à tenir oblitérées les ouvertures nasale et buccale du conduit aérien, et si l'on fait dilater fortement la poitrine comme pour inspirer, on détermine une sorte de succion de l'air contenu dans l'oreille moyenne. Or, si l'on renouvelle plusieurs fois de suite les manœuvres précédentes, on parvient si positivement à faire pénétrer l'air dans les diverses parties de l'oreille, et cet air en sort si manifestement, que, dans bien des cas, et surtout dans ceux où les cellules mastoïdiennes contiennent et des gaz et des liquides, on entend très-distinctement, à l'aide du stéthoscope appliqué sur l'apophyse mastoïde, des bruits en rapport avec l'abord de l'air dans les petites cavités qu'elle contient.

J'ai tiré un très-grand parti de ces faits, soit au point de vue de la diagnose, soit sous le rapport du traitement, et c'est de ce qui touche à ce dernier que je veux seulement ici parler.

63. Cas de surdité et guérison subite par la respiration auriculaire artificielle.

En 1848 (1), un employé de l'hôpital de la Pitié était, depuis quelques jours, devenu complétement sourd. Je cherchai à faire pénétrer l'air dans le tympan au moyen d'une expiration forte pratiquée alors que les narines et la bouche étaient fermées. Le seul résultat que j'obtins de cette pratique fut de savoir que ce même air n'arrivait pas à la caisse, puisque le malade n'entendait ni ne sentait pas la tension de la membrane du tambour. Alors, faisant encore fermer la bouche et le nez, je fis pratiquer une très-forte inspiration, et tout à coup le malade entendit un petit bruit qui lui donna la sensation d'un obstacle surmonté. L'ouïe se rétablit immédiatement. (N° 11,494 de mon *Traité de médecine pratique*.)

(1) C'est alors que, pour la première fois, je songeai à faire aspirer l'air contenu dans l'oreille moyenne.

Plusieurs fois, depuis cette époque, j'ai employé ce même procédé dans des cas de surdité plus ou moins complète, et sans avoir eu de succès aussi remarquable que dans le fait précédent, les résultats ont été le plus souvent satisfaisants.

64. Abcès dans les cellules mastoïdiennes reconnu quinze jours avant son ouverture; guérison. — Auscultation de la respiration auriculaire.

Chez un jeune fondeur en caractères de la rue Hautefeuille, 12, ce même procédé me fit reconnaître et annoncer un abcès dans les cellules mastoïdiennes; l'apophyse de ce nom était très-douloureuse et recouverte d'une peau enflammée; j'y entendis, lors de l'inspiration et de l'expiration auriculaires, des râles très-forts; *le plessimétrisme trouvait sur cette apophyse malade beaucoup moins de dureté que du côté opposé.* Le mal fit des progrès; j'ouvris avec un trois-quarts les cellules mastoïdiennes; le pus fut évacué; de l'iodure de potassium et du phosphate de chaux furent donnés à l'intérieur, de la teinture d'iode au tiers fut injectée, et en moins d'un mois le malade fut radicalement guéri.

65. Faiblesse de l'ouïe. Utilité de la respiration auriculaire.

Renouveler l'air contenu dans la caisse du tambour est une chose utile dans un assez grand nombre de cas où l'ouïe est moins délicate qu'à l'ordinaire. Soit, en effet, qu'une légère rhinite (rhume de cerveau), propagée au pharynx, ait occasionné dans le salpynge

6.

une inflammation de peu d'importance, mais suivie de
l'épaississement de la membrane muqueuse ou de la
formation de quelques mucosités qui gênent le passage
de l'air ; soit que toute autre cause empêche les gaz
contenus dans la caisse du tympan d'entrer et de sortir facilement, il est certain que, dans bien des cas, on
améliore la sensation acoustique en ayant recours à la
respiration auriculaire pratiquée de la façon dont il
vient d'être parlé.

Quand l'ouïe est dure, quand des douleurs continues,
plus ou moins vives existent dans l'oreille, quand le malade se plaint d'entendre des bruits oscillants et vibrants
(tintouin), la plupart des praticiens ne voient rien de
mieux à faire que de pratiquer des injections dans
le conduit auditif avec l'opium, la belladone, le datura, etc.; ou, encore, que d'appliquer sur la peau voisine du pavillon un vésicatoire temporaire ou à demeure. Si ces moyens échouent, ils recommandent
l'action des courants électriques.

Ce n'est pas d'une manière banale, et en quelque sorte
au hasard, que ces divers moyens doivent être prescrits.
Certes, les otalgies, les oscillations nerveuses de
l'oreille (névrotopallies), en un mot les maladies de
l'oreille interne, sont excessivement difficiles à reconnaître et surtout à guérir, et personne, que je sache,
ne s'entend mieux à le faire que mon ancien élève et
ami M. le docteur Blanchet, médecin et chirurgien de
l'hôpital des Sourds-Muets.

Ce qu'il faut faire, c'est déterminer, autant que

possible, la cause anatomique des accidents dont il
s'agit, et de rechercher :

1° Si une rhinite ou une pharyngite ne cause pas ou
n'entretient pas le mal ;

2° S'il n'existe pas quelque abcès profond autour de
la conque ou du conduit auditif externe ;

3° Si une dent cariée n'est pas le point de départ
du mal ;

4° Si quelque inflammation suivie de suppuration ne
se déclare pas dans le crâne près de l'oreille ;

5° Enfin, si quelque autre cause physique du même
genre n'existe pas vers le rameau de la cinquième
paire de nerfs situé au devant du conduit auditif externe. Mais ce sont là de ces choses de haute pratique
qui ne rentrent pas dans le cadre de ce travail, et j'en
parle ici seulement pour que les malades et les praticiens
sachent bien que les douleurs dans la région de l'o-
reille, douleurs d'apparence névralgique, méritent toujours une extrême attention. Elles peuvent, en effet,
être suivies, au moment où l'on y pense le moins, d'accidents mortels du côté du cerveau, dus à des caries et
à des abcès que l'on n'avait pu reconnaître. Certes, il
existe des maladies des nerfs (du reste non moins organiques que les autres) ; mais tel médecin qui ne voit
partout qu'affections nerveuses, et qui parle sans cesse
de névralgies, sans chercher à remonter à leurs causes,
fait preuve d'impéritie, se compromet lui-même, et,
qui pis est, compromet la vie du malade et sa conscience.

66. Annotations thérapeutiques utiles dans diverses affections
de l'oreille externe.

Faisons seulement de dernières remarques relatives
à des moyens bien simples, mais propres à soulager certaines douleurs d'oreille ou otalgies, et diverses affections dites otites et tintouin.

1° On soulage fréquemment les malades atteints de
ces affections en les faisant coucher et reposer la tête
sur le côté opposé à l'oreille douloureuse; par cette
position, en effet, et d'après les lois de la pesanteur, on
rend la congestion auriculaire moins forte.

2° En maintenant le malade dans cette même position, il suffit de verser dans le conduit auditif externe
de l'eau de guimauve tiède et de l'huile d'amandes
douces bien fraîche, pour que ces substances aqueuses
ou onctueuses soulagent infiniment le patient. — *La
conque et le conduit forment alors une sorte de godet*
dans lequel ces mêmes substances séjournent facilement.

3° *La compression au cou de l'artère carotide du côté
correspondant à la douleur ou aux bruits*, soit de pul-
sation, soit de souffle, entendus dans l'oreille, a parfois
diminué et même fait momentanément cesser les symptômes dont il s'agit.

CHAPITRE V

67. Maladies du conduit de 'air (angiairopathies ou angiairies).

L ensemble des organes de la respiration, l'apparei.
respiratoire de Bichat, appareil auquel j'ai donné le
nom d'angiaire (ce qui signifie conduit dé l'air), se
compose des organes suivants : 1° le nez et les fosses
nasales; 2° le larynx, la trachée artère et les bronches;
3° les poumons; 4° les membranes qui entourent ces
derniers, c'est-à-dire les plèvres ou pleures (d'après le
nomenclateur-anatomiste Chaussier) ; 5° les parois
osseuses, musculaires et nerveuses de la poitrine.

68. Maladie du nez et des fosses nasales (rhinopathies ou rhinies).

L'importance de l'orifice supérieur des voies de l'air
ou angiaire est extrême, et les lésions dont il est souvent le siége ont une influence très-fàcheuse sur le
larynx, a trachée et les poumons.

69. Ulcération des narines.

Les excoriations, les ulcérations de l'ouverture des narines, celles surtout qui existent dans le petit enfoncement situé derrière la pointe du nez (1), souvent se recouvrent d'une couche qui empêche l'évacuation du pus qu'elles forment; celui-ci s'altère, et de là résultent des causes organiques très-puissantes : d'érésypèle, d'engorgement des ganglions lymphatiques sous-maxillaires et de diverses affections de la peau.

Déjà j'ai parlé de faits du même genre pour diverses affections de la face; mais la très-grande utilité attachée à leur étude fait que je reviens à dessein sur ce sujet. Des lotions, des bains locaux du nez avec l'ea tiède, une propreté exquise, des onctions très-souvent réitérées avec l'huile d'amandes douces, imprégnant une boulette de coton (que l'on peut même laisser dans la petite cavité située derrière la pointe du nez), suffisent, le plus souvent, pour guérir les ulcérations dont il s'agit et pour prévenir leurs conséquences dangereuses. Si tous ces moyens échouent, les *attouchements* avec l'azotate d'argent réussissent ici d'une manière presque constante. Trop souvent les rhinelcosies (ulcérations du nez), les ostéorhinies (maladies des os du nez) résistent aux moyens précédents; alors le médecin doit diriger ses investigations dans le sens

(1) Lorsque le bout du nez présente très-fréquemment une rougeur vive et inflammatoire, presque toujours cet accident est dû à une ulcération de la membrane muqueuse située au-dessous du point enflammé.

d'une cause syphiosique, et dans le doute il se conduira comme si une telle cause existait.

70, Croûtes des narines dans diverses affections et surtout dans la fièvre dite typhoïde et dans la variole.

Jamais il ne faut arracher les *croûtes* qui entourent l'orifice du nez, et cela, soit que du pus les forme (pyolithes), soit qu'elles se trouvent constituées par des mucosités ou du sang desséché (blennolithes, hémolithes). On ne doit les enlever qu'après les avoir ramollies soit avec de l'huile, soit avec de l'eau tiède.

C'est principalement lorsqu'à la suite de la petite vérole, les narines sont obstruées par des pyolithes épaissies qui, formant une sorte de bouchon, empêchent ainsi l'air de pénétrer dans le tube aérien, qu'il est urgent de débarrasser le malade de ces dangereuses concrétions. Il est fort difficile d'y parvenir; mais avec de la persévérance, en employant pendant plusieurs heures de suite les lotions aqueuses, les bains locaux du nez et les onctions huileuses, on finit par enlever ces croûtes et par rétablir le passage de l'air.

Il en est ainsi pour les enduits noirs et épais qui, dans les fièvres dites typhoïdes, viennent à se former à l'ouverture du nez, et qui ont non-seulement l'inconvénient de boucher les narines, mais encore celui de répandre dans l'air et de faire respirer par le malade des émanations putrides, et cela, dans des affections où la septicité joue un rôle extrêmement dangereux.

71. Poils dans les narines. — Danger de les arracher, de les couper, etc.

Jamais on ne doit arracher les poils qui se développent dans les narines et qui ont pour effet de tamiser l'air qui y pénètre et d'empêcher son contact direct, alors qu'il est froid et humide, avec la membrane interne du nez. Lorsque ces poils sont coupés ras, il en résulte que, lors de l'application des parois nasales l'une contre l'autre, il survient de la douleur, et, qui pis est, une inflammation qui s'étend de bas en haut dans les cavités du nez et parfois plus loin. Le meilleur parti à prendre est de couper ces poils; mais seulement de niveau avec le rebord des narines, ce qui, en général, n'est pas suivi de rhinite ou rhume de cerveau.

Cette *rhinite* est souvent déterminée par des circonstances plus légères encore. *Il suffit, pour la causer, de laisser pénétrer un peu d'eau froide dans les cavités nasales, soit en se baignant, soit en se nettoyant la figure, ou, encore, en se faisant la barbe.*

72. Rhinite (rhume de cerveau), onctions huileuses, dans les narines. Oblitération momentanée de celles-ci.

Un moyen de prévenir le rhume du nez et d'en arrêter la marche extensive annoncée par des picotements, de l'éternûment, de la difficulté à respirer par les narines, est d'introduire le petit doigt, trempé dans de l'huile d'olive ou d'amandes douces, le plus haut pos-

sible dans les cavités nasales (1). Ce n'est pas une seule
fois que cette onction doit être pratiquée ; mais il faut
la réitérer à huit ou dix reprises par jour, et chaque
fois que l'on a recours à ce petit moyen, il en résulte
un soulagement marqué qui, en continuant la
même pratique, est, en général, suivi d'une guérison
complète.

Il n'est pas très-facile de comprendre comment il se
fait que des causes de lésions, aussi légères que l'évulsion des poils, que l'eau froide introduite dans les
narines, que le contact de l'air humide, etc., causes
qui n'agissent qu'à l'entrée des narines, déterminent
bientôt l'inflammation très-profonde de la membrane
nasale, et que des onctions huileuses, faites sur les
mêmes points, arrêtent promptement l'extension de ce
mal. Le fait n'en est pas moins certain et peut, en définitive, s'expliquer par les communications membraneuses, vasculaires et nerveuses qui ont eu lieu entre
les téguments et les bulbes des poils des narines et les
parties reculées des fosses nasales et des sinus. Bien
plus, c'est que *la rhinite est très-souvent suivie de l'inflammation du larynx, des bronches et de leurs ramifications, et que c'est par des communications semblables
que cette propagation thérapeutique s'explique.* Quoi qu'il
en soit de cette même explication, il est certain qu'en
prévenant l'extension de la rhinite par des onctions

_____

(1) Une bonne précaution hygiénique et qui suffit pour prévenir l'invasion de la rhinite, est d'avoir recours à cette médication, tout aussitôt que la barbe vient d'être faite.

7

huileuses pratiquées fréquemment et profondément
dans les narines, on prévient aussi le développement
ultérieur de laryngites et de bronchites si souvent suivies elles-mêmes de pneumophymie (phthisie pulmonaire) ; tant il est vrai que les plus petites circonstances
ont fréquemment, en pathogénie et en thérapeutique,
une influence sérieuse.

Une précaution très-utile, dans le traitement de la
rhinite existant d'un seul côté, est d'oblitérer avec de
la ouate enduite de graisse la narine malade, et d'éviter
ainsi le passage de l'air sur la partie enflammée. Si le
mal existe des deux côtés, on peut aussi boucher alternativement les cavités malades. .

73. Nécessité de maintenir chez les fébricitants et chez les petits enfants les narines ouvertes. — Large canule en caoutchouc introduite
dans ces ouvertures.

Il est un grand nombre de fébricitants qui, ayant les
narines rétrécies ou obstruées par des mucosités, ne
respirent que par la bouche ; alors surtout se forment
des enduits blanchâtres, jaunâtres ou même noirâtres
et fétides, soit sur la langue et les dents, soit sur le
palais et les lèvres. Bientôt il sera parlé de ces enduits,
mais ce n'est encore là que le plus petit inconvénient
attaché à l'obstruction des narines.

La peine à respirer, qui résulte de leur défaut d'ouverture, détermine des troubles dans l'oxygénation du
sang (oxémisme), qui donnent naissance à des phénomènes fâcheux. Chez les enfants à la mamelle, une

rhinite suivie d'oblitération des narines est extrêmement grave, parce que le nourrisson, ne pouvant respirer lorsqu'il tette, avale très-difficilement.

Je ne sais pourquoi, dans tous les cas précédemment
cités : croûtes dans le nez (comme on le voit dans la
variole), épaississement inflammatoire de la membrane
nasale, etc., on n'introduit pas dans les deux orifices
supérieurs du conduit aérien, ou même dans l'un d'eux
seulement, en tube de gomme élastique qui permette
au gaz atmosphérique une entrée facile.

Ah! certes, ce n'est pas sans un but bien utile que
chez la plupart des mammifères et chez les oiseaux
plongeurs, l'orifice du conduit aérien est tenu continuellement béant; c'est que l'air est le principal aliment de l'organisme. Aussi n'est-ce que chez les animaux qui restent longtemps sous l'eau (les phoques, par
exemple), que les narines ont des muscles qui les ferment
et empêchent, de cette façon, ce liquide d'y pénétrer.

L'étroitesse des narines, par cela même qu'elle gêne
la respiration, exerce à coup sûr une influence fâcheuse
sur la marche de certaines affections, telles que : la
pneumonémie, la pneumonite, les cardiopathies et même
toutes les maladies qui ont pour symptôme la dyspnée.
M. A. Ramond a même remarqué qu'un très-grand
nombre de pneumo-phymiques (phthisiques) ont des
narines très-étroites et que leur nez est très-aminci. Il
semblerait, d'après ce fait, qu'une telle disposition organique serait une prédisposition aux maladies chroniques de poitrine.

74. Influence de la pesanteur sur la respiration par le nez. — Moyens simples d'arrêter les hémorrhagies nasales. — Grandes inspirations : position, etc.

M. Isidore Bourdon a remarqué que, dans le sommeil, la membrane nasale se congestionne si bien du côté sur lequel le corps est couché, qu'elle s'y tuméfie assez pour que l'air ne puisse plus passer par la narine correspondante. Si l'on se place, ensuite, en sens inverse, c'est la fosse nasale opposée à celle d'abord oblitérée qui, à son tour, est fermée, tandis que l'autre redevient spacieuse.

On peut, chez certains malades, et dans quelques cas de rhinite, tirer parti de ce fait.

Mais c'est surtout dans l'écoulement sanguin par les fosses nasales (épistaxis, rhinorhémie) que, tenant compte de la forme et de l'organisation de celles-ci, il est utile de tirer parti des lois de la pesanteur. Tout en avouant que, chez les individus qui ont beaucoup de sang et qui sont menacés de congestion cérébrale et de maladies inflammatoires, on ne doit pas arrêter l'hémorrhagie, on peut affirmer sans crainte qu'il faut se donner garde de s'en rapporter *aux efforts de la nature*, en laissant couler avec excès le liquide sans lequel on ne peut vivre.

Que de fois n'a-t-on pas vu la mort par anémie être la suite d'une confiance excessive inspirée par un vitalisme exagéré, qui avait conduit le médecin à abandonner à eux-mêmes des écoulements sanguins!

Naguère encore, un malade entra dans mon service;

ce pauvre homme, d'ailleurs très-robuste, avait été
atteint pendant un jour d'une rhinorhémie très-abondante. On eut recours au tamponnement des narines et
des ouvertures postérieures des fosses nasales, mais on
ne réussit pas à faire cesser l'écoulement. Le lendemain,
le sang s'échappait encore avec abondance, et une
anémie mortelle était à craindre. Alors, appliquant à
la membrane du nez (suite de la membrane laryngo-
pneumonique) les idées qui m'avaient conduit à favoriser, dans les congestions et les hémorrhagies pulmonaires, l'acte respirateur (hyperpnéisme), je fis pratiquer coup sur coup au patient de très-profonds soupirs,
et j'eus le bonheur de voir en une minute l'écoulement
si bien arrêté qu'il ne reparut pas, et qu'en peu de
jours le malade répara l'énorme perte de sang qu'il
avait faite.

Depuis cette époque, j'ai eu plusieurs fois l'occasion d'employer ce moyen et avec le même succès.
Bientôt, à l'occasion des affections du larynx, des
bronches et des poumons, je reviendrai sur cet important sujet.

Il est encore d'autres procédés très-simples pour
arrêter l'écoulement du sang par les fosses nasales et
par les narines.

Le premier est de faire tenir élevée la tête du malade
en même temps qu'il est assis et que les bras et les
jambes, serrés au-dessus des coudes et au-dessous
des genoux par des ligatures, sont tenus, sans point
d'appui et durant quelques minutes plongés dans l'eau

chaude. Nous verrons plus tard que ce moyen est utile dans d'autres affections congestives ou hémorrhagiques.

On a cité des faits dans lesquels l'élévation prolongée des bras au-dessus de la tête a brusquement remédié à une rhinorhémie. Ce fait paraît invraisemblable; je ne nie pas sa réalité, mais je ne l'ai pas observé.

Ce que je sais mieux, c'est qu'avant d'avoir recours au tamponnement nasal pratiqué au moyen de deux morceaux de ouate de coton ou de charpie fixés, l'un à l'orifice antérieur, l'autre à l'ouverture postérieure des fosses nasales, au moyen d'un lien introduit dans le nez à l'aide d'une sonde (1), on doit essayer de faire coaguler le sang dans la cavité du nez qui lui donne issue (2). Il suffit pour cela de boucher exactement la narine et de faire longtemps pencher la tête de telle façon que cette ouverture soit placée plus bas que tous les autres points des fosses nasales. Aussitôt que le caillot est formé, le sang cesse de couler; mais pour que ce moyen réussisse, il faut que son emploi soit longtemps continué (3).

Il est indispensable encore d'attendre le plus possible

(1) Ce moyen exige de la dextérité et de l'habitude.

(2) Presque toujours l'hémorrhagie du nez n'a lieu que d'un seul côté.

(3) On ne doit pas oublier, en effet, que le sang suinte souvent d'une partie très-reculée des fosses nasales, et que l'afflux hémorrhagique cesse seulement alors que les cavités dont il s'agit sont remplies par des caillots.

après la disparition de l'écoulement sanguin avant de permettre au malade de se moucher et de permettre à 'air de passer à travers la fosse nasale, siège de l'hé morrhagie; autrement les caillots oblitérants se déta chent et il y a récidive.

La compression de l'artère carotide au cou peut aussi avoir dans la rhinorhémie la plus grande utilité. D'au tres petits moyens connus du public, tels que les asper sions d'eau froide sur la face, le froid sur la peau du corps, etc., peuvent aussi n'être pas toujours sans avantage.

75. Oblitération momentanée d'une narine dans la rhinite, cas d'exhalaisons d'odeurs fétides par le nez.

Si le maintien de l'ouverture des narines est, dans plusieurs affections, bien souvent nécessaire, il est bon de se rappeler que, dans quelques autres cas, il est utile d'oblitérer momentanément l'une d'elles; il en est ainsi pour le côté malade, alors qu'existe une rhinite intense; c'est encore ce qui serait indiqué lorsqu'une odeur infecte, et surtout exhalée par des escarrhes gangréneuses, viendrait soumettre le malade ou les assistants à des exhalaisons dangereuses et insupportables. Il est même bon de savoir que le goût de beaucoup de mets et d'un grand nombre de boissons ne se fait pas sentir alors que les narines sont fermées. Il en est ainsi, par exemple, de l'arôme des vins, de l'odeur de moisi et de divers médicaments, ce qu'en pratique il est bon de ne pas oublier.

L'odeur infecte émanée des fosses nasales atteintes d'ulcérations profondes (rhinelcosies) et le pus accumulé dans les caries ayant pour siége les os des fosses nasales est un désespoir pour ceux qui sont atteints de cette horrible infirmité et une cause de dégoût pour les assistants.

Les odeurs que l'on fait respirer au malade dans l'intention de remédier à la fétidité de l'haleine, ne servent à rien; tout au plus, on peut injecter de l'eau tiède dans le nez pour évacuer le pus et les liquides qui s'y trouvent. Dans aucun cas, on ne doit y porter de l'eau froide, car elle aurait, comme nous l'avons vu, l'inconvénient de donner lieu à la rhinite, qui souvent aggraverait le mal. Des onctions avec l'huile d'amandes douces, pratiquées très-profondément, sont encore ici très-utiles. On peut tenter, dans l'ozène, les inspirations de vapeurs de teinture d'iode échauffée dans un appareil convenable, et qui, employées conjointement avec un traitement mercuriel, m'ont merveilleusement réussi. Mais ce qui, dans un tel cas, est plus certain, et rend l'approche du malade moins insupportable aux assistants, c'est de faire boucher, momentanément, les narines avec du coton.

76. Propagation au larynx de l'inflammation du nez.

Peut-être arrêterait-on l'extension d'une inflammation du nez vers le larynx en modifiant fortement, lors de la rhinite, la portion évasée du pharynx qui sert de conduit à la respiration, et cela au moyen d'un garga-

risme, dans lequel le sulfate de zinc entrerait pour un
centième, et que l'on aurait le soin de ne pas faire
avaler. Pour réussir, il faudrait prolonger durant quelques minutes l'emploi de ce gargarisme et en faire
usage plusieurs fois par jour.

**77. Maladies du larynx, de la trachée et des bronches (laryngies,
trachéies, bronchies). Repos des organes respiratoires dans les affections aiguës du tube aérien ou angiaire.**

L'un des moyens les plus puissants de soulager et
même de guérir les affections aiguës du larynx, de la
trachée et des bronches est en même temps le plus
simple. Il s'agit seulement, pour obtenir ces résultats,
d'éviter que le mal soit entretenu par l'accomplissement des fonctions de ces organes; mais ici, il y a des
remarques importantes à faire.

La cavité de l'arbre aérien doit nécessairement et
continuellement livrer passage à l'air; sans cela la
mort par le manque d'oxygénation du sang est promptement inévitable. On ne peut donc empêcher un malade qui souffre des voies aériennes de respirer à chaque instant; mais on doit au moins chercher à modérer
cette respiration et à la ralentir autant que possible,
en recommandant au patient de garder le repos et
d'éviter de se livrer à des exercices violents.

Il ne faudrait pas, cependant, porter trop loin l'application de ce précepte; car souvent les respirations
suspirieuses pratiquées de temps en temps et coup sur
coup améliorent sensiblement l'état du tube aérien;
mais il en est plutôt ainsi dans les affections des der-

7.

niers rameaux bronchiques que lors des souffrances de
la trachée et des bronches.

78. Enrouement; danger de parler continuellement à voix basse. Cas remarquables de guérison.

Quant aux fonctions du larynx relatives à la voix et
à la parole, le silence absolu présente souvent de l'utilité, mais ce qui n'en a pas, c'est de ne parler qu'à voix
basse.

En effet, on conseillerait à tort à une personne
atteinte d'enrouement dû à une laryngite médiocrement aiguë, et surtout chronique, d'éviter de former
des sons vocaux par le larynx.

Pour la production de la voix basse, il faut un grand
effort dans lequel les muscles du larynx agissent presque autant que pour le langage pleinement articulé;
celui-ci fatigue fort peu, alors que les poumons remplis
d'air font vibrer le tuyau vocal. *Il arrive ici ce qui a
lieu pour le soufflet de l'orgue, qui donne d'autant plus
facilement des sons, qu'il est plus rempli de gaz atmosphérique.*

De cette considération résultent des documents utiles
pour comprendre l'importance de procédés bien simples,
qui suffisent, cependant, soit pour rendre la voix à des
gens qui croient l'avoir perdue, soit pour améliorer de
beaucoup le chant des personnes qui se livrent à cet
agréable exercice.— Les faits suivants vont fournir les
preuves de ce qui vient d'être dit.

Un riche négociant de Rouen vint, il y a déjà quel-

ques années, me consulter pour une aphonie telle,
qu'il ne pouvait émettre le moindre son vocal. Il faisait
des efforts pour parler à voix basse, alors que la poitrine contenait peu d'air, et ne parvenait à articuler
avec les lèvres et la bouche que des phrases à peine
entendues.

Depuis six mois il était dans cet état. J'examinai le
pharynx, les voies aériennes, les poumons, etc.; je n'y
pus rien constater d'anormal. J'appris que ce malade
avait été atteint, au début des accidents, d'une laryngo-
trachéite aiguë, et qu'on lui avait recommandé avec
raison alors, de ne pas parler; mais lorsque le mal devint
chronique, notre homme avait continué à ne s'exprimer
qu'à voix très-basse, de sorte qu'étant débarrassé de
l'affection du larynx, il était resté aphone par habitude.
Je lui conseillai alors de faire une respiration suspi-
rieuse, de dilater ses poumons par de l'air, de retenir
celui-ci et de s'efforcer tout à coup d'émettre, à très-
haute voix, une phrase courte, telle que celle-ci : *Je
voudrais pour tout au monde être guéri.* Après quelque
hésitation, il fit ce que je lui recommandais, et quelle
fut sa surprise et sa joie, quand il proféra, de manière
à nous étourdir tous les deux, les paroles que je viens
de dire.

Depuis ce temps, il s'exprima comme si jamais il
n'avait été aphone, et repartit le lendemain pour Rouen.
Le tout au monde, qu'il disait devoir donner, se rédui-
sit à la plus petite pièce d'or alors en usage.

Dans quatre autres faits, presque aussi accentués

que le précédent, j'ai obtenu, à la suite du même traitement, des résultats analogues, et bien souvent, dans
des enrouements, dans des affaiblissements chroniques
de la voix (hypophonie), j'ai amélioré singulièrement
le mal par le même procédé.

79. Utilité des inspirations lentes et profondes, suivies d'expectorations
brusques pour expulser les mucosités du larynx, qui ont reçu des
chanteurs le nom de *chat.*

Mais c'est surtout pour le chant que des moyens du
même genre que les précédents sont extrêmement
utiles; le sirop d'érysimum, quelques autres préparations, composées en grande partie de sucre et de
gomme avec addition d'un peu d'opium, de belladone,
etc., constituent la médication employée par bien des
gens pour enlever, comme on dit vulgairement, le *chat*
qui, tout à coup, fait perdre la voix.

Or, ce *chat* n'est autre chose que quelques mucosités
épaisses qui viennent se placer dans les organes producteurs des sons et probablement vers les cordes vocales; ces mucosités, difficiles à se détacher, empêchent les vibrations sonores de se former.

Dans une des représentations d'*Herculanum* à laquelle j'assistais, il arriva que le ténor éprouva tout à
coup l'accident dont je viens de parler, et plusieurs fois
de suite ce malheur se renouvela. Très-impressionna-
ble, M. R... se laissa entraîner par le désespoir; il jeta
même à ses pieds la couronne qu'il portait, et s'enfuit
éperdu dans la coulisse. J'avais lu récemment mon

mémoire à l'Académie des sciences, sur les respirations accélérées et expultrices, et je vis tout d'abord la cause de cette perte de la voix qui pouvait, à un si haut degré, nuire à un grand artiste. Je me fis conduire sur la scène, et je trouvai dans les coulisses M. R... assis et désolé. Il ne me fut pas difficile de lui persuader de faire lentement de très-profondes inspirations, suivies d'expirations très-brusques, et dirigées vers le larynx, de telle sorte que l'air expulsé par ce mouvement entraînât avec lui les mucosités qui gênaient l'action des cordes vocales.

L'acteur n'avait pas eu trois fois recours à cette pratique, qu'il évacua les liquides visqueux qui oblitéraient, en partie la cavité du larynx où la voix se produit. M. R... continua à remplir son rôle. Sans doute il n'a que très-médiocrement compris l'importance du service très-désintéressé que je lui avais rendu, car je n'ai pas eu même l'honneur de recevoir une carte de visite de lui.

Il est vrai qu'auprès de M. R... se trouvait un médecin dont les manières et l'expression de physionomie me portent à croire qu'il n'avait pas été très-bienveillant à l'endroit des conseils que j'avais donnés et qui avaient été si utiles à l'éminent artiste.

80. Amélioration de la voix et du chant produite par les grandes inspirations suivies de la concentration d'un grand volume d'air dans la poitrine.

Dans plusieurs autres cas, j'ai réussi à faire dispa-

raître, par le même procédé, un enrouement survenu
subitement, et bientôt nous verrons que dans les affections des voies de l'air plus profondes, les expirations
brusques et expectorantes ont une extrême utilité.

La voix parlée ou chantée est infiniment améliorée
et rendue beaucoup plus forte, plus sonore et plus
étendue par le procédé suivant, que j'emploie lorsque
je veux donner à ma voix, soit une grande énergie, soit
un timbre meilleur, ou que je cherche à produire des
sons plus graves et plus aigus, plus pleins et moins rau-
ques, que dans le chant qui m'est naturel. Je fais une
inspiration très-profonde et très-complète, et je retiens
pendant un certain temps l'air contenu dans la poitrine ainsi distendue ; c'est alors que je m'efforce de
produire un grand volume de voix parlée ou chantée.
De cette façon, je parviens à dépasser de beaucoup le
registre de ma voix. Plusieurs artistes, notamment
M. Roudil, baryton de premier ordre, en suivant cette
méthode, a donné encore plus de force et d'étendue à
son chant. Le tort de beaucoup de gens est de vider
trop complétement d'air la poitrine alors qu'ils parlent,
et de se fatiguer beaucoup en le faisant ; la timidité
qui ôte tout à coup la voix à certaines personnes ne
paraît pas agir autrement qu'en empêchant de respirer
suffisamment pour donner les proportions d'air nécessaires à la formation des sons.

80 *bis.* Modification avantageuse dans le timbre de la voix produite par
l'élévation du voile du palais alors que l'on chante.

J'ai fait, il y a peu de temps, et non sans quelque surprise, une remarque dont certains artistes peuvent tirer parti ; c'est que, si l'on élève fortement pendant que l'on chante le voile du palais, ce qui augmente l'amplitude du tuyau vocal, les sons produits deviennent plus pleins, plus purs, et la voix acquiert une fermeté qu'elle n'avait pas auparavant. Ce dernier avantage est dû à la contraction que l'on fait alors exécuter aux muscles du voile du palais.

88 *ter*. Moyen très-simple de vider le sinus maxillaire des liquides qu'il contient.

Un fait remarquable assez rarement observé, m'a prouvé que l'on peut vider le sinus maxillaire des liquides qui y sont accumulés. On fait fermer les narines par la pression des doigts, et la bouche par la contraction des muscles orbiculaires des lèvres ; puis on recommande au malade de pratiquer une ou plusieurs inspirations énergiques. En même temps, le patient est couché sur le côté du corps opposé à celui où le mal a son siége. La raison de cette précaution est, que dans une telle attitude, l'ouverture nasale du sinus affecté est située à la partie déclive et que le liquide contenu dans la cavité malade s'écoule facilement. Chez un jeune homme dont le côté droit de la face était très-tuméfié et très-douloureux, je percutai l'espace qui correspondait au sinus maxillaire, et j'y trouvai un son et un tact hydriques très-prononcés dus à la présence d'un liquide. J'eus recours au procédé qui précède, et tout d'abord l'expiration qui en résulta fut suivie d'un écoulement abondant de pus par la fosse nasale correspondante et du retour de l'élasticité et de la sonorité dans le sinus maxillaire droit.

Moyen de retenir la respiration pendant un temps assez long.

Il est un moyen très-facile de retenir longtemps la respiration et que personne à ma connaissance n'a recommandé. Il consiste à faire une inspiration profonde et très-étendue, à retarder l'expiration le plus longtemps possible, puis lorsque le besoin s'en fait fortement sentir, de faire successivement de très-petites expirations qui font lentement sortir l'air contenu dans la poitrine. Il paraît que le passage de l'air qui a lieu alors sur la membrane broncho-pulmonaire suffit pour entretenir, lors de sa sortie, l'oxigénation du sang, car on n'est pas ensuite dans la nécessité de respirer avec force. Les nageurs, les plongeurs pourront tirer quelque parti de ce fait.

8. Utilité d'une voilette pour prévenir les rhumes et les maladies aiguës du poumon.

En général, et malgré l'opinion contraire généralement admise, *ce n'est pas le refroidissement de la peau de la poitrine, de la tête ou des pieds qui est la cause ordinaire des rhumes de cerveau (rhinite), du larynx (laryngite), de la trachée et des bronches (trachéo-bronchite)* ; mais, ainsi qu'il en arrive pour le coryza, c'est bien plutôt l'air froid et humide agissant sur la membrane muqueuse laryngo-bronchique qui produit les

accidents dont il s'agit ; en effet, on applique tous les
jours de la glace sur les diverses parties du corps des
malades, sans qu'ils s'enrhument, et il suffit, au contraire, de sortir par une température basse et pluvieuse
pour que les voies de l'air souffrent et que la toux sur-
vienne. Aussi ne peut-on assez recommander aux
personnes qui sont sujettes aux rhumes et aux affections
des voies aériennes d'éviter de respirer l'air froid et
humide, surtout lorsqu'un moment auparavant elles
étaient dans un lieu échauffé. Une bonne précaution est
de placer, dans de tels cas, un mouchoir devant la bouche, ou mieux encore une voilette de gaze ou de tulle,
qui produit ici l'office que la lampe de Davy remplit
pour les mineurs. C'est surtout pour les jeunes filles
qui sortent du bal qu'il est utile d'en agir ainsi.

82 bis. Utilité de retenir sa respiration quand on est exposé à l'action
d'un air insalubre.

Ainsi que le fait remarquer un chirurgien des plus
distingués et l'un des observateurs les plus érudits,
M. le docteur Broca (1), il est une précaution utile à
prendre alors que l'on se trouve dans un lieu circons-
crit où l'air est échauffé à tel point qu'il devienne nui-
sible pour l'angiaire (voies aériennes), elle consiste à
suspendre la respiration jusqu'à ce que l'on soit sorti de
ce même lieu. Cette annotation est tout aussi utile alors
que, dans une condition semblable, on est exposé à

(1) *Courrier Médical*, 26 août 1866.

l'action d'un air très-refroidi ou contaminé par des
substances délétères.

82. Évacuation des liquides et de l'écume contenus dans le tube aérien.

Presque toujours la cause matérielle de la mort, si
longtemps objet de doutes et de discussions pour les
médecins, est l'obstruction des cavités que l'air doit
traverser, par des liquides qui s'y accumulent et forment souvent une écume qui pénètre au loin et jusque
dans les vésicules pulmonaires. L'étude des accidents
mortels dont il s'agit a été l'une de celles auxquelles je
me suis davantage livré (1). Elle a été pour beaucoup,
ainsi que mes recherches sur les pertes de sang, dans
les idées qui m'ont conduit à rejeter l'admission de
l'unité morbide, ou maladie unitaire, et à porter une
immense attention aux états organopathiques existants
chez l'homme malade. Il suffit en effet que *dans une
maladie, n'importe laquelle,* un peu de liquide ou d'é-
cume soit déposé dans les divisions bronchiques pour
que, tout d'abord, surviennent des phénomènes plus ou
moins graves en rapport avec le défaut d'oxydation du
sang, tels que l'accélération du pouls, l'altération des
traits, l'état fébrile, etc. Aussitôt que ces accidents surviennent, l'aspect primitif de la maladie change, et il

---

(1) Thèse latine pour l'agrégation (1826): *Sur les signes de la
mort par submersion.* — Mémoires: *Sur l'insufflation pulmonaire,
sur l'asphyxie par l'écume bronchique.* — *Traité de médecine pratique,* n° 5930 et suivants.

n'y a plus de comparaison à établir entre ce qui avait lieu précédemment et ce qui se passe actuellement.

On conçoit dès lors combien il est important d'avoir à sa disposition des moyens propres à évacuer les matières contenues dans les voies de l'air.

83. Moyen très-simples de faire expectorer.

Les moyens chirurgicaux consistent ici dans l'aspiration des liquides dont il s'agit, par des appareils pneumatiques. J'ai l'intention de m'occuper plus tard de cet important sujet.

Les médicaments principaux que, dans de pareils cas, les médecins administrent souvent avec succès, *mais que le public ne doit jamais employer, parce qu'ils sont dangereux*, sont : l'émétique (tartrate antimonié de potasse), l'ipécacuanha et quelques autres substances dont l'action expectorante est infiniment moins positive; mais il est ici certaines manœuvres inoffensives et presque complétement hygiéniques, qui sont d'une utilité incontestable et véritablement de premier ordre. Ces moyens, les voici :

1o La toux (1) est un phénomène destiné, dans le plan

---

(1) La toux est une action physiologique éminemment utile. Sans elle les crachats ne seraient pas expectorés; des auteurs, de prétendus thérapeutistes cherchent chez tous les malades à faire cesser la toux, et ont recours dans cette intention à des narcotiques ; s'ils réussissaient à le faire, alors que les bronches et leurs diversions contiennent des liquides, ils tueraient les malheureux qui se confieraient à eux. Ce n'est que la toux sèche ou quinteuse qu'il faut chercher à arrêter, et c'est toujours la cause organique qui provoque cette action que le vrai médecin doit combattre.

primitif de l'organisme, à expulser les crachats. Si elle est sèche, elle irrite les voies de l'air et manque son but. Dans ce cas, *il faut la retenir autant que possible* et s'y livrer seulement alors que l'on sent les crachats accumulés et prêts à être rejetés au dehors.

2° Lorsque les liquides sont contenus dans les bronches ou la trachée et en sortent avec difficulté, une excellente précaution à prendre est de faire fléchir très-fortement sur la poitrine la tête du malade et d'ajouter l'influence de la pesanteur à l'énergie de l'expiration pour faire expulser les crachats.

3° Un moyen plus puissant encore est celui dont il a été parlé à l'occasion des laryngies : il consiste à faire pénétrer très-doucement, très-lentement, une grande masse d'air dans les profondeurs du poumon, et, alors que cet organe est distendu, à conseiller de provoquer une expiration expultrice très-brusque et très-forte, propre à entraîner tout à coup au dehors les liquides qui obstruent le conduit de l'air (angiaire).

4° Tous les malades sont loin d'avoir assez d'énergie morale pour utiliser suffisamment leurs forces, à l'effet de donner à l'expiration l'impulsion nécessaire pour rejeter des crachats trachéaux ou laryngiens difficiles à expulser. *On ne saurait s'imaginer l'importance pratique de cette réflexion.* Souvent il m'est arrivé de forcer en quelque sorte certains malades à faire des efforts assez puissants pour rejeter hors du larynx des crachats volumineux qui oblitéraient presque les voies de l'air, et qui les mettaient dans la triste condition d'un noyé sur le point de périr. Si ces crachats séjournaient quelques moments de plus dans le tube aérien, c'eût été la mort. Or, ce ne serait pas ici le cas d'être spectateur tranquille et impuissant des phénomènes naturels qui se succéderaient ; ce ne serait pas alors que, froid observateur de l'évolution vitale et des efforts de ce que l'on a appelé la nature médicatrice (qui si souvent est antimédicatrice), il conviendrait de se croiser les bras ; *ce ne serait pas non plus alors qu'il conviendrait d'appliquer des vésicatoires ou le fer rouge pour ramener la vie prête à s'éteindre ;* ce qu'il faudrait faire : ce serait d'agir utilement avec la plus grande vigueur ; ce serait de faire abaisser le plus possible la tête sur la poitrine, en raccourcissant ainsi le cou ; ce serait de faire exécuter le mouvement d'expiration brusque et expultrice dont il a été parlé (page 128) ; ce serait de ne pas dissimuler au patient le danger de sa position et la nécessité de faire des efforts en quelque sorte surhumains pour faire pénétrer beaucoup d'air dans la poitrine et pour le rejeter avec violence ; ce serait d'encourager le malade, de le prier, de lui ordonner avec fermeté de faire usage de toutes ses forces, *de substituer en quelque sorte la volonté du médecin à la sienne, pour provoquer l'expectoration,* etc.

En procédant ainsi, j'ai eu l'extrême bonheur de conserver la vie à plusieurs personnes qui périssaient, et de prolonger pendant quelques heures ou quelques jours l'existence à d'autres malheureux agonisants.

84. Oservation remarquable de guérisons chez des agonisants, par
l'expectoration provoquée.

Une femme de cinquante ans était atteinte du catarrhe suffocant des auteurs, ou, pour mieux être compris, il était arrivé qu'à la suite d'un rhume qui durait
depuis plusieurs semaines, un râle trachéal humide et
extrêmement bruyant, se faisant entendre soit à distance, soit dans toute l'étendue de la poitrine, se manifestait depuis quelques heures. Malgré les vomitifs,
aucune expectoration n'avait lieu. La face était livide,
les yeux saillants, le pouls dur et vibrant, la mort imminente. Je fis placer l'agonisante sur le ventre, la
tête penchée sur le bord du lit, et avec toute l'autorité
dont je suis capable, je lui ordonnai de se livrer à des
efforts extrêmes, d'abord pour inspirer, puis pour ex-
pectorer les crachats qui causaient l'asphyxie *(hypoxémie, anoxémie)*. Il me fallut représenter à cette
femme l'immense péril où elle était, je dus mettre en
quelque sorte ma volonté à la place de la sienne pour
obtenir l'effet que je désirais produire. Cet effet ne se
fit pas attendre ; des mucosités épaisses, jaunâtres,
pyoides, entraînées par la pesanteur et par les efforts
provoqués, furent, pendant près d'une minute, rejetées
avec force et en abondance. Le râle cessa à l'instant
même, les accidents d'hypoxémie (asphyxie) se dissipèrent, et, sous l'influence de quelques doses minimes
de tartre stibié, la malade guérit en peu de jours.

Lors de l'épidémie de choléra de 1832, un ouvrier

qui travaillait à l'hospice de la Salpétrière fut trans-
porté expirant à l'infirmerie où je faisais alors le service. Depuis peu de jours, il toussait et présentait tous
les symptômes de l'asphyxie au plus haut degré. Un
râle affreux sans expectoration avait lieu depuis le
matin. Ce malheureux était livide ; aucun corps étranger n'avait pénétré du dehors dans les voies de l'air ;
le plessimétrisme et l'auscultation ne faisaient constater aucune trace de pneumonite ou de pleurite. *Tous
les assistants croyaient qu'il s'agissait dans ce terrible
cas d'une attaque de choléra.* Je ne vis dans ce redou-
table cortége de symptômes qui paraissaient devoir
actuellement se terminer par la mort, qu'une oblitération presque complète du tube aérien par des crachats
et une hypoxémie (1) consécutive (diminution dans
l'oxygénation du sang) ; j'eus recours absolument au
même moyen que dans le cas précédent. Par l'effort
que je provoquai, le malade rendit un crachat énorme,
jaunâtre, opaque, visqueux et épais, qui remplit le fond
d'un crachoir ; bientôt quelques autres matières semblables furent évacuées de la même façon, et tous les
symptômes si graves que ce brave homme éprouvait
cessèrent sur-le-champ, de sorte que dès le lendemain,
il put reprendre ses travaux.

Parmi les faits analogues que je pourrais citer, je
me bornerai à parler d'un dernier cas que j'ai vu dans

---

(1) En vérité, je ne puis me décider à dire ici asphyxie (sans pouls),
car ici le pouls soulevait le doigt appliqué sur l'artère avec une force
extrême.

la rue de la Pompe, à Passy, avec M. le docteur Boutin, mon ami, et un autre médecin. Il s'agissait d'un homme robuste pour lequel j'avais été appelé *in extremis* par l'un des banquiers espagnols les plus honorables de Paris. Le patient présentait les mêmes symptômes que les malades précédents. Nous étions tous convaincus qu'en quelques minutes il allait périr. Les mêmes moyens produisirent des effets tout aussi remarquables. Seulement, les crachats étaient tout à fait purulents, et comme il existait une pneumonite datant de plusieurs jours et que la source des crachats ne pouvait être tarie, la mort eut lieu, mais seulement alors que plusieurs heures s'étaient écoulées depuis notre consultation.

85. Très-grande utilité des respirations profondes et réitérées dans les congestions et les inflammations des poumons.

Lorsqu'il y a peu d'années, en 1859, je lus un mémoire à l'Académie des sciences, relatif à l'influence qu'exercent les respirations profondes et réitérées (1) sur les organes respiratoires et circulatoires, ainsi que sur le volume du foie, je n'avais pas encore constaté toute l'importance de cette manœuvre au point de vue

(1) Récemment, j'ai donné à la méthode dont il s'agit (et cela en me conformant aux règles de la nomenclature), le nom d'*hyperpnéisme*, ce qui signifie : action d'augmenter la respiration normale. Le terme *hypopnéisme* se rapporte à une diminution (normale aussi), de l'action respiratoire, et le mot *pnéisme*, à la respiration naturelle ; en ajoutant à ces expressions la désinence *ie*, on rend l'idée d'un état morbide de ces mêmes actions respiratoires.

thérapeutique. Depuis lors, une multitude d'observations sont venues établir les faits suivants :

1° Lorsque le poumon est congestionné par du sang (pneumonémie), soit qu'il s'agisse des cas dans lesquels ce liquide s'accumule en arrière et en bas, lors du coucher sur le dos (pneumonémie hypostasique); soit qu'il distende les vaisseaux pulmonaires dans le premier degré d'une pneumonite franche (pneumonémite); soit encore qu'autour des bronches enflammées (bronchite) il rende les poumons plus rouges, plus compactes et moins aérés qu'à l'ordinaire (1), il suffit de faire pratiquer coup sur coup par le malade quinze à vingt soupirs très-étendus et très-profonds pour que, sur le lieu affecté, le son devienne moins mat; pour que l'élasticité que le doigt éprouve soit plus marquée, et pour que le bruit de la respiration devienne plus doux, plus étendu et plus pur. En même temps, le malade est soulagé et les symptômes du mal diminuent d'intensité. C'est qu'alors, évidemment, la congestion sanguine (hémie) a diminué et que la circulation dans le poumon a été singulièrement facilitée par les grands efforts respiratoires. *Bien plus, l'étendue de l'espace où la matité et la faiblesse de respiration avaient lieu diminue tellement que, si l'on a tracé avec un crayon la limitation exacte du lieu malade, on trouve, après les inspirations*

---

(1) Phénomènes reconnaissables au plessimétrisme par une diminution marquée dans la sonorité et dans l'élasticité ; à l'auscultation, par la faiblesse et un peu de rudesse du murmure respiratoire. (Voyez le traité de plessimétrisme.)

dont il vient d'être parlé, que cette étendue devient moins
grande d'un, de deux ou de trois centimètres.

2° Le même effet des inspirations profondes est
obtenu, mais d'une manière moins manifeste, lorsque
le poumon est non-seulement congestionné, mais
encore lorsqu'il est devenu dur, comme il en arrive au
second degré de la pneumonite (pneumonite scléro-
sique); mais, dans ce cas, l'organe pulmonaire ne
reprend que bien plus tard une sonorité et une élasticité normales.

3° Ce qui est encore plus remarquable, c'est que, si
l'on constate et si on limite par le plessimétrisme, au
sommet des poumons, particulièrement en avant, sous
les clavicules, une matité et une résistance au doigt
qui percute, dues à la présence des tubercules ou phymies, et si, alors, on fait pratiquer coup sur coup plusieurs respirations suspirieuses, il arrive le plus souvent que l'étendue de la circonscription du mal est
de beaucoup diminuée et qu'il en est ainsi de l'intensité
de la matité et de la résistance au doigt. Ce n'est certainement pas le tubercule qui est ainsi modifié : qu'il
soit miliaire, induré, ramolli, il ne change pas ainsi de
consistance et d'aération; mais c'est qu'entre les productions phymiques il y a encore du tissu pulmonaire
perméable et qui se dilate facilement par les inspirations profondes. Il faut même avouer que les cavernes
(spéics) pulmonaires peuvent, par les grands mouvements respirateurs, se distendre, se remplir d'air, se
vider des liquides qu'elles contiennent et donner lieu

alors à plus de sonorité et d'élasticité qu'auparavant ;
mais ce qui prouve bien que les mouvements inspira-
teurs répétés agissent de la façon la plus utile sur la
trame pulmonaire, c'est que, d'une part, la diminution
de la matité et de la circonscription du mal persiste
bien par delà le moment où l'hyperpnéisme (augmentation de la respiration) a eu lieu, et que le malade
éprouve une amélioration de quelque durée dans les
symptômes qu'il éprouve. Il y a lieu de penser que,
dans le succès que l'on obtient de l'inspiration des vapeurs d'iode et de teinture d'iode, les grands mouvements respirateurs qu'elles exigent doivent être comptés
pour quelque chose.

Utilité des respirations profondes et réitérées dans le traitement de la pneumophymie.

Je ne saurais assez recommander dans le traitement de
la pneumophymie les respirations profondes et réitérées.
J'ai vu, en effet, beaucoup de phthisiques soulagés par
l'emploi de ce moyen *et un assez grand nombre d'entre
eux ont guéri.* Des gens qui présentaient au sommet des
poumons, lorsqu'ils sont venus me consulter, une matité
considérable et même des cavernes, n'offraient plus, à
quelques semaines de là, aucun caractère plessimétrique ou stéthoscopique en rapport avec les lésions
dont j'avais précédemment bien constaté l'existence, et
leur état général coïncidait avec cette remarquable
amélioration. On s'explique facilement ce mieux-être
alors que l'on tient compte des documents suivants:

1° Le passage du sang dans les capillaires des parties engorgées qui entourent les tubercules ou qui les précèdent est extrêmement favorisé par les mouvements successifs d'inspiration et d'expiration très-profondes.

2° Si, comme je le fais pratiquer aux malades, on exécute dix fois de suite des soupirs très-étendus et si l'on réitère cette manœuvre cent fois par jour, il en résulte que mille fois on a fait passer dans les poumons une proportion considérable du sang, qui s'est oxygéné beaucoup plus qu'il ne l'aurait fait sans cela. En agissant ainsi, on modifie le sang comme il en arrive, lors de la respiration de l'oxygène que M. Dumarquay a proposée dans des intentions analogues aux miennes. Il arrive en effet, dans le cas d'hyperpnéisme, ce qui résulte de l'action d'un courant d'air rapide sur un corps en ignition qui le fait brûler presqu'aussi vite que s'il était plongé dans l'oxygène pur.

3° Ces considérations théoriques sont en rapport avec un fait pratique que voici: lors des premières inspirations que l'on fait exécuter par une personne atteinte d'engorgement pulmonaire, celles-ci éprouvent beaucoup de difficulté à porter loin une inspiration; mais à mesure qu'elles respirent d'avantage, cette difficulté cesse et l'hyperpnéisme s'exécute bientôt d'une manière plus étendue.

4° D'après ce qui a été dit précédemment, il ne faut pas s'effrayer, alors que la toux se déclare à la suite des respirations profondes; car elle survient alors parce que les liquides contenus dans l'angiaire se déplacent et sont plus facilement expectorés. Cette expectoration est encore une fois un phénomène extrêmement utile qui prévient, soit l'asphyxie complète ou incomplète, soit la pénétration dans le sang du pus, de la matière tuberculeuse, ramollie ou liquéfiée, des gaz fétides accumulés dans les aréoles pulmonaires, etc.

5° Beaucoup de pneumophymiques éprouvent des vomissemens d'aliments après des quintes de toux, lesquels sont pour beaucoup dans leur émaciation; ces mêmes quintes de toux provoquées par la présence des crachats dans les voies de l'air privent ces malheureux d'un sommeil réparateur. Or, j'ai réussi fréquemment à faire cesser les vomissemens dont il vient d'être parlé, et le défaut de sommeil, en provoquant par des respirations profondes et réitérées, l'expectoration des crachats contenus dans l'arbre aérien. Une fois que ces liquides sont rejetés, la toux cesse, les malades peuvent prendre de la nourriture sans vomir et obtenir aussi quelque repos.

On chercherait en vain par l'emploi des médicaments vénéneux à obtenir des résultats aussi avantageux que les précédents. La pratique de l'hygiène éclairée par les connaissances anatomiques et physiologiques est la base principale de la médecine qui soulage et guérit.

86. Extrême utilité des respirations profondes et réitérées dans les hémorrhagies des poumons (pneumorhémies). — Observation remarquable.

C'est surtout pour arrêter les hémorrhagies pulmonaires (pneumorhémies) que les inspirations suspirieuses et réitérées sont d'une immense utilité. C'est sur un de mes élèves les plus dévoués que, la première fois, j'ai eu recours à ce puissant moyen.

M. Saraute, qui suivait depuis longtemps et avec le plus grand zèle ma visite et mes leçons, fut pris d'un énorme crachement d'un sang écumeux et rutilant, crachement qui se renouvelait à chaque instant par les efforts de cette toux alternativement sèche et humide qui a lieu lorsque le liquide sanguin prend sa source dans les poumons. On avait eu recours, sans aucun succès, à des sinapismes et à une foule d'autres moyens, et depuis bien des heures l'hémoptisie continuait. Le sang provenait certainement des poumons, car, *en percutant on trouvait à droite et à gauche une matité résistante dans un espace de forme arrondie et qui, dans l'étendue de quatre centimètres à peu près, occupait la partie antérieure et moyenne de l'un des côtés de la poitrine;* sur les mêmes points, la respiration ne s'entendait pas, et, en même temps, un râle affreux existait dans les grosses bronches. Les lèvres, la face, offraient une apparence pâle et en même temps livide ; la peau était blême et le pouls paraissait vibrant ; mais il suffisait d'appuyer sur l'artère pour voir qu'il était très-faible.

Il en était ainsi du cœur, dont le volume était très-petit ; plusieurs cuvettes de sang avaient été rendues ; la mort par hémorrhagie paraissait imminente.... Ce fut alors que je pensai aux respirations profondes et réitéréés, et aux ligatures appliquées sur les quatre membres. *Presque à l'instant, l'émoptysie s'arrêta complétement ; les jours suivants, il n'y eut que des crachats d'un sang noir,* dont l'excrétion fut provoquée par du tartre stibié et des respirations expultrices ; la matité de la poitrine diminua bientôt d'étendue et de dureté, on constata autour de l'espace qu'elle occupait des râles humides très-menus, et M. Saraute fut rendu à la santé. Cet élève studieux était encore inscrit l'année dernière au nombre des stagiaires attachés à mon service et sa santé est actuellement excellente (Août 1866).

Depuis l'époque où j'ai soigné M. Saraute, il y a trois ans, il m'est arrivé plus de trente fois, soit en ville, soit à l'hôpital, d'obtenir dans la pneumonémie des résultats du même genre.

Donner en détail les observations dont il s'agit, exposerait à des répétitions inutiles dont je crois devoir m'abstenir.

87. Respirations expultrices : dans l'apoplexie pulmonaire ; dans les cas de crachats et les coagulations bronchiques qui accompagnent ou suivent la pneumonite ; dans la phthisie pulmonaire (pneumophymie), et dans la gangrène des poumons.

A la suite des pneumonémies, le sang déposé dans les vésicules aériennes tend à s'y épaissir, à s'y accumuler, à y changer d'aspect et à devenir un corps étranger qui y stagne, noircit et passe par divers degrés de transformation à l'extrême limite desquels sont les tubercules (1).

(1) Thèse soutenue pour le professorat par M. Piorry : *Sur la part qu'a l'inflammation dans la production des lésions organiques : Traité de médecine pratique, leçons cliniques,* etc.

D'un autre côté, il arrive que, dans la pneumonie due à l'hémite ou plasthydrémie)inflammation du sang, sang couenneux), il se forme dans les conduits de l'air des couches fibrineuses, des concrétions plastiques qui oblitèrent ces canaux et peuvent causer l'asphyxie (Gubler). Ailleurs et au dernier degré de la pneumonite, il se manifeste dans les poumons des abcès ou, au moins, des infiltrations purulentes, et si le pus n'est pas évacué, il se déclare une résorption pyoïque (pyémie), suivie d'accidents mortels.

On voit encore, à la suite du ramollissement des tubercules, du pus s'accumuler dans les cavernes pulmonaires, et causer encore, soit cette même pyémie, soit l'anoxémie (asphyxie), etc., etc... Eh bien, dans tous ces cas d'affections pulmonaires, l'expectoration est d'une telle utilité que, si elle n'a pas lieu, la mort est inévitable.

Or, dans tous ces cas et dans quelques autres du même genre, les expirations expultrices dont j'ai précédemment parlé (page 128), sont d'une immense utilité, et remplacent avec avantage les vomitifs qui, dangereux alors que le tube digestif est malade, sont loin d'agir aussi directement qu'elles sur les voies de l'air.

N'oublions pas que, dans les cas où les crachats qu'il s'agit de rejeter au dehors se trouvent dans les parties profondes des poumons, *les inspirations lentes et profondes qui précèdent les expirations expultrices doivent être portées aussi loin que possible.*

87 *bis*. Moyen d'obtenir une augmentation de respiration dans un point limité des poumons.

Il est possible de faire respirer une partie des poumons plus qu'une autre; il suffit pour cela de faire coucher le malade sur le côté de la poitrine opposé à celui que l'on veut faire dilater, de comprimer par les mains d'un aide les régions du thorax, où l'on désire que l'expansion n'ait pas lieu, et de faire exécuter alors des inspirations les plus fortes possible, lesquelles ne peuvent s'opérer que dans les parties où l'on juge utile de faire pénétrer l'air; en agissant en sens inverse, on peut aussi, ce qui parfois est utile, diminuer la respiration dans une certaine étendue des poumons.

Les manœuvres dont il vient d'être parlé ont donc de bien remarquables effets dans ma pratique; elles ont certainement prolongé les jours d'un grand nombre de pneumophymiques (phthisiques); elles ont vidé le sang contenu dans les cavités pulmonaires, où il avait été accumulé, etc.

88. Observation remarquable de guérison d'une gangrène du poumon par les respirations expultrices.

Dans trois cas d'abcès du poumon, les expirations expultrices ont singulièrement contribué à faire évacuer le pus, et ces trois malades, dont les crachats de l'un contenaient des hydatides, sont radicalement guéris. Enfin, tout récemment, un jeune homme, M. Mallet (Ferdinand), âgé de trente-trois ans, atteint de gangrène du poumon (pneumo-nécrosie), affection recon-

naissable à la coloration brun-verdâtre des crachats,
l'odeur spéciale et infecte qu'ils exhalaient, et que
répandait l'air expiré, rejeta par les expirations expultrices, et aussi sous l'influence des vomitifs, une énorme
proportion des crachats dont il vient d'être parlé ; j'ai eu
le bonheur de voir ce malade revenir complétement à la
santé. Ce fait très-rare de guérison, dans un cas aussi
évident de gangrène pulmonaire, est scientifiquement
remarquable, attendu qu'il a été possible de déterminer
de la manière la plus exacte, par la matité plessimétrique et par les ronchus larges de l'auscultation, le
siége du mal, qui avait lieu en haut, en avant et à
gauche, dans un espace circulaire de trois centimètres
de diamètre ; à mesure que les crachats étaient expectorés, les caractères physiques de la lésion diminuaient,
et ils finirent, en quelques semaines, par disparaître
complétement.

89. Influence de la position du corps sur les affections du poumon.

Un moyen plus simple encore que les précédents, et
qui est parfois d'une extrême utilité dans la curation
des congestions, des inflammations et même des affections chroniques des poumons, est la position du corps
que l'on fait prendre aux malades.

90. Congestion des poumons à la partie déclive (pneumonémie
hypostasique).

S'il arrive, même en santé, que l'on soit resté toute
une nuit couché sur le dos, le plessimétrisme permet

de trouver le lendemain matin moins de son et moins
d'élasticité en arrière et en bas que si la position du
corps a été différente; en même temps, la respiration
auscultée est, par en bas, moins développée qu'à l'ordinaire. Si le patient a été placé dans une attitude
autre que le coucher sur le dos, c'est toujours la partie
alors la plus basse du poumon qui devient le siége de
la congestion démontrée par les circonstances physiques précédentes.

Ces faits, que l'on peut reproduire à volonté et qui
sont actuellement connus de tout médecin instruit,
ont été étudiés par moi, il y a fort longtemps, avec le
plus grand soin (1). Ils ont des applications des plus
nombreuses, car ce qui a lieu ici en santé ne se manifeste pas moins en maladie, et l'un des moyens les plus
utiles d'améliorer l'état d'un poumon congestionné ou
enflammé est à coup sûr de faire habituellement placer
le malade dans une position telle, que la partie affectée ,
soit située plus haut que les autres régions de l'organe.

94. Influence de la marche ascendante à reculons, et repos alternant
avec la marche, alors que l'on pratique de temps en temps des respirations accélérées.

Un médecin allemand, dont le nom m'échappe, a
proposé, pour diminuer la peine à respirer qui résulte
de l'ascension d'un escalier, de s'y livrer à reculons.

(1) Mémoire relatif à l'influence exercée par la pesanteur sur le
cours du sang; — procédé opératoire de la percussion médiate (1829
ou 1830). *Traité de médecine pratique*, t. III.

Le meilleur moyen de faciliter la marche ascendante est de se reposer un grand nombre de fois en montant, et de se livrer en même temps à des respirations profondes et réitérées (hyperpnéisme).

Il serait, en effet, bien utile pour des gens très-affaiblis ou qui sont atteints de lésions du cœur ou des poumons (lésions si souvent accompagnées de difficulté à respirer), de trouver un moyen facile d'éviter la dyspnée; mais celui qu'a proposé le médecin dont il s'agit, détermine une telle fatigue des jambes et présente quelque chose de tellement insolite, que peu de personnes consentiront à s'en servir.

92. Élans imprimés au corps; grandes inspirations dans la marche ascendante.

Il est d'autres manœuvres auxquelles le bon sens conduit, et qui donnent parfois lieu à des résultats utiles.

La première est, lorsque les forces le permettent, de prendre un élan en gravissant rapidement un escalier, et de pratiquer au même moment une inspiration profonde. La main portée sur la rampe fait en même temps effort pour entraîner le corps en haut. De cette façon, on monte un certain nombre de marches sans accélérer la respiration, et l'on s'arrête un instant tout aussitôt que l'impulsion première est épuisée. La même manœuvre est ensuite renouvelée, et l'on continue ainsi, en prolongeant ou en abrégeant le temps du repos, suivant le besoin que l'on en a.

Le point capital est ici, encore une fois, d'exécuter fréquemment des inspirations profondes. C'est en suivant cette méthode que je parviens à gravir un escalier sans fatigue et avec beaucoup de promptitude.

93. Progression rapide obtenue en alternant la marche et la course.

En alternant aussi tous les vingt pas la marche accélérée et la course, en même temps que l'on pratique très-fréquemment des inspirations étendues, la progression peut avoir lieu très-vite, et cela sans qu'on en éprouve de souffrances. La connaissance de ce fait pourrait avoir de l'utilité dans les manœuvres d'une armée (1).

94. Boissons aqueuses et inspirations de vapeur d'eau, lorsque la toux est sèche ou que les crachats sont très-épais.

L'usage de *boissons aqueuses* à doses réitérées et abondantes, et les inspirations de vapeur d'eau, ont une très-grande utilité alors que la toux est sèche ou que les crachats, séjournant dans les voies de l'air, y acquièrent une grande épaisseur (2). La qualité médicamenteuse de la boisson ou de la vapeur n'est pas ici ce que l'on doit surtout rechercher, mais c'est l'eau, c'est la vapeur elle-même, qui ont une influence marquée sur la liquidité des crachats.

---

(1) On augmente aussi beaucoup la rapidité de la marche, en prenant un point d'appui sur les orteils, alors que l'on détache les pieds du sol en se servant de la pointe du pied comme d'un ressort qui porte le corps en avant.

(2) Très-ordinairement, chez les phthisiques, quand ces crachats épais surviennent, l'asphyxie et la mort sont imminentes.

95 Abstinence des boissons quand les crachats sont très-liquides.

Par contre, quand les voies aériennes forment en abondance des mucosités très-liquides, l'abstinence des boissons, la respiration fréquente d'un air chaud et sec peuvent avoir les plus grands avantages. Il en est surtout ainsi alors que la température est froide et très-humide ; dans de telles circonstances, donner des boissons abondantes à des malades atteints de rhumes dans lesquels sont formés beaucoup de crachats liquides, non-seulement n'est pas indiqué, mais encore est extrêmement dangereux.

On ne peut donc en rien approuver cette habitude du public qui, pour peu qu'un malade tousse, l'abreuve de boissons dites pectorales. Encore une fois, celles-ci ont de l'utilité quand la toux est sèche, et le contraire a lieu dans une circonstance opposée.

95 *bis*. Utilité de savoir que la salive pénétrant habituellement dans le conduit de l'air, est une cause de toux incessante très-propre à simuler des bronchites ou des maladies plus graves.

La proposition qui forme le titre de cet article n'a besoin que d'être énoncée pour que l'on en comprenne l'importance. Il est des gens dont la salive est très-abondante ou qui, l'avalant avec difficulté, sont souvent atteints d'une toux qui loin d'être due, comme le croit le public, à la longueur de la luette, est produite par l'accident dont il vient d'être fait mention. Indiquer les moyens de remédier à celui-ci, me paraîtrait par trop banal et inutile.

96. Utilité extrême de l'abstinence des boissons dans les cas d'épanchements séreux dans les plèvres.

Parmi les moyens que l'on peut employer dans les cas non inflammatoires ou peu inflammatoires, lorsque de la sérosité est accumulée dans les membranes qui entourent les poumons ou le cœur (hydropleuries, hydropéricardies), il en est un que j'ai proposé, et qui, presque toujours, en peu de temps, a été suivi de la résorption d'une proportion notable des liquides épanchés ; je veux parler de l'abstinence des boissons. *Ce fait est démontré par le plessimétrisme, qui permet de mesurer exactement la hauteur à laquelle s'élève la sérosité.*

Il est plus d'un médecin qui, avec une grande légèreté, pratique l'ouverture de la poitrine, pour donner issue à un épanchement, et qui, avant d'avoir recours à cette thoracotomie, devrait savoir que, dans dix-neuf cas sur vingt, la privation des boissons, combinée avec l'usage des purgatifs actifs, des vésicatoires hydrorrhéiques (qui font couler de la sérosité) et des sudorifiques véritables (1), réussissent très-promptement à faire résorber l'épanchement séreux. J'ai vu bien des gens, atteints d'hydropleurie et d'hydropéricardie (accumulation de sérosité dans les plèvres ou dans le péri-

(1) Étuve sèche, frictions avec la flanelle, lit échauffé, etc., et non pas infusion de bourrache, de sureau, etc.

carde), et, grâce à ce traitement, je ne me suis presque
jamais trouvé dans la nécessité d'avoir recours à la thoracotomie. Certes, celle-ci est indiquée quand du pus
ou des liquides altérés sont accumulés dans les membranes d'enveloppe du poumon ou du cœur; mais la difficulté, ici comme ailleurs, est de reconnaître la nature
du mal, c'est-à-dire la présence des matières purulentes
ou septiques. Si l'on est sûr qu'en effet ces membranes
en contiennent, il faut ponctionner la poitrine; mais,
si l'on a des raisons de douter qu'il en soit ainsi, on
doit, avant d'opérer, s'assurer que les moyens dont il
vient d'être parlé ne réussissent pas (1).

97. Douleurs de la poitrine dites rhumatismales.

Quelques-unes de ces douleurs se dissipent par des
moyens d'une grande simplicité, et beaucoup d'entre
elles résistent aux médications réputées les plus actives.

D'abord, la plupart des souffrances dans les parois
de la poitrine, souffrances que l'on rapporte, sans raison, au *rhumatisme* (2), ne sont autre chose que les
résultats de l'une des deux lésions suivantes :

1° Des tiraillements ou des déchirures des fibres
musculaires qui sont placées entre les côtes; ces acci-

---

(1) Voyez dans mon *traité de plessimétrisme*, le mémoire que j'ai
lu à l'Académie sur la thoracotomie.

(2) Si vous demandez à ceux qui parlent si facilement de rhumatismes, ce qu'ils entendent par là, vous verrez bientôt qu'ils ne se
comprennent pas eux-mêmes.

dents *surviennent brusquement à l'occasion des quintes de toux, d'efforts,* de mouvements mal dirigés, ou d'attitudes mauvaises, telles que celles dans lesquelles la poitrine est fortement courbée en avant. Les principaux et presque les seuls moyens de remédier à ces états morbides sont d'abord le repos absolu et d'éviter, autant que possible, les mouvements, les attitudes, les efforts, la toux, etc., qui ont causé le mal et qui l'entretiennent; on peut joindre à cette médication de fortes frictions, pratiquées sur les points endoloris, avec la flanelle sèche ou imbibée soit d'eau de mélisse ou de Cologne, soit de quelque autre substance du même genre.

2° Des névralgies qui ont pour caractère de se manifester dans le trajet des nerfs intercostaux ; difficiles à reconnaître, elles sont souvent les résultats d'une inflammation de la plèvre, et, plus fréquemment encore, de l'extension de névralgies qui ont lieu dans d'autres régions (de celles, par exemple, qui prennent leur point de départ dans les ovaires) ; mais, dans ces cas, le plus ordinairement, de petits moyens, tels que ceux qui font le sujet de ce travail (1), sont insuffisants.

Certes, dans les cas précédents, il faut se donner garde de se borner à un examen superficiel ou à des demi-connaissances pour déterminer la nature de la

---

(1) Voyez mon *Traité de médecine pratique,* article sur les névralgies ; t. VIII.

douleur (1) et ne pas faire comme il est arrivé à un de mes proches parents, camarade d'enfance, lequel vint, de Poitiers, me consulter pour une douleur de poitrine dont il était atteint depuis dix ans. On n'avait même pas examiné la siége du mal; à peine eus-je mis à découvert la partie dont H. R...... se plaignait, que je vis un énorme et affreux cancer que l'on opéra, d'après mon conseil, ce qui n'empêcha pas mon malheureux cousin de succomber promptement.

(1) Voyez relativement à l'exploration de la poitrine le *traité de plessimétrisme.*

CHAPITRE V

MALADIES DE L'APPAREIL CIRCULATOIRE (ANGIÉMIES);
ALTÉRATIONS DU SANG (ANOMÉMIES);
MALADIES DU COEUR, DES ARTÈRES, DES VEINES
ET DES VAISSEAUX CAPILLAIRES (HÉMIES),
CARDIOPATHIES, ARTÉRIES,
PHLÉBOPATHIES ET MICRANGIOPATHIES.

98. Altérations du sang (anomémies).

Les altérations que le sang peut éprouver sont nombreuses et variées. Malheureusement, les médicaments plus ou moins compliqués, et dont plusieurs ont été le résultat d'applications chimiques très-acceptables, réussissent beaucoup moins bien, dans de tels cas, que l'on serait tout d'abord disposé à le croire.

Je vais successivement passer en revue, dans l'ordre qui a été établi dans mon *Traité de médecine pratique* (tome III), les principales anomémies, et rechercher s'il n'est pas de moyens hygiéniques et d'une grande simplicité qui puissent remédier à plusieurs de ces nombreux troubles organiques.

99. Augmentation dans les proportions du sang ou pléthore sanguine (panhypérémie.)

Dans un grand nombre de cas où l'augmentation du volume du cœur et du foie, l'amplitude des vaisseaux, la coloration des tissus, etc., (1) doivent faire admettre que les proportions du sang dépassent l'état normal, il n'est pas toujours besoin d'avoir recours à des saignées où à des médicaments propres à faire évacuer des liquides. Il suffit, si le cas n'est pas pressant et si rien ne fait craindre actuellement des congestions sanguines dans les organes importants à la vie :

1° De diminuer la proportion d'aliments et même d'en priver pendant quelque temps le malade;

2° De faire faire de l'exercice et de choisir comme nourriture des substances peu nutritives, telles que les herbages, les fruits, les viandes blanches, etc.;

3° De faire prendre beaucoup d'exercice au malade;

4° De faire en sorte qu'il reste peu au lit;

5° D'entretenir des selles assez abondantes par quelques purgatifs doux, tels que la rhubarbe en poudre, de petites doses de scammonée, etc.

Dans ces mêmes circonstances, il ne faut pas, pour remédier à la pléthore, pratiquer des saignées alors que l'on s'attend à des hémorrhagies normales (rhémismes), qui, conformément aux lois de l'organisme, doivent se manifester à des époques fixes. Cette propo-

(1) Voyez dans le *traité de plessimétrisme*, les procédés propres à constater ces faits.

sition est particulièrement applicable à la conduite que l'on doit tenir à l'approche de la période menstruelle.

Il faut encore se rappeler que, dans les cas de pléthore sanguine (panhypérémie), où survient une hémorrhagie spontanée et abondante, on ne doit pas chercher à arrêter trop tôt la perte de sang, car, portée à un certain degré, elle est souvent utile pour remédier aux accidents qu'éprouve le malade.

100. Défaut de sang (hypémie, anémie) ; excès de sérum dans le sang (hydrémie) ; défaut de coloration du sang en rapport avec la diminution des globules et du fer (hypochalybémie).

Ces états pathologiques, fâcheux et si fréquents, qui entrent, comme éléments morbides principaux, dans la maladie dite pâles couleurs, chlorose, chloranémie, etc., exigent, dans l'opinion de presque tous les médecins, l'emploi du fer administré de diverses façons et à des doses suffisantes (1) mais si l'on donnait exclusivement des préparations ferriques aux personnes qui sont atteintes des symptômes assignés à l'affection dont il s'agit, sans avoir recours en même temps à d'autres médications, j'affirme qu'aucune de ces personnes ne verrait sa santé s'améliorer.

Il en serait ainsi dans les états du sang du même genre que les précédents qui, se déclarant à la suite du ramollissement des tubercules, du cancer, etc., ont reçu le nom de cachexies ; ce n'est pas encore le fer qui, donné seul, pourrait ici réussir.

(1) L'élixir au citro-lactate de fer du docteur Thernes est un médicament ferrugineux à la fois agréable et utile.

9.

Un régime essentiellement réparateur, joint à l'action de la lumière et à un exercice modéré, est, dans de tels cas, le meilleur moyen de guérir les malades, ou de les faire vivre plus longtemps.

A plus forte raison en est-il ainsi dans l'hypémie proprement dite (diminution dans les proportions du sang); ce n'est point le quinquina, le quassia amara, les amers de toute sorte et les autres médicaments ré-. putés toniques, ce n'est pas l'alcool ou le fer qui formeront des globules sanguins et qui répareront, de cette façon, les pertes que l'organisme a faites.

C'est avec une alimentation convenable, avec une nourriture choisie et proportionnée, sous le rapport de la qualité comme sous celui de la quantité, à l'état du malade, que l'on rendra ce que l'on est convenu d'appeler les *forces*.

Seulement, les agents médicamentaux peuvent être utiles en modifiant les organes de façon à activer et à améliorer les fonctions dont le but est l'hématose.

---

101. Diminution dans l'oxygénation du sang; asphyxie des auteurs; hypoxémie de la nomenclature organo-pathologique ; l'indication principale est ici de faire respirer spontanément ou artificiellement.

Dire que le principal remède que l'on doit administrer à celui qui respire incomplètement ou qui ne respire pas l'oxygène de l'air, est de faire que le sang qui circule soit en contact avec ce même oxygène, paraît être, au premier abord, une chose si simple qu'elle pourrait passer pour une naïveté.

Eh bien ! cette donnée si vulgaire, cette *vérité vraie*, est loin d'avoir été généralement comprise ; et, par exemple, consultez les instructions sur les soins à donner aux strangulés, aux noyés et asphyxiés par les gaz irrespirables ou toxiques, et vous verrez tout d'abord recommander les lavements avec le tabac, les vomitifs, les purgatifs, les frictions avec les liniments alcooliques, etc. ; tandis que souvent on notera à peine les principaux moyens de curation, je veux dire :

1º Les grandes inspirations pratiquées coup sur coup et qui sont possibles si le malade conserve assez de force et de volonté pour les exécuter ;

2º Dans les cas où l'asphyxié a perdu connaissance, l'insufflation par le nez et la bouche, en même temps que l'on ferme le pharynx par la compression du larynx sur la colonne vertébrale (1).

Qu'il s'agisse d'un enfant nouveau-né qui ne respire pas, d'un malheureux qui vient d'être soumis à l'action funeste des gaz dégagés du charbon qui s'allume ou de la braise incandescente, qu'un homme soit soumis à l'influence d'un air privé d'oxygène ou altéré par des vapeurs délétères, etc., etc., le principal moyen, le seul moyen véritablement actif d'oxygéner le sang, est de faire pénétrer de l'air dans les cellules pulmonaires et de provoquer ensuite son expulsion.

102. Moyens de remplir l'indication qui procède.

Mais, pour que cet air entre et sorte ainsi, il faut

---

(1) Le but de cette manœuvre est d'empêcher le gaz insufflé de pénétrer dans le tube digestif.

faire cesser ou enlever autant que possible les causes matérielles qui, dans une foule de cas, empêchent le gaz atmosphérique de pénétrer dans les poumons :

1° Lorsqu'un homme s'est noyé par une seule immersion et que l'eau introduite dans les voies aériennes n'a pu devenir écumeuse, l'abaissement momentané de la tête pouvant faire écouler cette eau est alors d'une extrême utilité ; il ne convient pas de prolonger cette position, dans la crainte de congestion cérébrale par déclivité (encéphalémie hypostasique) (1).

2° Quand de l'écume est accumulée dans les bronches, ainsi que cela arrive chez les submergés qui ont alternativement plongé et respiré de l'air, ou chez la plupart des agonisants qui meurent avec le râle (hypoxémie aphrosique ou par l'écume bronchique), l'aspiration de cette écume est d'une immense utilité (2).

(1) Voyez ma thèse latine sur les signes de la mort par submersion (1826), et mon *Traité de médecine pratique,* dans lequel ces questions ont été expérimentalement traitées.

(2) Voyez mon Mémoire sur l'asphyxie par l'écume bronchique dans le procédé opératoire de la percussion médiate.

Des élèves aussi dévoués que studieux, MM. Magnié, Besset, Delfaut, Blumenthal et Maurice Raynaud, ont récemment, dans un cas d'angine couenneuse, noblement exposé leur vie en cherchant à aspirer directement par une canule introduite dans une plaie faite au larynx les liquides que contenaient les voies de l'air ; c'est là un dévouement qui honore ces messieurs, genre de dévouement dont la plupart des médecins donnent des preuves si fréquentes. — M. Ballet a déjà voulu tenter à l'hôpital de la Pitié, chez un malade atteint de gangrène du poumon et qui périssait d'asphyxie, *l'aspiration des détritus fétides qui obstruaient les bronches.* Il voulait absolument porter sa bouche sur celle de ce malheureux dont la mort était d'ailleurs inévitable. Il fallut toute mon autorité de chef de service pour empêcher M. Ballet de commettre cette imprudence généreuse qui ne pouvait sauver

L'extraction des corps étrangers introduits dans la trachée, l'évacuation de la membrane accidentelle dans le croup (laryngo-trachéite blen-plastique), sont, dans de tels cas, les principaux moyens de conserver la vie.

3° Quand les gaz, les liquides, la graisse, accumulés dans les intestins, le péritoine ou le tissu adipeux du ventre, empêchant le diaphragme de s'abaisser, diminuent, par suite, l'amplitude de la poitrine et causent l'hypoxémie, c'est à ces états morbides qu'il faut s'opposer alors que l'on veut soulager les malades, qui appellent asthme les effet de semblables causes (1). N'est-ce pas faire preuve d'une ignorance extrême des plus simples notions d'anatomie et de physiologie pathologique, que de prescrire, dans la difficulté de respirer que cause le refoulement des viscères, des narcotiques tels que l'opium, le datura stramonium, la belladone ou la digitale, alors qu'il convient surtout de

la vie du malade et qui aurait si fortement mis en péril celle de cet élève. Il y a d'ailleurs des moyens *non dangereux* pour le médecin d'exécuter l'aspiration dont il s'agit, et ils ont été indiqués dans le *Traité de médecine pratique* (articles : Asphyxie par l'écume bronchique, n° 6090 ; Croup, n° 6438). Ces moyens consistent dans l'introduction de la canule d'une seringue ou de tout autre corps de pompe dans l'une des narines, pendant que l'autre narine et la bouche seraient parfaitement fermées. Bien entendu qu'en même temps que cette aspiration serait pratiquée, on comprimerait le pharynx en appuyant le larynx dans la direction de la colonne vertébrale. Sans cette précaution, on pourrait aspirer non pas l'écume bronchique, mais les liquides qui se trouveraient dans le tube digestif.

(1) Voyez mon Mémoire sur l'asphyxie par suite du refoulement des viscères, *Traité de médecine pratique*, t. III, n° 2974.

diminuer le volume du ventre ? C'est ainsi, cependant, qu'agissent les hommes qui au lieu de chercher par la raison, les moyens de guérir, se dirigent par le hasard qu'ils saluent du nom d'empirisme !

4º Les épanchements dans les plèvres, qui ne permettent pas l'ampliation des poumons, exigent l'évacuation, soit par absorption, soit par une opération convenable, des liquides contenus dans ces membranes, etc., etc.

Certes, je n'entrerai pas ici dans les détails que comportent d'aussi graves sujets ; mais je veux établir que *le moyen le plus utile dans les aphyxies ou hypoxémies et en même temps le plus simple, est l'introduction volontaire ou forcée de l'air dans les poumons.*

102. Cas remarquable d'asphyxie par les gaz dégagés du charbon en ignition, guéris instantanément par les respirations profondes.

Il m'a suffi, dans le cas suivant et dans plusieurs autres du même genre, de faire largement respirer pour remédier presque instantanément aux accidents les plus graves, causés par la respiration de l'acide carbonique.

Une femme, dans la force de l'âge et d'une bonne constitution, habitait, rue Neuve-des-Mathurins, nº 1, une chambre fort petite, dans laquelle du charbon était depuis quelque temps allumé ; elle tomba presque sans connaissance.

La figure était violacée ; des vomissements avaient eu lieu ; le pouls était irrégulier.

Je fis transporter à l'instant cette malheureuse femme dans la cour de la maison ; l'intelligence et la volonté étaient encore conservées, bien qu'à un faible degré.

Je parvins, par des instances réitérées, à lui faire faire coup sur coup plusieurs inspirations, qui, d'abord peu étendues, prirent ensuite bien plus d'énergie.

A la huitième ou dixième de ces inspirations, les mouvements respirateurs prirent beaucoup d'extension, et quelques soupirs très-profonds purent s'accomplir. Pendant qu'ils se succédaient, les accidents cessaient d'une façon si complète que, quelques minutes après, la coloration rosée était revenue à son état normal, et que la malade put continuer de vaquer à ses travaux habituels.

Lorsqu'un homme, jusqu'alors bien portant, éprouve tout à coup des vertiges, des étourdissements, de la difficulté à réunir ses idées, et bientôt après des nausées et des vomissements, n'allez pas croire tout d'abord qu'il s'agisse d'une véritable congestion cérébrale. Certes, il peut en être ainsi, et alors le cerveau souffre en effet, mais souvent ce sont les gaz qui s'élèvent du charbon qui s'allume (hydrogène, carbone, oxyde de carbone) ou en ignition (acide carbonique) qui, modifiant le sang et le nevrax, produisent ces symptômes (1). A deux reprises j'ai éprouvé de tels accidents, et j'ai

(1) Voyez ma thèse expérimentale sur la submersion et sur d'autres asphyxies, concours d'agrégation, 1826.

bientôt reconnu qu'ils étaient dûs à la respiration des
gaz que le carbone forme en brûlant. Le moyen par
excellence à employer dans de tels cas est d'avoir
recours à l'hyperpnéisme.

104. État du sang dit inflammatoire, sang couenneux, fièvre inflammatoire, hémite ou plasthydrémie de la nomenclature (1).

Oter du sang dans la fièvre inflammatoire ou hémite,
est souvent faire une chose utile, mais non pas remédier à l'état organique qui consiste ici en ce qu'une
certaine proportion de fibrine se trouve suspendue et
non dissoute dans le sérum (2), ce qui la rend trouble
et ce qui est cause que, par le repos, le sang laissé
déposer, sur le caillot, une couche fibrineuse grisâtre
à laquelle nos bons aïeux, par une comparaison bur-
lesque, ont donné le nom de couenne. Ce qu'il faudrait
pouvoir faire, dans de tels cas, ce serait de rendre la fibrine soluble; on a essayé de la soude, de la potasse, etc.;

(1) *Traité de médecine pratique*, n° 4044.

(2) Des auteurs graves ont pensé, et fait généralement admettre, que
c'est par suite d'une augmentation dans les proportions de la fibrine
contenue dans le sang qui se déclarent des phénomènes dits fièvres
inflammatoires. C'est bien au contraire, ainsi que je l'ai prouvé dès
1834, parce que la fibrine n'est pas dissoute mais bien suspendue dans
le sérum, qu'il en arrive ainsi. Tel homme d'ailleurs parfaitement sain
vient-il à se refroidir brusquement, est presqu'aussitôt pris d'un état
fébrile très-aigu, son sang est tout d'abord couenneux *et cela arrive
bien avant que la fibrine en plus ait eu le temps de se former
entre l'action de la cause : refroidissement, et d'effet produit.* D'ailleurs chez les chlorotiques qui n'ont pas de fièvre, le sérum est parfois en plus grande proportion que le cruor et il s'y trouve proportionnellement plus de fibrine; mais si cet élément organique y est seulement *suspendu*, la couenne se forme, et il se déclare une fièvre dite
inflammatoire.

j'ai moi-même tenté de faire respirer de l'ammoniaque, mais les recherches que j'ai faites sur ce sujet sont trop incomplètes pour en parler ici. Jusqu'à présent on ne voit de vraiment indiqué dans l'hémite que des moyens éminemment hygiéniques et d'une grande simplicité, tels que les boissons aqueuses à doses faibles à la fois, mais réitérées ; je dis faibles, car j'ai constaté que, si l'on ajoute brusquement, à du sérum trouble séparé du caillot et devant déposer lentement de la couenne, une grande proportion d'eau, tout d'abord la fibrine se précipite en masse et une coagulation prompte a lieu ; or, ce fait n'encourage guère à introduire promptement, dans les vaisseaux d'un individu atteint d'hémite ou plasthydrémie, une proportion considérable de boissons aqueuses. En portant, au contraire, peu à peu l'eau dans les voies circulatoires, il n'y a aucun risque à courir et l'on est très-utile aux malades. On peut dire des injections dans le fondement et des bains, une partie de ce qui vient d'être établi pour les boissons aqueuses.

Bien entendu que l'abstinence et le repos sont non moins indiqués, dans le cas d'hémite, que les moyens précédents.

Jusqu'à présent aucun moyen médicamenteux n'a réussi dans la curation de la fièvre inflammatoire.

105. Affections inflammatoires dans lesquelles l'état couenneux du sang entre comme élément principal ou comme coïncidence, et explique les phénomènes locaux qui ont eu lieu ultérieurement (rhumatisme articulaire aigu ou hémitoarthrite), pneumonie aiguë (hémito-pneumonite), pleurésie aiguë (hémito-pleurite), endocardite, péricardite (hémito-endorcardite, hémito-péricardite, etc.)

Dans des cas pareils, l'état couenneux du sang est, dans la théorie que j'ai proposée et admise (1), le point de départ de la plupart des altérations organiques qui surviennent et qui, diverses suivant le siége de la lésion et suivant les fonctions de l'organe affecté, ont ceci de commun, que la couenne ou plutôt la fibrine suspendue dans le sérum est l'agent des phénomènes qui surviennent; exemples : dans l'inflammation du cœur ou de sa membrane extérieure; dans celle des plèvres, des articulations, la fibrine se dépose, à la suite de l'hémite, sur les surfaces membraneuses; dans la pneumonite, elle passe difficilement à travers les vaisseaux pulmonaires et y forme des concrétions, etc.

Beaucoup de médecins peuvent très-bien ne pas adopter cette théorie et rapporter encore de tels phénomènes à la vitalité, à l'irritation, à l'inflammation, etc., mais tous les faits s'accordent avec les opinions que je défends, qui sont fécondes en applications thérapeutiques.

En effet, puisque l'état couenneux du sang joue un rôle si important dans les maladies inflammatoires, il

(1) *Traité de médecine pratique*, nos 4090 et suivants.

est évident que le traitement applicable à l'hémite doit
ne différer de celui de la fièvre inflammatoire que sous
le rapport de la structure et des fonctions des organes
où les accidents concomitants ou consécutifs à celle-ci
ont lieu. Conséquences logiques : *l'introduction lente et
successive d'une notable proportion d'eau dans les vaisseaux, soit par les boissons, soit par les vapeurs respi-
rées, soit par les injections, etc., et de plus l'abstinence,
le repos de la partie malade,* moyens simples et hygiéniques par excellence, sont, en général, dans les maladies dont nous venons de parler (1), *des médications de
premier ordre et qui ne peuvent actuellement être remplacés par des médicaments, quels qu'ils soient.*

106. Diminution de la fibrine contenue dans le sang ; hypoplastémie,
scorbut.

Bien que mes opinions nettement formulées (2) soient
que l'état du sang désigné sous le nom absurde de
scorbut, consiste dans une diminution de la fibrine du
sang, et bien que, dans cette manière de voir, je ne
m'explique en rien comment il se fait que les végétaux
frais, les herbages, par exemple, remédient promptement à cette anomémie; j'admets, parce que l'expé-

(1) Si l'on ne connaissait l'incroyable manie de parler de ce que l'on
n'a même pas lu, manie qui trouble le cerveau de certaines gens, on
ne comprendrait pas comment on a pu prétendre que l'auteur de la
théorie précédente, datant de 1833, a été accusé de ne pas tenir
compte des maladies générales et de ne s'occuper que des lésions locales. (Voyez le *Traité de médecine pratique,* tome I, n° 3903.)
(2) *Traité de médecine pratique,* tome III, n°s 3911, 3912 et suiv.

rience l'a absolument démontré, que c'est dans l'usage
de ces mêmes moyens que gît le principal et presque
l'unique remède de cet état pathologique. Les récits
des grands navigateurs tels que Cook, Bougainville,
Dumont-Durville, etc., l'expérience des médecins de la
marine et de l'armée, la clinique journalière des hôpitaux et de la ville ne permettent pas de révoquer en
doute cette grande donnée thérapeutique. Que de fois
depuis trente ans n'ai-je pas remédié, dans mon service
nosocomial ou dans ma pratique, à des hémorrhagies
par les gencives, par la bouche, par l'intestin, par les
poumons, etc., à des taches de sang déposées sous la
peau, etc., et cela au moyen des sucs d'herbes donnés à des doses assez fortes ! Certes, le perchlorure de
fer administré dans de tels cas n'est pas inutile ; mais
il réussit moins bien que ne le font 200 ou 300 grammes de sucs herbacés (sucs de cresson, de laitue, de
chicorée, etc.) ingérés par jour. Les oranges, les citrons,
les racines fraîches, etc., sont aussi très-avantageuse-
ment prescrits, alors que le malade peut les digérer.
Toutes ces médications sont des moyens bien inno-
cents, nullement dangereux, connus depuis longtemps,
et qui ne peuvent être remplacés par des agents pharmaceutiques. Non-seulement ils réussissent dans les
cas où l'état du sang dont il est ici question constitue
l'affection principale, mais aussi dans les maladies où
il se déclare comme coïncidence, comme complication
ou comme symptôme consécutif. C'est ainsi que *dans
les fièvres graves, dans les anciennes splénopathies* (mala-

dies de la rate, etc., etc.), *j'ai pu, un grand nombre de fois, arrêter en quelques heures des hémorrhagies très-abondantes et très-dangereuses par l'usage des sucs d'herbes et de végétaux frais.* Ces hémorrhagies me paraissaient être les résultats de l'état du sang qui, comme je viens de le dire, a été désigné, dans la nomenclature, par le terme hypoplastémie.

107. Diminution plus ou moins considérable du sérum du sang (hypohydrémie de la nomenclature (1)). — Traitement du choléra.

Il est un état pathologique des plus graves, dont le sang est le siége, et que les terribles épidémies du choléra n'ont que trop appris à connaître, c'est cet état dans lequel la perte du sérum du sang est porté à ce point, que ce liquide organique, réduit à ses parties globuleuses et solides, n'est plus qu'une bouillie épaisse, brunâtre ou même noirâtre, dont la consistance poisseuse est telle qu'il peut à peine circuler et qu'il ne traverse les petits vaisseaux des poumons, des glandes, des membranes, des membres et de la peau qu'avec une extrême difficulté. Ce n'est pas seulement à la suite de l'action du poison cholérique (indoloïose ou poison de la peste de l'Inde) que l'on voit se manifester un tel état du sang; mais il existe encore (comme je l'ai vu à Corbeil avec mon honorable ami M. le docteur Lionet, dans trois cas malheureux), à la suite des selles aqueuses que cause l'empoisonnement par certaines espèces de champignons. On le retrouve encore dans la

(1) *Traité de médecine pratique,* nos 3878 et 3894.

gastrentérite aiguë, dite choléra sporadique, et dans certains cas où l'émétique donne lieu à d'énormes évacuations liquides par l'estomac et par l'intestin. C'est précisément parce que le sang devient demi-solide et ne circule qu'avec une peine infinie que l'on voit survenir dans ces circonstances une faiblesse extrême des battements du cœur et du pouls, le refroidissement, l'arrêt des secrétions, et c'est aussi parce que les vaisseaux capillaires sont gorgés de sang épais et noir que les téguments de la face et des membres prennent cette coloration violacée et noirâtre que présentent les malheureux cholériques et les malades qui sont atteints d'une hypohydrémie due à toute autre cause.

Or, comme la *chimie, la physique, l'expérimentation clinique,* etc., *n'ont en rien fait connaître en quoi consiste le poison cholérique* (indoloïose), et comme on ne connaît pas davantage les agents neutralisants du principe vénéneux des champignons, etc., *c'est exclusivement aux moyens d'arrêter le flux séreux qui a lieu par l'intestin, et, plus tard, c'est aux médications par lesquelles on pourrait espérer de rendre au sang le sérum perdu, que l'on peut et, dans des cas pareils, que l'on doit avoir recours.* Malheureusement, la thériaque, le punch, tous les médicaments dits astringents, etc., réussissent à peine, de sorte que les méthodes thérapeutiques sur lesquelles on peut compter davantage, sont les boissons abondantes, soit alcooliques, soit acidulées, prises à doses réitérées ; car elles ont pour immense avantage de faire rejeter au dehors les substances nuisibles que le tube digestif peut contenir, de pénétrer quelquefois dans le sang et de remplacer le sérum qui fait défaut. Pour remplir cette dernière indication, les boissons contenant de l'albumine, de l'œuf peuvent être utiles, et cela, qu'il y ait ou non des vomissements et des selles réitérées; ce sont surtout ces derniers moyens dont l'utilité est grande, tandis que la plupart des médicaments échouent. Les lavements aqueux, les bains de vapeur, les injections d'eau dans les veines, la compression de l'aorte abdominale pour ralentir la congestion stasique de l'intestin, peuvent aussi, dans des cas pareils, avoir quelque avantage.

108. Altération du sang due au mélange avec ce liquide de quelques-uns des éléments ou des liquides formés normalement dans l'organisme. — État du sang dans la goutte (oxurémie).

La plupart des médecins instruits, se fondant sur des notions chimiques et sur l'expérience clinique, pensent que la cause des accidents réunis sous le nom de goutte n'est autre que l'excès dans le sang de l'un des principes constituants de l'urine; je veux dire l'acide urique. C'est ce qui nous a conduits, mon ami M. le docteur Galtier-Boissière (1) et moi, à donner à l'état morbide du sang, dans cette série de phénomènes, le nom d'*oxurémie* (2).

(1) Voyez l'excellent livre de ce médecin sur la goutte.
(2) Ce qui signifie affection qui consiste dans un excès d'acide urique dans le sang.

Ce n'est pas que j'aie compris, sous cette dénomination, les innombrables états pathologiques et secondaires qui, pour les auteurs, constituent ce qu'ils appellent avec le public : la *goutte ;* j'ai voulu seulement parler de l'affection dite générale, de l'altération du sang, qui est le point de départ des lésions que présentent, dans cette *maladie,* les jointures, les ligaments, les nerfs, les muscles et les autres organes.

On prétend, en général, qu'il est impossible de remédier à la goutte : c'est une grande erreur. Sans doute, on parvient à guérir bien difficilement soit les altérations profondes qui se manifestent, par le fait de l'oxurémie, dans les os, autour des jointures, et les déformations qui en sont les conséquences. C'est seulement par des moyens chirurgicaux, qu'après avoir calmé ou détruit la cause organique primitive, on peut en faire disparaître les résultats ou les pallier ; mais, quant à l'oxurémie elle-même, il suffit de moyens on ne peut pas plus simples et qui sont, en quelque sorte, vulgaires pour la combattre utilement. Ces moyens sont les suivants :

1° La sobriété, ne prendre qu'en de faibles proportions des viandes très-animalisées, du vin généreux, et s'abstenir presque complétement de liqueurs alcooliques.

2° Faire entrer largement dans le régime des substances végétales.

3° Avoir abondamment recours à des boissons aqueuses prises par petites doses à la fois, mais très-fréquemment réitérées, de façon qu'à la fin du jour on ait ingéré plusieurs litres.

4° Prendre souvent des bains tièdes prolongés et des injections aqueuses dans l'intestin.

5° Faire usage de bicarbonates alcalins, comme je le fais, en ayant recours à une potion ainsi composée et que j'administre dans plusieurs autres cas : bicarbonate de soude, 10 grammes; eau, 100 grammes; sirop de fleurs d'oranger, 50 grammes. Que l'on fasse choix de cette préparation ou des moyens proposés par M. Galtier-Boissière, les effets avantageux qu'ils produisent, alors que leur emploi est continu, ne tardent pas à se manifester. La dose de ces médicaments (qui doit être en général très-élevée) et le degré de sévérité du régime seront proportionnés à l'acidité de l'urine essayée par le papier de tourne-sol et à l'intensité des symptômes.

109. Accidents en rapport possible avec la présence du lait ou du moins de quelques-uns de ses matériaux dans le sang (galactémie ou galémie.)

Une opinion fortement enracinée dans le public, et que la plupart des médecins considèrent comme un ridicule préjugé, est que la pénétration ou la formation, la présence du lait ou au moins de ses matériaux constituants, dans le sang des femmes, lors de la lactation ou à sa suite, devient une source d'accidents aigus ou chroniques des plus graves. J'ai consacré l'article *galémie* du *Traité de médecine pratique* à la discussion de cette importante question (n° 4441).

Sans entrer dans les considérations pathologiques de premier ordre que ce sujet comporte, je me bornerai ici à faire remarquer que les moyens les plus simples sont aussi les seuls qui puissent être utilement employés, soit pour prévenir, soit pour remédier à la résorption du lait et à la galémie, si tant est, comme je le crois très-probable, que l'on doive admettre son existence.

Y a-t-il une drogue, un remède spécifique, qui pourraient être raisonnablement proposés pour détruire ce que l'on appellerait, dans un langage incorrect, diathèse ou cachexie laiteuse ? Certes, ni le quinquina, ni les *dépuratifs*, ni les *diurétiques*, ni les alcalins, ni les acides, ne feront cesser la galémie et les accidents plus ou moins graves qu'on lui rapporte.

Pour des empiristes prévenus, l'infusion ou la décoction de *canne* serait peut-être encore un médicament spécifique ; mais pour les cliniciens véritables, c'est-à-dire pour les gens de bon sens et d'expérience, une drogue pareille mérite le même degré de confiance que le collier de liége que de bonnes gens placent autour du cou des chiennes qui ont mis bas, et cela dans l'intention de faire passer leur lait !

Pour prévenir les abcès du sein, dus à ce que le lait contenu dans les vaisseaux qui le charrient ne coule pas (*poil* des garde-malades, galactopyoïe de la nomenclature), il faut favoriser et même provoquer l'issue du lait : par la succion naturelle ou artificielle du mamelon ; au besoin par des ventouses, par des pressions ;

par des frictions sur les vaisseaux où ce même lait
s'accumule.

Ces mêmes moyens sont non moins utiles pour faire
que le lait ne soit pas résorbé et ne pénètre pas dans
le sang; s'il y était véritablement parvenu, ce serait
principalement par des boissons aqueuses administrées
à doses réitérées, ce serait par quelques purgatifs
propres à faire écouler surtout du sérum du sang (purgatifs hydrorrhéiques), que l'on pourrait remédier à
l'état pathologique, dit galémie, et à ses conséquences
organiques. Ces considérations sont entièrement applicables : à l'encéphalie des femmes en couche (ménin-
gite, manie puerpérale), aux accidents broncho-pul-
monaires, aux arthrites, aux·abcès qui se déclarent à
la suite de la parturition, et à plusieurs autres états
pathologiques qui ont lieu à la suite de la fièvre de lait
(galémie à l'état aigu).

110. Bile dans le sang (jaunisse, ictère; cholémie de la nomenclature).

La théorie des maladies bilieuses, telle que l'avaient
comprise Gallien, Stoll et leurs successeurs, dans l'état
actuel de la science, n'est guère soutenable, et les opinions qui supposent que la bile occasionne un grand
nombre de maladies aiguës ne sont point assez fondées
sur l'observation et sur les faits expérimentaux pour
supporter une discussion sérieuse.

Il est certain, par exemple, que, dans les cas où cette
bile, ou au moins son principe colorant, existe évidem-

ment en grande proportion dans le sang, il n'y a que
très-rarement de la fièvre et de ces accidents auxquels
on donne généralement le nom de bilieux. Cela est s_i
vrai, que, dans la jaunisse, très-ordinairement les enduits de la langue sont blancs, tandis qu'ils sont
jaunes, dit-on, dans les affections bilieuses (1) ; que le
pouls, loin d'être fébrile, est ralenti, et qu'enfin les
vomissements de matières vertes et amères n'ont
pas lieu.

Nous ne nous occuperons point, pour le moment,
des causes organiques de la jaunisse ou cholémie,
nous y reviendrons à l'occasion de l'étude du foie et de
la vésicule biliaire.

Disons cependant, ici, que les boissons à hautes
doses et les purgatifs hydrorrhéiques (qui déterminent
des évacuations aqueuses) sont les moyens qui conviennent surtout dans la jaunisse, c'est-à-dire dans
les cas de bile ayant pénétré dans le sang. (Voyez
l'article *cholémie* du *Traité de médecine pratique,*
n° 4420).

111. Altérations du sang par les substances délétères (toxémies).

Une infinité d'agents portés dans la circulation, soit
qu'ils se mélangent seulement avec le sang (comme il
en arrive pour beaucoup de poisons, tels que les narcotiques, le principe actif des cantharides, etc.), soit

_____

(1) M. le docteur Cros a prouvé que la coloration jaune des enduits
de la langue était due, non pas à la présence de la bile, mais bien à
une illusion d'optique.

qu'ils changent d'une manière évidente la composition moléculaire de ce même sang (comme on le voit pour l'oxyde de carbone, le gaz sulfhydrique, etc.) déterminent dans les organes, par la médiation du liquide nutritif, des troubles variés et souvent extrêmement graves.

Ces agents peuvent être divisés en plusieurs catégories : les uns prennent leur source dans les matériaux mêmes du corps de l'homme ou dans les productions qui s'y sont formées, tels sont : le pus altéré, la matière tuberculeuse ramollie, les principes solubles du cancer, les liquides et les gaz putrides développés dans les organes en communication avec l'air atmosphérique; d'autres proviennent des effluves marécageux (miasmes des marais, éliose de la nomenclature), de virus inconnus dans leur essence, et dont quelques-uns pourraient bien être des animalcules : agents producteurs de la variole ou variose, de la rougeole ou rubiose, de la scarlatine ou scarliose, de la morve ou hippiose; tels encore que les matières septiques ou septioses, les causes inconnues de la peste ou niloiose, de la fièvre jaune ou dysiloiose; tels enfin que tous les poisons spéciaux épidémiques dits infectieux ou contagieux.

D'autres encore sont constitués par des substances métalliques, par des agents chimiques très-nombreux, qui modifient le sang et l'organisation d'une foule de façons.

J'ai parlé en détail, dans le *Traité de médecine pratique* (n°ˢ 4655, 4904 et suiv.), des divers états patholo-

10.

giques auxquels donnent lieu la plupart de ces virus,
de ces miasmes, de ces agents chimiques.

Je ne m'étendrai pas sur ces importants sujets dont
l'histoire sort complétement du cadre de ce travail; je
me bornerai seulement à établir quelques considérations générales, qui feront voir que, dans la plupart des
cas précédents, les moyens les plus simples sont les
plus indiqués, et constituent la thérapeutique la plus
utile et la moins contestable.

**112. Substances toxiques simplement mélangées avec le sang. — Uti-
lité, dans de tels cas, de faire traverser ce liquide par beaucoup
d'eau.**

Les substances qui altèrent la constitution même du
sang, et qui, pour la plupart, sont des éléments ou des
composés chimiques, ne pourraient guère être détruites
ou rendues inoffensives que par des corps plus ou moins
neutralisants; malheureusement, il faudrait, pour que
ceux-ci pussent être avantageusement employés, savoir
au juste quel est l'agent vénéneux qui a modifié le sang,
quelle est la lésion que cet agent a produite et surtout
quelle peut être la substance chimique et *non dangereuse* qui serait apte à neutraliser le poison ingéré dans
la circulation : de telles connaissances sont du domaine
de la plus haute médecine et ne rentrent pas dans le
cadre de ce travail.

Les substances toxiques qui sont seulement mélangées avec le sang, et qui viennent ensuite à agir sur
les organes en y causant des lésions variables sous le

rapport de leur gravité, peuvent être facilement rejetées au dehors, alors que l'on augmente les proportions d'eau passant par l'appareil circulatoire ; on
obtient cette augmentation par les boissons données à
des doses plus ou moins grandes, par des injections
aqueuses administrées dans le rectum, par des bains
prolongés, par la respiration d'un air saturé d'humidité. Or, ces moyens sont d'une extrême utilité, d'un
emploi très-facile, et leur simplicité extrême les met
dans les mains de tout le monde ; lors donc qu'il s'a-
gira d'accidents causés par les narcotiques, tels que l'o-
pium, le datura, la belladone, la digitale, le hachish, etc.,
*et lorqu'il surviendra dans le système nerveux des acci-
dents formidables en rapport avec ces poisons, le premier soin, le moyen de premier ordre, sera de faire pénétrer en abondance par les voies qui viennent d'être énu-
mérées des liquides aqueux qui entraînent, par les organes
excréteurs, les substances toxiques mélangées avec le
sang.*

**113. Altération du sang par les liquides formés dans les organes.
Indication du même genre que la précédente.**

Toutes les fois qu'un agent délétère prenant sa source
dans le corps de l'homme, vient à altérer le sang, la
première, la principale indication est de tarir cette
même source ; c'est ainsi que, dans le cas où du pus
altéré provient d'un abcès, dans ceux où de la matière
tuberculeuse ramollie existe dans une caverne, dans
ceux encore où des matières septiques sont déposées ou

accumulées dans des cavités intestinales et sur des
surfaces où des vaisseaux sont ouverts, le premier soin
doit être de faire évacuer ces agents si graves d'altération du sang. Que de fois ne m'est-il pas arrivé, en
provoquant la sortie du pus des abcès au moyen d'injections, en déterminant l'expectoration des liquides
accumulés dans les cavernes pulmonaires, en évacuant
par les irrigations les scories contenues dans les gros
intestins ; ou encore en nettoyant les surfaces vasculaires recouvertes de matières putrides ; ou même en
momifiant celles-ci, de remédier à la fièvre dite hec-
tique, et aux accidents terribles en rapport avec les
altérations du sang, résultant de la septicité (septiose)!
Certes, il serait bien utile d'en agir ainsi relativement
à la pénétration dans les vaisseaux de pus altéré, des
matières tuberculeuses ou cancéreuses, du septiose, etc.
Pour remédier à la présence dans le sang des substances précédentes, on ne connaît guère d'autres médications utiles que les boissons aqueuses ou légèrement alcooliques, à doses réitérées, que l'aération et
qu'une alimentation convenable. Rien n'est mieux,
sans doute, que d'essayer de remédier à la septicémie
par des inspirations de chlore, d'iode, d'alcool, etc.,
mais, malheureusement, la plupart des tentatives
que j'ai faites à cet égard on été sans résultat saillant.

Il faut exciser ou amputer, dès son apparition, toute
tumeur cancéreuse, et même toutes celles dont les
caractères encore douteux rendent probable l'existence
d'une telle dégénérescence. S'il est possible d'éviter

que la lésion terrible dont il s'agit se reproduise, c'est, à coup sûr, en détruisant tout d'abord le mal qui commence et qui, le plus souvent, semble être primitive - ment local.

114. Maladies dues à des altérations du sang (anomémies) : miasmatiques, de cause contagieuse ou virulente. Utilité, dans de tels cas, des moyens hygiéniques.

Quant aux moyens de rémédier à l'altération du sang qui résulte actuellement de l'introduction dans ce liquide de divers poisons miasmatiques ou virulents dans le corps de l'homme, il y a des distinctions à faire.

Les maladies contagieuses dites générales ne peuvent être comprises qu'en les rapportant à des altérations primitives du sang produites par quelque iose ou virus ; telles sont la variole, la rougeole, la scarlatine, le typhus, la peste, la suette, la fièvre jaune, le choléra, etc.

Or, *ces maladies, considérées en elles-mêmes et en faisant abstraction des états pathologiques et locaux qu'elles déterminent*, sont produites par des agents tellement inconnus dans leur nature intime, et l'on sait si peu quels sont les moyens de neutraliser ces derniers que, dans l'état actuel de la science, personne de sensé ne songe à employer un traitement spécifique contre de telles individualités morbides. On en peut dire autant de toutes ces affections épidémiques dont on fait tant de bruit, et sur lesquelles on ne cesse de discuter,

sans avancer le moins du monde la solution des graves
questions qui s'y rapportent.

Que les amateurs du bon vieux temps portent aux
nues le nom de Sydenham et de ses admirateurs; qu'on
discute sur les maladies populaires qui ont régné à différentes époques; qu'on étourdisse les gens avec les
mots épidémies, endémies, maladies générales contagieuses ou infectieuses, ou encore avec ces expressions: diathèse, cachexie, etc., etc., mises actuellement
si fort à la mode par la fantaisie, il n'en est pas moins
certain que, contre les agents producteurs des affections dont nous parlons, il n'y a que des moyens hygiéniques à employer, et qui peuvent ainsi se formuler :
respiration d'un air pur, boissons abondantes, aqueuses,
acides ou alcooliques suivant les cas; alimentation proportionnée à l'état de l'organisme, exercice ou repos en
rapport avec l'ensemble des circonstances que l'on est
convenu d'appeler les forces; température variant suivant les climats et les symptômes, et surtout propreté
minutieuse, qui préserve les malades contre l'action des
matières septiques.

115. Altération du sang par l'éliose (1) ou miasme des marais
(éliosémie).

Il est un agent, un miasme qui, tout méconnu qu'il
est dans son essence, semble au premier coup d'œil
devoir être combattu avec avantage par un médica-

1) Έλος marais; et de ίός miasme.

ment spécial ; c'est le miasme des marais , ou éliose, dont je veux parler, et contre lequel on possède, dit-on, des médicaments spécifiques qui font au moins cesser la fièvre et les névropathies intermittentes auxquelles il donne naissance.

Ces médicaments sont le quinquina et ses principes vraiment actifs (1).

Or, évidemment le miasme des marais agit tout d'a-dord sur le sang et l'on prétend qu'un état morbide général et spécial, dit *cachexie paludéenne*, est le résul-tat de l'action de cette toxêmie éliosique.

On posséderait donc ainsi un spécifique, un neu-tralisant direct, contre les miasmes marécageux et leur action.

(1) C'est de la quinine et la cinchonine que je veux ici parler. Il faut désormais ajouter à ces substances le sel marin à hautes doses, proposé par M. Scelle Montdézert, mais qui a l'énorme inconvénient de produire des vomissements ou d'autres accidents gastriques. Il con vient surtout de mentionner ici l'extrait d'une plante qui a été soumise à l'Académie impériale de médecine par M. Armand, extrait dont j'é-tudie avec le plus grand soin depuis sept ans les très-remarquables effets. Ce médicament, aussi bien que la quinine à hautes doses et solubilisée par l'acide sulfurique ou l'alcool, *fait presque instantanément* (en 30 secondes), *après son ingestion dans l'estomac, diminuer de quelques centimètres la rate et prévient le retour de la fièvre pro-duite par l'éliose ou miasme des marais.* C'est sur plusieurs cen-taines d'observations recueillies à l'hôpital de la Charité, à l'Hôtel-Dieu ou dans ma pratique particulière, et *sur moi-même, que je me suis assuré du fait.* L'extrait *quinoïde* a été analysé par l'honorable membre de l'Académie M. Boudet : son avantage extrême est de ne pas donner lieu aux accidents-cérébraux, aux étourdissements, aux oscil-lations nerveuses(névropallies), que causent les préparations de qui-nine. De plus, il est un peu moins désagréable à prendre que ne l'est la quinine, et il coûte moins cher.

116. Idée de la pathogénie des fièvres intermittentes.

Les faits détruisent complétement cette manière de voir. J'ai surabondamment prouvé, par des milliers d'observations de toutes sortes, que c'est la rate malade qui provoque les accidents fébriles; que le sang, altéré d'abord par le miasme des marais (éliosémie), exerce une action sur cet organe, qui devient malade et le plus souvent se tuméfie; qu'alors ce dernier donne lieu à une névropathie ou névropallie (oscillation nerveuse) dite accès fébrile, laquelle se renouvelle d'une manière périodique. J'ai démontré par le plessimétrisme et par tous les moyens possibles d'exploration et d'observation :

1° Que la rate saine diminue par l'emploi de la quinine et de l'extrait alcoolique de *berbéris*; 2° que cet organe malade est dans le même cas; 3° qu'il est modifié et augmenté de volume avant les accès fébriles et pendant leur durée; 4° que la fièvre persiste tant que la rate est malade; 5° que cette fièvre ne reparait plus dès que l'organe splénique est réduit aux quatre centimètres de l'état normal (1).

D'un autre côté, M. le docteur Fleury a démesurément prouvé que la rate et la fièvre se guérissent par les douches froides dirigées sur le côté gauche, douches qui, certes, ne remédient pas aux miasmes des marais, mais à l'affection splénique.

(1) *Voyez le traité de plessimétrisme* (nos 1007, 1008 et suivants.)

La prétendue cachexie paludéenne (altération du sang par le miasme paludéen) tient si bien à la maladie de la rate, et si peu à l'éliose, qu'elle se déclare à la suite des splenopathies produites par des causes organiques, telles que les tubercules et les abcès ; qu'elle consiste dans la décoloration des globules du sang (hémosplénémie; leucocythémie de M. Bennett) et qu'elle cesse d'avoir lieu lorsque l'on a guéri la lésion de la rate.

117. Cachexie paludéenne. Moyens curatifs.

On ne possède donc pas de moyens dirigés contre l'altération du sang produite par le miasme des marais, mais on connaît des spécifiques contre l'affection splénique.

En dehors des moyens précédents de remédier aux fièvres intermittentes, les médications à la fois les plus simples et les plus rationnelles sont: 1° de s'éloigner des pays marécageux et insalubres ; 2° de ne pas s'exposer le soir à l'action des vapeurs qui s'élèvent de la terre ; 3° de combattre les frissons par l'élévation de la température et les sueurs par une atmosphère tempérée et par des boissons aqueuses ; 4° de chercher à couper les accès par quelques amers, par des douches, etc.; 5° de remédier à l'altération du sang par l'usage de sucs d'herbes, du fer et par une alimentation réparatrice.

118. Syphiosémie (altération du sang par le virus syphilitique, syphiose).

Il est une autre toxémie contre laquelle on possède

11

des médicaments d'une extrême utilité ; je veux parler
de celle qui se déclare à la suite des affections syphiosiques. — Ces médicaments sont le mercure, l'iode et
quelques autres substances dont je n'ai pas ici à parler.
Mais ce qu'il faut dire, c'est que les moyens hygiéniques les plus simples suffisent le plus souvent pour
prévenir le mal ou pour en rendre au moins les accidents et les conséquences peu graves. Le premier de
tous est une propreté minutieuse, et les faits nombreux
qui sont à ma connaissance, des données physiologiques de premier ordre, des inductions analogiques
tout aussi graves me conduisent à admettre que le
lavage avec l'eau pure, pratiqué de la manière la plus
scrupuleuse, soit sur la peau, soit dans le canal de l'u-
rètre, immédiatement après l'action qui est parfois
suivie d'écoulements ou d'ulcérations locales, et de
phénomènes dits généraux, suffit pour éviter toute
contagion.

C'est surtout quand il y a quelques déchirures aux
organes exposés à cette contagion que la précaution
dont il s'agit est utile.

Pendant la durée des accidents locaux, primitifs ou
secondaires, les lotions très-fréquentes sont tout à fait
indispensables, et il faut éviter avec le plus grand
soin l'action de toutes les circonstances qui peuvent
blesser ou irriter les parties malades. — Quant à la
syphiosémie, ou maladie constitutionnelle, les boissons
aqueuses abondantes, les bains, un régime substantiel,
mais non pas trop excitant, sont encore d'une immense

utilité, ce qui n'empêche pas cependant, d'avoir recours aux médicaments externes et internes dont l'expérience a aussi constaté l'efficacité.

Autrefois, les mercuriaux étaient employés avec té-
mérité et jusqu'à ce que la salivation se prononçât; de
nos jours, les préparations hydrargyriques sont données
avec discernement et ne sont en rien dangereuses :
deux ou trois centigrammes de proto-iodure de mercure,
administrés matin et soir sous forme de pilules, et continués durant un mois ou deux, ne constituent pas
une médication dangereuse et peuvent être donnés sans
crainte, alors même que l'on est dans le doute sur le
caractère syphiosique des accidents.

119. Réflexions et conclusions relatives au traitement des altérations
du sang, des maladies dites générales, des fièvres, etc.

Que l'on cesse donc, d'après ce qui précède, de mé-
dire contre ceux qui veulent étudier avec un soin
extrême les désordres matériels et locaux qui sont les
résultats terribles de l'action primitive de poisons, de
virus, de miasmes, d'ioses que l'on ne connaît pas et
surtout contre lesquels on ne peut opposer que des
moyens bien simples et dont l'emploi dirigé par le bon
sens est à peu près le même pour chacun d'eux ! Que
l'on étudie avec persévérance et avec une véritable
instruction les états pathologiques et les symptômes
qui, dans des cas pareils, se déclarent consécutivement
à ceux-ci et l'on ne sera pas embarrassé dans le choix
des médications à employer; si l'on est loin de les

guérir toujours, au moins peut-on en atténuer la gravité, en abréger la durée et prévenir les complications dont ils sont la source. Si vous ne pouvez combattre de prime abord ce que vous appelez fièvre typhoïde, au moins vous conserverez fréquemment la vie des malades qui en sont atteints, en couvrant les éruptions de la région sacrée d'une couche de diachylum et de poudre de lycopode qui préviennent la gangrène des ulcérations qui sont la suite de cette éruption ; ainsi en est-il de beaucoup d'autres phénomènes graves qui surviennent pendant la durée et à la suite de fièvres graves et de tant d'autres maladies dites générales.

Il faut considérer comme de ridicules banalités les discours de ces prétendus savants qui, après avoir parlé ou discuté pendant des heures sur les maladies générales, sur les fièvres, sur les épidémies, sur les maladies infectieuses, etc., n'ont rien à dire lorsqu'ils arrivent à parler du traitement, si ce n'est que proclamer leur ignorance absolue de ce qu'il convient de faire pour s'y opposer, et d'avouer que l'eau, l'air et le régime sont, dans tous ces cas, les seuls remèdes auxquels on peut consciencieusement avoir recours.

CHAPITRE VI

MOYENS SIMPLES ET UTILES DANS LES AFFECTIONS DES
VAISSEAUX SANGUINS.

120. Influence de la pesanteur sur la circulation en général.

Bien que Bichat et d'autres auteurs aient considéré
l'organisation comme étant en partie soustraite aux
lois physiques ordinaires, et qu'ils aient pensé que la
vie était continuellement en lutte avec les lois de la nature inerte, il n'en est pas moins certain que la pesanteur influe d'une manière très-puissante sur les
actes organiques propres à la santé et à la maladie (1).

J'établirai seulement ici quelques applications hygiéniques et thérapeutiques en rapport avec ce grand fait.

121. Elévation momentanée des bras faisant apprécier la force réelle
du pouls, ainsi que la proportion du sang qui circule, et l'énergie
des contractions du cœur.

Toutes les fois que se présentent les grandes questions
que voici : le malade a-t-il peu ou beaucoup de sang en
circulation ? peut-il subir sans danger une perte plus
ou moins grande de ce liquide ? quel est chez lui le

_____

(1) Voyez mon mémoire sur l'influence que la pesanteur exerce sur
le cours du sang; le procédé opératoire de la percussion médiate, etc,

degré d'énergie de l'action du cœur, etc.? il est une expérimentation physiologique bien simple et bien inoffensive qui donne presque toujours la solution des problèmes dont il s'agit.

C'est d'abord de bien constater l'état du pouls à l'avant-bras tenu abaissé, de bien apprécier sa force, sa résistance, le degré de plénitude que présente l'artère radiale ; puis d'élever fortement ce même membre au-dessus de la tête ; alors, si les proportions du sang qui circule sont suffisantes, si le cœur bat avec énergie, le pouls variera peu ou ne variera pas. Tout au contraire, s'il y a peu de sang, si l'action cardiaque est faible, vous verrez bientôt, dans la nouvelle position que vous aurez fait prendre à l'avant-bras, que l'artère deviendra dépressible au moindre contact et qu'elle soulèvera avec difficulté le doigt qui sera appliqué sur elle.

On conçoit combien est grande l'importance de cette étude, et qu'autant il serait dangereux, dans le premier cas, de tirer du sang ou de mettre un malade à la diète absolue, autant il serait en général peu indiqué d'agir de la même façon dans le second.

122. Utilité de l'élévation des membres alors qu'ils sont tuméfiés ou œdémateux (hydrethmie). Congestion des poumons.

Toutes les fois que le corps reste longtemps dans la même position, il arrive que les parties situées vers le point le plus déclive se tuméfient. Ce fait a lieu par suite de l'accumulation du sang dans les vaisseaux, et cela consécutivement à la lenteur de la circulation, à l'accumulation des liquides séreux : soit dans les vascularités lymphatiques; soit dans la trame entière des organes; soit enfin dans le tissu conjonctif. De là vient que, si les pieds et les mains sont tenus quelque temps abaissés, on voit les parties grossir et devenir violettes, et les veines se dilater. De là vient encore qu'à la longue, chez les gens faibles, âgés, et surtout chez les malades atteints de quelque lésion gênant le retour du sang, il se manifeste un œdème (hydrethmie) des membres tenus plus ou moins abaissés.

En vertu des lois précédemment établies, s'il arrive que l'on tienne élevées les parties tuméfiées ou engorgées par suite de leur position déclive, les phénomènes dont il s'agit se dissipent promptement.

Les dames de la cour de Louis XV savaient parfaitement tirer parti de ces faits, car, pour rendre plus blanche la peau de leurs bras et de leurs mains, elles ne manquaient pas de les tenir un moment plus hautes que la tête.

Ce qui est vrai, à cet égard, des extrémités du corps, ne l'est pas moins du tronc et des organes profonds. Quand on se couche toute une nuit sur le dos, la peau du siége, des reins, du dos, est, le matin, plus rouge et plus chaude que la veille; aussi voit-on les éruptions cutanées, les dermites, résultats des altérations du sang et produites par les virus de la variole (variose), de la rougeole (rubiose), de la scarlatine (scarliose), etc., être souvent plus apparentes sur ces régions des téguments que sur la partie antérieure du corps.

J'ai souvent tiré un grand parti de ce fait pour reconnaître dès le début quelle était celle de ces affections dont le malade était atteint.

Ces phénomènes extérieurs ont également lieu pour les organes profonds : ainsi, les poumons, lors du coucher sur le dos, se congestionnent en arrière et en bas (1).

Ainsi, les hémorrhoïdes se prononcent à l'anus à cause de la déclivité et de quelques circonstances d'organisation dont plus tard il sera parlé ; ainsi les hémorrhagies sont favorisées par la position inférieure des organes où elles se déclarent, etc. Or, toutes les affections précédentes sont améliorées, ou se dissipent, alors que les parties qui en sont le siége sont tenues plus élevées que les autres organes.

C'est ainsi que l'on dissipe le gonflement œdémateux des pieds en maintenant ceux-ci élevés sur des coussins, et que l'on remédie aux congestions des poumons par en bas en évitant que les malades restent continuellement couchés sur le dos.

123. Faits remarquables de guérison obtenus par la position élevée des parties dans les hémorrhagies ou rhémies.

C'est par les mêmes raisons (et ceci est d'une immense utilité à savoir et à en tenir compte pour l'application) que, *dans toute hémorrhagie (rhémie), on doit*

_____

(1) Mémoire sur la pneumonie hypostasique dans la clinique médicale de la Pitié 1852,

*chercher à remédier à l'écoulement du sang, en tenant
élevée la partie d'où le liquide s'échappe.*

Voici quelques cas dans lesquels l'application de ce
précepte a été, pour les malades, d'un bien grand
secours.

1º Un homme était depuis longtemps atteint d'un
ulcère de la jambe en rapport avec des varices. Une
grosse veine se rompit, et il en résulta une hémorrhagie excessive. Des évanouissements survinrent ; il
y avait longtemps que par une foule de moyens on
cherchait à arrêter cette rhémie, et l'on n'y parvenait
pas. Or, il me suffit d'élever la jambe malade au-dessus du niveau de la tête et du tronc placé dans la position horizontale pour que, sur-le-champ, l'hémorrhagie s'arrêtât.

2º Maintes fois, des écoulements sanguins considérables, ayant lieu par des morsures de sangsues
appliquées sur les membres, cessèrent brusquement,
alors que je fis maintenir ceux-ci à une hauteur suffisante.

3º Des crachements de sang provenant du pharynx,
des fosses nasales, n'eurent plus lieu dès que le malade,
qui était couché, fut placé sur son séant, en même
temps que les membres supérieurs et inférieurs étaient
tenus pendants sur le bord du lit.

4º Un homme, à la suite d'une blessure de la main,
eut l'arcade palmaire profonde divisée par un instrument tranchant ; une énorme rhémie en fut le résultat.
On avait eu recours sans succès à la compression et à

11.

divers moyens. Je maintins la partie blessée au-dessus de la tête au moyen d'un bandage convenable; une ligature fut placée sur le poignet et servit à maintenir une petite pelote, qui comprimait légèrement l'artère radiale. L'hémorrhagie fut subitement dissipée et ultérieurement il ne survint aucun accident.

5° Je suis persuadé que, lorsqu'il s'agira de blessures des artères radiale, cubitale, brachiale (au niveau du coude), tibiale, péronière, pédieuse, etc., les mêmes moyens pourront avoir une très-grande utilité.

6° Chez les femmes en couche, il m'a souvent suffi d'élever très-haut le bassin au moyen de coussins, pour voir l'hémorrhagie se calmer.

7° Un malheureux venait d'être foulé aux pieds par un cheval dont le fer avait porté sur le ventre; une hémorrhagie interne effroyable eut lieu. On avait eu l'imprudence de maintenir le blessé dans une position assise; cet homme semblait avoir perdu tout son sang; on ne sentait plus et l'on n'entendait plus les battements du cœur; *il paraissait mort;* je fis placer le malade dans une position horizontale, en même temps que la tête était abaissée; il revint sur-le-champ à la vie et le pouls se releva; des assistants stupides voulurent absolument remettre le malheureux agonisant sur le siége où il était assis !.... La mort eut lieu sur-le-champ (1).

(1) Mémoire sur l'influence exercée par la pesanteur sur le cours du sang et sur la syncope et l'apoplexie. (Procédé opératoire de la percussion médiate.)

124. Influence de la position et de la pesanteur sur les inflammations :
panaris, érysipèles. — Rhumatisme articulaire aigu, pneumonite,
encéphalite, etc.

Ce qui est vrai des congestions, des hémorrhagies
(rhémies), ne l'est pas moins des inflammations. Soit
qu'il s'agisse d'une attaque de goutte ou de cette affection dite inflammatoire qui précède, chez les vieillards,
la gangrène sénile des orteils ou des pieds, etc., (p. 50
et 51) ; soit que l'on ait affaire à cette dangereuse
éruption qui, dans les fièvres dites typhoïdes, se déclare
à la région sacrée (p. 49), ou encore à ces inflammations du doigt et de la main appelées panaris, ou
même à ces phlegmasies de la peau, désignées sous le
nom d'érysipèle, une des premières et des plus utiles
précautions à prendre, est de tenir élevées et de maintenir dans cette position les parties frappées d'inflammation.

Il en est encore ainsi des arthrites ou phlegmasies
des jointures.

J'ai établi ce fait dix ou quinze ans avant Gerdy, qui
n'a en rien parlé de mon mémoire sur l'influence de la
pesanteur et de celui que j'ai publié sur le rhumatisme
articulaire aigu (1).

Il est tout aussi important de tenir compte de l'influence de la pesanteur dans la curation des inflammations viscérales que dans le traitement des conges-

(1) Ce dernier travail fut donné par moi à M.Trousseau pour lui
être agréable, et parut dans le premier n° du journal qu'il publiait
alors.

tions ou des phlegmasies des organes superficiellement
placés ; c'est ainsi que, dans la pneumonite, il est d'une
extrême utilité de faire placer habituellement le malade
de telle sorte que son corps repose sur le côté opposé à
celui où la lésion a son siége, et que dans les congestions ou les inflammations cérébrales (encéphalites,
méningites, etc.), la tête doit être tenue très-élevée,
en même temps qu'elle est soutenue par des coussins.

125. Anévrysme de l'aorte (aortasie) comprimant la veine-cave supérieure, reconnu pendant la vie au moyen du dessin plessimétrique
et de l'auscultation. Soulagement du malade par la position.

Dans un cas aussi rare que remarquable, il arriva
qu'un anévrysme de l'aorte (aortasie) comprimait la
veine-cave supérieure, alors que le malade était couché
sur le dos; il en résultait une stase sanguine et un engorgement œdémateux de la tête et des membres supérieurs, ainsi qu'une grande difficulté à respirer. Ces
états pathologiques et les circonstances dont ils étaient
accompagnés furent reconnus pendant la vie, grâce au
dessin plessimétrique des organes, à l'auscultation et à
l'étude des phénomènes existants; j'améliorai sensiblement l'état du malade, et je calmai la dyspnée en
faisant incliner le corps de telle façon que la tumeur
cessât momentanément de peser sur la veine-cave.
(Traité de médecine pratique).

126. Ligatures des membres, respirations profondes dans les congestions et les hémorrhagies. Cas remarquables.

L'application des ligatures fortement serrées sur les

membres tenus pendants, c'est-à-dire sans être posés sur le sol, surtout alors qu'elle est accompagnée de profondes inspirations, *est un moyen qui, momentanément, est aussi et plus puissant que les saignées pour arrêter les congestions, les rhémies (hémorrhagies), et pour couper court à la marche d'une phlegmasie.* Le 6 janvier 1842, au moment de la visite, une femme de vingt-quatre ans fut prise d'une énorme pneumorhémie. Elle rendait à chaque instant une proportion de sang tellement considérable qu'en une minute ou deux une cuvette en était à moitié remplie. Un râle affreux se faisait entendre. On allait prescrire une potion ainsi composée : 1 gramme de perchlorure de fer pour 100 grammes d'eau édulcorée avec un sirop, quand j'annonçai aux élèves qu'à l'instant même l'hémorrhagie allait être arrêtée par des ligatures fortement serrées sur les quatre membres tenus pendants, en même temps que je faisais pratiquer à la malade, malgré l'expectoration très-abondante de sang qui avait lieu, des inspirations très-fortes. On eut immédiatement recours à ces moyens ; *en moins d'une minute* l'écoulement de sang fut arrêté, et une heure après, la pneumorhémie n'avait pas reparu. Bientôt après la malade sortit guérie. Ce succès ne doit pas surprendre ; car, d'une part : les ligatures produisant un arrêt de sang dans les membres et remplaçant pour le moment les saignées, elles ne privent pas ultérieurement le malade du liquide nourricier ; et, de l'autre, les grandes inspirations, en développant les poumons, y rendent la circulation plus facile et remédient ainsi aux stases qui pourraient entretenir la pneumorhémie.

Quand la circulation est gênée, lorsque le cœur, le foie, sont dilatés par le sang accumulé, soit dans les cavités cardiaques, soit dans les vaisseaux hépatiques, la limitation et le dessin plessimétriques des viscères ont démontré qu'il suffit, pour ramener les organes à l'état normal, pour les faire diminuer de 2, 3 centimètres et plus, de faire pratiquer coup sur coup des respirations suspirieuses et très-profondes. J'ai déjà cité plusieurs faits dans lesquels des hémorrhagies nasales ont été arrêtées par ces mêmes moyens, dont l'emploi dans les congestions cérébrales est non moins utile ; or, toutes les fois que les accidents plus ou moins graves d'hyperrhémie viendront à se manifester sur un malade, il y aura un avantage d'autant plus grand à se servir des médications précédentes que les procédés dont il s'agit n'ont rien de dangereux. On fera donc exécuter coup sur coup des soupirs très-profonds, qui, favorisant la circulation pulmonaire, et par suite le cours du sang, remédieront ainsi aux congestions et aux hémorrhagies qui peuvent survenir.

127. Avant d'avoir recours aux évacuations sanguines, il faut constater quelles sont les proportions du sang existant dans les organes.

Règle générale en pratique : *avant d'avoir recours à une saignée, non-seulement il faut constater par le dessin plessimétrique si les organes circulatoires, respirateurs et hépatiques sont volumineux par suite de la*

*présence d'une grande proportion de sang, mais on dot
avoir recours :* 1° aux *ligatures fortement serrées,* et
cela pour apprécier l'effet actuel d'une perte momentanée de sang (on peut, en effet, dans ce cas, remédier
à la déperdition actuelle du liquide sanguin en desser-
rant les ligatures); 2° aux *respirations profondes et
accélérées* qui rendent parfois la saignée inutile ; 2o aux
grandes ventouses, si l'on a le temps de s'en procurer.

Le gros ventre gêne la respiration, par la compression que l'estomac distendu et un abdomen volumineux exercent sur le cœur et sur les poumons ; de
là, un trouble énorme de la circulation et de la respiration ; les accidents les plus graves en sont parfois
les conséquences. C'est par cette raison que l'on voit
tant de jeunes femmes qui ont la funeste habitude de
se serrer la taille avec des corsets, être prises de difficultés de respirer, qui cessent brusquement alors que
l'on délace le malencontrenx vêtement qui les blesse ;
c'est par des causes analogues que chez les gens à
gros ventre la marche ascendante est un exercice
étouffant, et que chez eux surviennent aussi ces suffo-
cations que des médecins légers ou peu instruits
baptisent du nom d'asthme, nom auquel ils ajoutent le
sobriquet : *nerveux.* Cette dernière épithète appliquée
au hasard rappelle ce vers de Th. Corneille :

Ne savez-vous que dire, on prend sa tabatière.

Eh bien, il en est ainsi des mots *nerveux, vital ;*
quand on ne sait que dire, on les prodigue, et l'on s'en

sert d'autant plus que l'on est plus ignorant dans l'art d'interroger les organes ou trop paresseux pour y avoir recours !

128. Importance de tenir compte en thérapeutique de l'influence de la pesanteur.

Que les influences de la pesanteur et de la compression sur les angiopathies ou maladies des vaisseaux ne soient jamais oubliées, car c'est en tenant compte des grands faits qui sont en rapport avec elles, que les personnes les moins instruites en anatomie et en médecine peuvent quelquefois conserver la vie à des gens qui périraient s'ils n'étaient secourus.

Qu'un homme, en effet, vienne à s'ouvrir une artère du bras, de l'avant-bras ou de la main, que le sang s'échappe à flots et que la mort par hémorrhagie soit imminente, il suffit de savoir et de se rappeler que le sang, dans les vaisseaux artériels, coule du centre vers la circonférence, pour que le bon sens conduise à établir au-dessous du coude ou à la partie supérieure du bras (suivant la partie d'où le liquide s'écoule) un lien circulaire fortement serré, servant à maintenir et à comprimer, soit sur la partie interne du bras, soit en avant de l'avant-bras, une pelotte épaisse faite en linge, en coton, etc., pour que la perte de sang cesse d'avoir lieu. Cette compression réussira d'autant mieux que le membre blessé sera tenu plus élevé par rapport au cœur.

128 *bis.* Compression immédiate de la blessure dans le cas où une artère est ouverte.

N'oubliez jamais, alors qu'une artère, même d'un
très-grand volume, est ouverte, que l'on peut arrêter, au
moins momentanément, l'hémorrhagie, et par conséquent sauver la vie du blessé, en comprimant avec le
doigt la plaie qui donne issue au sang. Voici un
exemple bien remarquable de ce fait: M. C..., à Mantes,
était monté sur une échelle et écussonnait un arbre; il
tenait à la main un couteau à pointe très-déliée; il le
plaça tout ouvert dans le gousset de son pantalon, l'é-
chelle se brisa; l'homme tomba et, dans sa chute, la
pointe de l'instrument pénétra à huit centimètres au-
dessous du pli de l'aîne et sur le trajet de l'artère crurale; à l'instant, un jet de sang rouge s'échappa avec
violence; le blessé eut la présence d'esprit de porter à
l'instant même le doigt sur la petite plaie; le sang s'arrêta si bien que pendant trois jours une petite ecchymose de peu d'étendue existait seule à l'entour du point
où le mal existait. Alors se manifesta une tumeur avec
battement et laquelle prit successivement un volume
considérable et n'était autre qu'une traumaortasie compliquée d'une communication avec la veine crurale (anévrysme variqueux). Cette lésion me fournit l'occasion
de constater *pour la première fois que les caillots durs
contenus dans les anévrysmes présentent de la sonorité;*
tandis que *les caillots mous donnent lieu au son et au
tact hydriques.* Cette grave lésion guérit radicalement

sous l'influence d'une compression méthodique pratiqüée au moyen de l'appareil employé par M. Broca et
confectionné par M. Charière. Mon honorable collègüe,
M. le professeur Dénonvillier a soigné, conjointement
avec moi, le blessé qui fait le sujet de cette observation
(Traité de *plessimétrisme*).

128 *ter*. Utilité de la flexion forcée de l'articulation du coude, dans les
hémorrhagies de l'avant-bras et de la main.

« Malgaigne a montré que la flexion forcée ou complète de l'avant-bras sur le bras, en amenant la flexion
à angle très-aigu de l'artère humérale au niveau du
pli du coude et sa compression entre les muscles antérieurs de l'avant-bras et du bras, serrés alors les uns
contre les autres, interrompt le cours du sang dans
cette artère et par conséquent dans celle de l'avant-bras
et de la main. Il faut donc, en cas de plaies de ces
régions, faire fléchir fortement l'avant-bras du malade
et lui faire garder cette position jusqu'à ce qu'on ait
pu appeler un médecin qui jugera s'il faut lier l'artère
coupée ou faire garder la position fléchie jusqu'à ce
que toute crainte d'hémorrhagie ait disparu. » *(Communication de M. le Dr Lefort)*.

128 *quater*. Influence heureuse de la position des membres dans les
hémorrhagies.

Dans un cas remarquable, j'ai vu une hémorrhagie
énorme survenue à la suite de la blessure d'une varice,
être solidement arrêtée alors que le membre où le mal
existait et surtout la plaie, ont été élevés d'un grand

nombre de centimètres au-dessus du tronc et de la tête. Dans un autre cas, *l'arcade palmaire profonde*, *fut coupée en travers ;* une hémorrhagie très forte avait lieu par la petite blessure existant à la paume de la main ; tout aussitôt que j'eus fait élever le point où le sang s'écoulait au-dessus de la tête, la perte de liquide s'arrêta ; cette position fut continuée ; je joignis à ce moyen la compression de la radiale au poignet et le blessé guérit promptement sans qu'il eût été nécessaire de lier l'artère.

129. Morts causées par des applications de sangsues ; moyens d'arrêter le sang qui coule de leurs morsures.

Le public, toujours imprudent, et qui a parfois plus de confiance dans son ignorance que dans le savoir réel de médecins consciencieux, applique sans hésiter des sangsues sur des gens exténués, sur des femmes hypémiques, sur des enfants débiles ; il s'inquiète peu des hémorrhagies dont les morsures que font ces annélides peuvent être suivies. Deux fois en ville, une fois à l'hôpital, j'ai vu plusieurs fois succomber, à la suite d'application de sangsues que les malades s'étaient faites ou fait faire, des gens qui, certainement, ne seraient point morts si cette imprudence n'avait pas été commise. Il ne faut jamais employer ce moyen actif, sans consulter un homme instruit et sans avoir auprès de soi ou du malade des personnes capables d'arrêter l'évacuation sanguine ; mais si cette indispensable précaution n'avait pas été prise, si le sang coulait en abondance des morsures, il suffirait de comprimer l'orifice de la petite blessure faite par l'annélide, soit directement avec le doigt, comme il vient d'être dit à l'occasion des blessures d'artères (p. 197), soit avec un bandage compressif qui maintienne de l'amadou, de la charpie, ou tout autre corps analogue, pour mettre un terme à l'écoulement sanguin que le médecin appelé arrêtera tout d'abord en cautérisant la petite plaie avec l'azotate d'argent et même avec le fer rouge.

130. Influence heureuse de la position élevée des membres dans les varices et les hémorrhagies veineuses.

Quelques affections des veines sont encore soulagées ou guéries par des moyens d'une grande simplicité. D'abord, quand des dilatations de ces vaisseaux (varices ou phlébectasies) sont douloureuses, il suffit, le plus ordinairement, de faire placer le membre où ces lésions ont leur siége dans une position horizontale ou même élevée par rapport aux autres parties du corps (1).

Sous l'influence de cette attitude, les vaisseaux cessent bientôt d'être distendus, et les douleurs se calment. La position dont il s'agit est même l'un des principaux moyens de guérir les ulcérations causées par les varices. C'est elle qui fait encore momentanément cesser le gonflement œdémateux qui survient dans les mem-

(1) En agissant ainsi, l'on ne verra pas survenir ces hémorrhagies mortelles causées par des varices rompues, comme l'a vu le docteur Simpson (Édimbourg, méd. journ. n° 37, *Courrier médical*, 1865).

bres inférieurs à la suite des stases veineuses, et quand un vieillard, ou un individu affaibli, vient à avoir les jambes enflées, c'est cette même attitude qui, continuée pendant quelques heures, remédie au moins momentanément à cette enflure.

131. Diachylum et poudre de lycopode dans les varices.

Récemment, j'ai appliqué aux varices les idées qui m'avaient guidé dans l'emploi du diachylum et de la poudre de lycopode sur diverses parties du tégument enflammé ou excorié; en effet, sur des jambes en quelque sorte couvertes de tumeurs dues à des dilatations de veines ou phlébectasies, j'ai fait appliquer une couche très-épaisse de cet emplâtre recouverte de la substance pulvérulente dont il s'agit; or, j'ai été assez heureux pour voir que, dans des cas légers et bien que les malades ne gardassent pas le repos, je pouvais ainsi, *non pas guérir les varices*, mais les rendre beaucoup plus supportables et prévenir ainsi les ulcérations. Lors même qu'il n'existe encore que de très-légères excoriations, ce procédé est d'une extrême utilité.

La compression avec un bandage roulé, avec un bas lacé ou avec le caoutchouc et des tissus variés, employée contre les varices, peut être encore rangée parmi ces moyens simples et utiles qui permettent aux gens atteints de varices de vaquer à leurs travaux et préviennent les accidents graves qui résultent de la

dilatation des veines sous-tégumentaires des membres inférieurs.

C'est de la même façon qu'agissent les suspensoirs
dans la phlébectasie du scrotum, dite varicocèle. Ces
moyens, comme le diachylum, forment une sorte de
tégument artificiel qui remédie à la laxité de la peau,
laquelle est une des principales causes de la dilatation
des veines.

CHAPITRE VII

132. Boutons de fièvre, *herpes-labialis* des auteurs.

L'éruption inflammatoire qui, si souvent se déclare
sur le rebord des lèvres, soit spontanément, soit à la
suite d'un accès de fièvre, poursuit presque toujours,
quoi qu'on fasse, sa marche ordinaire. Commençant
par une rougeur légère, avec tuméfaction peu prononcée et démangeaison voisine de la cuisson, elle donne
bientôt lieu à des vésicules plates, composées de plusieurs loges et remplies d'une sérosité souvent trouble.
Ces vésicules, parfois confluentes, sont entourées d'un
nimbe rouge. Quelques heures plus tard, elles ont acquis
leur plus grand développement. Les jours suivants, la
sérosité, en se desséchant, forme des croûtes brunes
qui deviennent noires, restent adhérentes pendant près
d'une semaine et tombent, à la fin, en laissant au-
dessous d'elles une cicatrice rouge très-désagréable à
voir.

En touchant, dès l'instant de son apparition, cette
éruption avec l'azotate d'argent, on en abrége souvent

la durée; mais ce remède est peut-être pire que le mal; car, d'une part, les escarrhes qui se forment à la suite de cette cautérisation sont encore plus noires que les croûtes développées par la succession ordinaire des phénomènes maladifs, et, de l'autre, elles se détachent tout aussi tard.

Il est un moyen bien simp'e qui réussit presque toujours, et que j'ai employé un grand nombre de fois sur les autres et sur moi-même: il consiste à pratiquer, tout aussitôt que la démangeaison et la rougeur qui marquent le début de l'éruption dont il s'agit se déclarent et sur les points de la peau où le mal a son siége, des onctions et des frictions légères avec l'huile d'amandes douces ou même d'olive. Si l'on renouvelle une dizaine de fois dans le jour l'emploi de ce moyen, on est sûr d'arrêter dans sa marche l'éruption fébrile des lèvres.

Il m'est cependant arrivé une fois de n'avoir pas eu à me louer de cette médication. Comme à l'ordinaire, l'éruption s'est arrêtée à la suite des onctions huileuses; mais la lèvre est restée rouge, tuméfiée, et c'est seulement à la longue et après un grand nombre de desquamations successives que les accidents dont il s'agit se sont dissipés.

Bien des gens citeront ce fait à l'appui des théories relatives aux causes cachées des fièvres et au danger d'arrêter les éruptions de la peau consécutives à l'action d'agents morbides inconnus; mais il est facile de leur répondre que, cent fois au moins, j'ai arrêté par des onctions huileuses et répétées la marche de l'*herpes labialis*, alors qu'une seule fois l'éruption a passé à l'état chronique, et que, par conséquent, dans ce dernier cas, ce n'était par parce que le mal primitif avait été arrêté, mais bien parce qu'il y avait eu quelque circonstance coïncidente, qu'un second état pathologique avait succédé au premier; il faut aussi leur dire que la personne qui éprouva cet accident, prenait très-fréquemment une potion très-active de bicarbonate de soude qui entretenait probablement la maladie des lèvres que l'on n'avait pas eu le soin de nettoyer après avoir fait usage du sel sodique.

133. Fissures de la commissure des lèvres.

Les éraillements qui fréquemment surviennent aux points où la lèvre supérieure se réunit à l'inférieure se guérissent avec difficulté ; car les mouvements si nombreux et si fréquents qu'exécute le pourtour de l'orifice de la bouche font que, loin de se cicatriser, la moindre blessure des commissures labiales tend à devenir plus profonde et à produire une fente dont la forme s'oppose à la guérison. Si l'on abandonne ce petit mal à lui-même, presque toujours il dure fort longtemps, et sa persistance, due aux conditions physiques dont il vient d'être parlé, est trop souvent rapportée à l'action de causes virulentes qui fréquemment n'existent pas. Le moyen qui réussit le mieux, dans ce cas, est de toucher plusieurs jours de suite la fissure dont il s'agit avec l'azotate d'argent, ce qui n'offre pas de dan-

ger : mais, ce qui en a encore moins, c'est de recouvrir le plus souvent possible le petite excoriation avec
un corps gras et solide, tel que la graisse de veau
épaisse et consistante. Pour que ce petit moyen réussisse, il faut avoir le soin d'empêcher la formation de
croûtes sur la fissure et de les enlever par des lotions
avec l'eau tiède, alors qu'elles existent.

134. Ulcérations des lèvres et de la bouche, aphthes, etc.

Avant de rattacher à des affections syphilitiques les
ulcérations dont la membrane des lèvres ou des autres
parties de la bouche est le siége, il faut, par un examen
extrêmement attentif, rechercher :

1° Si quelque dent anormalement dirigée ne déchire
pas la partie où existe le mal ;

2° Si, comme il est arrivé à l'un de mes malades,
une incisive ou une canine surnuméraire ne pousse pas
de façon à entretenir une ulcération linguale que l'on
guérit promptement en pratiquant une évulsion dentaire
alors indispensable ;

3° Si quelque dent altérée par la carie ou divisée par
un accident traumatique, formant une saillie piquante
à la suite de l'usure, de l'arrachement et de la chute
de sa voisine, ne vient pas habituellement blesser, lacé-
rer, la membrane muqueuse et causer ainsi l'ulcération buccale.

Les excoriations douloureuses auxquelles on a donné
le nom d'*aphthes*, et que tant de gens à idées préconçues rapportent à une cause interne incomprise sont;

presque toujours, dues à des circonstances du même genre. Or, des moyens très-simples réussissent ici parfaitement : le premier est de toucher légèrement la petite excoriation dite *aphthe* avec le crayon d'azotate d'argent. La membrane mince et superficielle qui se forme alors par la coagulation de l'albumine sur la surface de la petite plaie, empêche le contact de l'excoriation avec les autres parties de la bouche et fait cesser promptement la douleur. Le malade en est quitte pour la très-faible souffrance que cause l'attouchement qui a lieu, et qu'il faut renouveler quand la membrane accidentelle produite vient à tomber.

Les autres moyens de détruire les causes matérielles du mal à employer dans de tels cas soit de faire limer les inégalités et les saillies qui résultent de l'usure, de la carie, des vices de conformation naturels ou accidentels des dents, ou, encore, d'avoir recours à l'aurification (1), ou à l'évulsion des dents altérées, ou de recouvrir celles-ci avec la gutta-percha, etc.

135. Ulcérations de la langue considérées comme cancéreuses.

Mais c'est principalement aux ulcères de la langue que les réflexions précédentes sont applicables : elles le sont même à des ulcères de cet organe réputés cancéreux ; et, sans vouloir en rien imiter ce faiseur fameux qui persuadait à toute la haute société qu'il guérissait le cancer, je puis sans crainte affirmer que,

(1) M. Préterre, dentiste, boulevart des Italiens, n° 39 aurifie dents avec une grande perfection, et a fait d'utiles travaux en ce genre

dans deux cas, j'ai vu des ulcérations du bord de la langue ayant tous les caractères du cancer épithélial *être radicalement guéries et sans récidive* sous l'influence des soins dont le fait suivant servira à faire connaître les détails et à faire apprécier l'importance :

Un concierge de la rue de la Paix, qui me fut recommandé par le prince P. N., était atteint depuis deux ans d'une ulcération au côté gauche de la langue, près de sa pointe. Cette lésion présentait plus de deux centimètres de longueur et près d'un centimètre de profondeur ; le fond en était grisâtre et offrait l'aspect d'une fissure terminée par une petite surface d'une teinte sale. Les bords en étaient extrêmement inégaux, soit au point de vue de leur élévation, soit par rapport aux découpures de leur circonférence. La dureté de ces bords, à plus d'un centimètre de la solution de continuité, était extrême, et la douleur vive, les élancements qui avaient lieu, surtout au moindre mouvement de la langue, faisaient que, la salive coulant à flots, le malade ne pouvait la retenir. L'ensemble des organes et des fonctions n'indiquait point l'existence de la carcinémie (diathèse ou cachexie cancéreuse).

Depuis dix-huit mois, ce brave homme, avec une confiance qu'il n'aurait peut-être pas eu dans les soins d'un médecin instruit, ne manquait pas, chaque jour, d'aller se faire panser par un individu auquel il donnait de minces honoraires qui, répétés, avaient définitivement formé une somme considérable ; et cependant le mal augmentait de jour en jour comme étendue, comme gravité et comme douleur.

Aussitôt que je vis le malade, je reconnus la cause organique de l'ulcération cancroïde dont il était atteint. Des dents très-inégalement rangées, usées ou cariées, se terminant par des pointes aiguës, des débris de racine extrêmement piquants, étaient situés justement en face de l'ulcère.

Je fis limer toutes ces aspérités et arracher quelques dents ; tous les jours ou tous les deux jours, on cautérisa fortement, avec le crayon d'azotate d'argent, le fond de la fissure et la face interne de ses bords ; en même temps, bien qu'aucun accident secondaire ou tertiaire ne se manifestât, l'iodure de potassium à la dose d'un gramme, et le proto-iodure d'hydrargyre, dans les proportions de trois centigrammes, pris à d'autres heures dans la journée, furent administrés.

Tout d'abord la douleur fut calmée et l'ulcère prit un aspect moins mauvais ; bientôt l'amélioration fut on ne peut plus remarquable, et, trois mois après, ce malade, qui fut présenté à plusieurs reprises à ma clinique. était radicalement guéri.

J'avais recueilli, il y a bien des années, sur un employé des écuries du roi, un fait moins grave que celui-ci et dans lequel existait seulement une induration de la langue. Les mêmes moyens furent suivis d'un résultat aussi heureux.

Plusieurs autres cas de ce genre, mais moins accentués que les précédents, se sont présentés dans ma pratique. Ce serait tomber dans d'inutiles répétitions que d'en tracer ici l'histoire.

136. Enduits des dents et des autres parties de la bouche. Etats pathologiques auxquels ils donnent lieu.

J'ai publié en 1837, dans le *Procédé opératoire de la percussion,* reproduit dans le *Traité de diagnostic* n° 1455, et dans le *Traité de médecine pratique,* un mémoire sur les enduits de la langue et des autres parties de la bouche, dans lequel *j'ai démontré expérimentalement et cliniquement* que c'est au desséchement de la salive qu'est due la formation des couches pultacées, variables par la teinte et par l'épaisseur, qui recouvrent si fréquemment, non-seulement la surface de la langue, mais encore le palais, les dents naturelles ou *artificielles* et les lèvres.

L'importance de ce fait est tellement grande qu'elle détruit presque complétement certaines théories relatives aux fièvres muqueuses, bilieuses et adynamiques, Ce n'est point ici le lieu de m'occuper de ces graves questions.

Je me bornerai à faire quelques annotations sur l'utilité de remédier aux états pathologiques que les enduits dont il s'agit peuvent causer.

136 *bis.* La sécheresse de la langue empêche de parler. On prend souvent cette difficulté de la parole pour un symptôme d'affection cérébrale. En humectant la langue, le médecin qui connaît un tel fait rend tout d'abord au malade la possibilité d'articuler les sons vocaux.

Lorsque, dans les fièvres graves, dans la pneumonie,

la pharyngite aiguë, il arrive que, la bouche étant
béante, la langue se couvre ou non d'enduit, se dessèche par suite du passage continuel de l'air ; alors les
mouvements de cet organe sont rendus très-difficiles, et
quand on interroge le malade, son hésitation est telle
qu'on le croirait paralysé par suite d'une céphalopathie.
Que de médecins trompés par ces apparences, ont dans
ce cas, administré du musc, du camphre, de la belladone, pratiqué des saignées, appliqué des sangsues,
des vésicatoires, ont prescrit des affusions froides sur
la tête, tandis qu'il eût suffi, pour rendre la parole libre,
de tenir la langue humectée. Bien des fois, à ma clinique, et au grand étonnement des élèves, un tel fait ne
s'est-il pas renouvelé. Une éponge fine trempée dans
l'eau froide et placée dans la bouche du malade, le nettoiement et les lotions fréquentes de la langue préviennent le retour du fâcheux symptôme dont il vient d'être
parlé.

137. Enduits de la langue causant la perte d'appétit, le dégoût pour les
aliments.

Toutes les fois que la langue est couverte d'enduits
épais, qu'ils soient blancs, jaunes, verdâtres, bruns ou
noirâtres ; qu'ils aient une odeur fétide, nauséabonde,
putride, etc., ils altèrent ou ôtent le goût des aliments
et, par suite, empêchent l'appétit de se développer. —
Il arrive même qu'ils provoquent des vomissements.

Ces enduits se forment surtout sous l'influence de
l'accélération ou des troubles de la respiration qui con-

duisent les malades à respirer par la bouche. Ce qui est vrai des enduits de la langue l'est aussi de ceux qui recouvrent le palais et son voile, les dents et la membrane buccale.

C'est donc une précaution de première nécessité que de nettoyer, le matin, sur les malades et même sur les gens bien portants, les diverses parties de la bouche.

Les moyens suivants suffisent pour obtenir ce résultat.

Une brosse à dent assez dure, imprégnée de suc de citron et de crême de tartre (tartrate acidule de potasse), enlève parfaitement les enduits de la langue et du palais, qu'il faut nettoyer aussi le plus exactement possible avec la poudre suivante : crême de tartre, huit parties ; alun calciné, une partie ; laque carminée, une partie ; huile essentielle de menthe, une goutte ; cette poudre réussit parfaitement à enlever le tartre des dents.

Le tartre dentaire est formé par les enduits de la bouche que la dessiccation a complétement indurés. Il a les plus grands inconvénients relativement à la conservation des dents. Les inégalités de ces sialithes (pierres, concrétions salivaires) forment des saillies anguleuses qui (de la même façon que les calculs urinaires blessent les reins, l'urètre et la vessie), dilacèrent les gencives, d'où résultent de la rougeur, de la douleur, la formation de pus, des périosties alvéolaires on dentaires qui sont trop souvent les causes de la carie et de la chute des dents.

C'est donc une précaution hygiénique de la plus grande utilité d'enlever chaque matin avec un instrument spécial ou avec un cure-dents, le tartre (sialithe) qui se trouve déposé entre les dents et le rebord de la gencive.

138. Odeurs de la bouche. Mauvaise haleine.

. La mauvaise haleine peut dépendre :

1° D'ulcérations du nez ou de la carie de ses os, etc., d'abcès, de maladies des sinus, etc ;

2° D'affections variées du conduit aérien, de cavernes et de gangrènes pulmonaires.

3° Des enduits de la langue, de la bouche, ou enfin de la carie dentaire.

Nous n'avons ici à nous occuper que des vapeurs fétides dont la bouche est la source.

En enlevant les enduits, comme il vient d'être dit, et surtout en aurifiant et, au besoin, en faisant pratiquer l'extraction des dents cariées, on détruit complétement la cause la plus ordinaire de la fétidité de l'haleine, c'est-à-dire les états de la bouche qui y donnent lieu.

139. Inflammation des glandes salivaires, par suite de la lésion des orifices de leurs conduits excréteurs.

Les dents cariées et inégales, les enduits salivaires putrides ou desséchés déposés et indurés sur les dents et sur la surface interne des joues, causent parfois des ulcérations ou des inflammations dangereuses, situées dans la bouche et au niveau des orifices des conduits

salivaires excréteurs des glandes (parotides maxillaires
et sublinguales). Ces inflammations se propagent vers
la profondeur des canaux salivaires, jusqu'aux *acini*
eux-mêmes; les produits phlegmasiques exhalés de ces
vaisseaux bouchent ceux-ci; la salive ne s'écoule plus
en dehors, les *acini* se remplissent de liquide, la circulation s'y trouble, l'organe sécréteur se distend, le mal
s'étend au tissu conjonctif périphérique des glandules;
du pus se forme; il sort alors en très-petite proportion
par les conduits excréteurs; la glande n'est plus bientôt
qu'un vaste abcès; la pyémie par résorption se déclare,
et très-souvent elle est suivie de la mort.

140. Observations remarquables à l'appui des propositions qui précèdent.

Une femme de mon service, salle Sainte-Anne (1864),
était atteinte d'une parotidite considérable. Je fis remarquer aux élèves ce fait important, qu'*une goutte de pus
s'écoulait par l'orifice du conduit parotidien*, et que des
frictions pratiquées avec le doigt sur le trajet de ce
canal, ainsi que des pressions exécutées sur la glande,
en faisaient sortir davantage. Quelques jours après,
un second cas de parotidite se présenta encore. Un
élève externe du service, à la fois studieux et intelligent, M. Carbonel, se ressouvint du cas précédent et
de la leçon que *je venais de faire sur ce sujet;* il exa-
mina l'orifice du conduit salivaire de Stenon. Cet orifice contenait du pus que je fis écouler en abondance
par des pressions et des frictions; je cherchai, comme

je l'avais fait pour la première malade, à faire pénétrer
un stylet mince et boutonné dans le canal salivaire,
mais je ne pus mettre le temps nécessaire pour y parvenir. Je priai MM. Proust et Carbonel de réitérer ces
tentatives, et ils firent pénétrer l'instrument dans le
conduit. Cette opération ne réussit pas à arrêter le
mal, et très-peu de pus s'écoula. La masse entière de
la parotide, bientôt détruite, ne devint qu'un abcès
multiloculaire. Une pyoïte secondaire eut lieu sous le
muscle sterno-mastoïdien; la fièvre et la pyémie se
manifestèrent, et malgré les plus grands soins, la malade succumba. Malheureusement, comme cela était
arrivé pour la première, le corps de cette femme
fut enlevé sans qu'une nécroscopie suffisante pût être
faite.

141. Remarques sur les observations précédentes.

Ces deux faits ont été publiés dans la *Gazette des
hôpitaux* (mars 1864). Il doivent être ajoutés à des
observations semblables dont j'ai fait mention dans le
Traité de médecine pratique. En rapprochant ces cas
les uns des autres, en les éclairant par des considérations anatomiques, physiologiques et pratiques, sur les
glandes en général, sur leurs fonctions, leurs maladies, etc., il devient évident que les parotidites sont très-
souvent, si ce n'est constamment, les résultats de l'obstruction par l'inflammation ou de la simple emphraxie
de la partie de l'angiosiale (appareil salivaire), qui
s'étend des *acini* jusqu'à l'orifice d'excrétion.

De la même façon qu'une glandule de la peau dont
l'orifice est bouché se distend par la sérosité (kyste
aqueux), par la graisse (tannes), etc., de la même manière encore que la phlegmasie de l'urêtre et des vésicules séminales est suivie de maladies aiguës du testicule, ou encore que la glande mammaire qui sécrète
du lait et dont les conduits sont bouchés, se tuméfie et
finit par s'abcéder au-dessus des vaisseaux oblitérés ; ou
qu'une hépatémie, une hépatite, se déclarent à la suite
de la rétention de la bile causée par une obstruction du
canal cholédoque, la glande parotide, lorsque l'angiosiale n'étant plus libre s'enflamme et suppure, la salive
s'accumule au-dessus de l'obstacle et distend les conduits d'excrétion; alors les *acini* qui ne cessent de sé-
créter le liquide, deviennent le siége d'une inflammation pyogénique (génératrice du pus), qui est suivie de
la destruction de la glande, d'abcès et de pyémie.

142. Les parotidites ne sont pas des phénomènes critiques ou des effets de l'action médicatrice de la nature.

On a longtemps émis, et beaucoup de médecins l'admettent encore, que les parotidites ou, comme ils le disent, les *parotides* sont des accidents utiles, critiques et
que la bienveillance nature fait pour le salut des malades.
Étrange et funeste manière de voir, qui fait ranger au
nombre des symptômes avantageux des lésions trop
souvent suivies de la mort! Il faut absolument que les
hommes de science abandonnent des théories aussi ridicules, et qu'ils pensent plutôt aux moyens de préve-

nir de tels maux et d'y remédier que de se complaire
dans des systèmes pareils, dont le progrès a fait
justice.

443. Traitement préservatif et curatif de la parotidite.

Les principaux moyens préservatifs de traitement de
la parotidite sont tellement simples et rationnels, qu'à
peine est-il besoin de les indiquer ; ils consistent à tenir chez les malades, les fébricitants, les gens atteints
de pneumonie, de ceux surtout dont le sang couenneux pourrait déterminer des caillots de lymphe plas-
tique dans l'angiosiale, etc., à tenir, dis-je, la bouche
dans un état de propreté extrême, à enlever à mesure
qu'ils se forment, les enduits salivaires sur les dents, les
lèvres, la langue, à éviter leur desséchement, à faire
en sorte qu'ils ne se pourrissent pas ; car ils pourraient
alors donner à l'angiosialite ce caractère septique si
grave qui est une cause puissante de l'extension de l'inflammation pyogénique ou érésypélateuse dans les parties où elle existe. Faire arracher les dents cariées et
inégales qui, situées au niveau de l'orifice du conduit
parotidien, pourraient le blesser, est encore une précaution de premier ordre et qu'il ne faut pas négliger
sur les malades qui sont exposés aux parotidites. Nettoyer les orifices des conduits salivaires du pus qu'ils
peuvent contenir ; les sonder, s'il est possible de le faire ;
évacuer le pus par des pressions et des frictions ; au
début, avoir recours à des applications locales de sang

13

sues et de cataplasmes ; tels sont les principaux moyens
à employer dans la curation des angiosialites qui viennent d'être mentionnées. Les médicaments, quels qu'ils
soient, auraient ici bien peu d'utilité.

CHAPITRE VIII

144. Généralités sur la gastrite, la gastralgie, la dyspepsie, etc.

Sous le nom de gastrite, Broussais comprenait la
plupart des souffrances de l'estomac, qu'il considérait
ainsi comme des inflammations. C'était là une grande
erreur qui fit beaucoup de mal, mais qui reposait en
partie sur ce fait positif, que dans un grand nombre de
cas l'estomac est malade, *ce qui ne veut pas dire qu'il
soit enflammé. La science et le temps ont fait justice des
idées exagérées que l'École du Val-de-Grâce se faisait de
l'inflammation et de la gastrite : mais ils ont consacre
cette grande et utile vérité, que les symptômes collectionnés
sous le nom de maladies, sont les résultats de lésions et
de troubles fonctionnels des organes.*

Il a fallu bien des années pour que la croyance à *la
gastrite* fût abandonnée par les médecins et par le public
lui-même, qui avait largement adopté la théorie de
Broussais. Actuellement encore, beaucoup de gens dont
les digestions sont laborieuses ou qui souffrent de l'es-

tomac, admettent et affirment avec opiniâtreté qu'ils
sont atteints de gastrite.

Certes, dix-neuf fois sur vingt, les douleurs dont
l'estomac est le siége sont très-loin d'être des inflammations; elles reconnaissent, en effet, des causes organiques très-variées dont chacune détermine des phénomènes divers et nécessite un traitement particulier.

Les médecins qui suivirent Broussais, tombèrent
dans d'autres exagérations non moins déplorables que
celles qu'ils reprochaient à ce grand homme. Oubliant
que la douleur est, en effet, commune à des lésions très-
diverses et qu'elle ne peut être heureusement et radicalement combattue que par des moyens dirigés contre
ces mêmes lésions, *ils considérèrent le symptôme douleur comme une maladie à laquelle ils assignèrent une
nature nerveuse. La gastralgie remplaça la gastrite*, et
les narcotiques, les antispasmodiques, etc., employés
dans des cas très-différents les uns des autres, ne réus-
sirent pas mieux que ne l'avaient fait les sangsues, la
diète, l'eau et les cataplasmes.

Plus récemment, voici que les souffrances de toutes
sortes dont l'estomac peut être le siége, et dans lesquelles la digestion est laborieuse, ont été désignées
sous le nom commun de *dyspepsie*, terme construit d'a-
près les principes de la nomenclature organopathologique et qui signifie difficulté de la digestion. Or, il est
une multitude d'affections dans lesquelles la digestion
se fait laborieusement, lentement, avec douleur; et
comme ces affections si variées réclament chacune un

traitement différent, *il est impossible d'assigner un mode de curation spécial à la dyspepsie* ou mauvaise digestion.

Il résulte, de ce qui précède, qu'il est indispensable, alors qu'il est question de prescrire ce qu'il convient de faire contre des douleurs d'estomac et des digestions difficiles dites dyspepsie, de déterminer les caractères principaux des diverses souffrances gastriques contre lesquelles tel ou tel traitement est indiqué.

145. Digestions difficiles dues à un mauvais régime.

Bien des gens souffrent de l'estomac parce qu'ils prennent trop d'aliments à la fois; et qu'ils distendent cet organe outre mesure. Dans un tel cas, le moyen principal à employer est de diminuer les proportions de nourriture prises à chaque repas.

146. Gastralgie, vomissements, suites d'une alimentation insuffisante.

Beaucoup de gens, et particulièrement les femmes, souffrent de l'estomac et ont des digestions difficiles parce qu'ils ne prennent pas chaque jour une proportion d'aliments suffisante. Très-généralement, des médecins même instruits ne tiennent pas assez compte de ce fait. Lors donc que l'on est atteint de gastralgie, ou de difficulté de digestion, et que l'on a contracté l'habitude de ne faire usage que d'une nourriture insuffisante ou de mauvaise qualité, il faut essayer de chan-

ger de régime, faire usage d'aliments réparateurs en
proportion convenable, et dans les cas qui viennent
d'être indiqués, la guérison suit de près cette modification dans la manière de vivre. J'ai vu un très-grand
nombre de faits de ce genre, et actuellement j'ai sous
les yeux une dame qui vomissait tout ce qu'elle prenait
et que j'ai ramenée à la santé, en la forçant en quelque
sorte à manger. Remarquons à cette occasion que des
vomissements surviennent parfois à la suite de l'ingestion première des aliments, et que ce n'est pas toujours
là une raison suffisante pour que l'on renonce à l'alimentation. Très-fréquemment il arrive, dans des circon-
tances semblables (et alors qu'il n'existe pas de lésions
organiques), que, si l'on fait prendre des potages, des
bouillons concentrés, ou même du pain *immédiatement
après le vomissement,* ces substances sont conservées et
se digèrent plus ou moins bien. Ailleurs, il y a des
personnes qui vomissent les aliments liquides, tandis
qu'ils conservent les solides, et d'autres rejettent tels
mets et digèrent facilement tels autres; l'estomac
semble quelquefois être capricieux et préférér, pendant
un certain temps, la nourriture qu'il ne supportait pas
les jours suivants. Ce sont là des choses qu'il faut savoir, dont il est très-utile de tenir compte en pratique,
et qui doivent éloigner des opinions systématiques et
des préceptes trop généralisés. *Mais ce qu'il ne faut jamais oublier, c'est qu'en maladie comme en santé, il faut
des aliments pour vivre et que l'immense faute de soumettre longtemps les malades à une abstinence absolue*

est, comme je l'ai prouvé en 1827, dans mon Mémoire sur l'alimentation insuffisante et sur ses dangers, une pratique déplorable qui ferait périr le malade, alors que la maladie primitive viendrait à l'épargner (1).

D'autres (et ceux-ci sont en très-grand nombre), se conformant plutôt aux usages et à leurs goûts qu'à l'hygiène et à la raison, n'attendent pas qu'une digestion soit finie avant d'en commencer une autre; le retour de l'appétit n'est pas pour eux l'indication de manger; mais c'est l'habitude et l'heure qui les engagent à prendre de nouveau des aliments *Le remède à ceci est bien simple: c'est de ne se mettre a table qu'alors que l'on a faim.*

146 *bis.* Viandes crues, viandes crues hachées, sang, leur mélange avec des végétaux les rendent supportables.

Depuis un temps immémorial on a cherché à nourrir les personnes affaiblies avec des viandes à moitié cuites, dites saignantes. Des médecins qui ont trouvé *singulier* que je prescrivisse comme aliment, de la substance nerveuse à des malades débilités, ou du phosphate de chaux à des gens dont les os ramollis contiennent moins de sels calcaires que dans l'état normal, non-seulement ont fait prendre aux individus dits *cachectiques,* de la viande crue, mais encore du sang liquide. Ils peuvent avoir agi ainsi avec quelque utilité

(1) Procédé opératoire de la percussion médiate, *Traité de médecine pratique.*

pour les malades. Or, il est un procédé très-utile, soit pour remédier à l'insupportable dégoût qu'inspire une telle nourriture, soit pour ajouter à celle-ci des végétaux, dont l'emploi réuni à celui des substances animales, présente un extrême avantage. *Ce procédé consiste à faire hacher les viandes crues les plus succulentes et à les faire mélanger avec de l'oseille ou des épinards bouillis, ce qui en rend l'emploi beaucoup moins désagréable.* Dans un assez grand nombre de cas et surtout chez les femmes névropathiques et hydrémiques, j'ai tiré parti de cette précaution, car sans elle on ne pouvait faire prendre à de telles personnes les viandes qui leur étaient utiles.

147. Absence des dents, causes de gastropathie. Nécessité de les faire remplacer.

Il est un grand nombre de personnes dont les dents détériorées ne permettent pas de triturer suffisamment les aliments dont elles font usage, et d'autres encore qui avalent sans se donner le temps de *mâcher* la nourriture.

On peut dire aux premières : Faites-vous placer des dents artificielles parfaitement disposées, et telles que M. Préterre ou tout autre dentiste très-habile les dispose, et vous pourrez triturer davantage la nourriture dont vous faites usage, ce qui fait que la digestion, s'accomplissant mieux dans la bouche; s'effectuera complétement dans l'estomac, et recommander aux secondes de se corriger de leur mauvaise habitude.

148. Boire peu pendant le repas favorise quelquefois la digestion.

Il résulte des faits constatés par Magendie, que l'action de l'estomac devient fort difficile, alors que pendant le repas on ingère une proportion considérable de boissons aqueuses. Ce grand physiologiste, qui n'a eu que le tort de ne pas appliquer à l'hygiène et à la thérapie les importantes recherches auxquelles il s'est livré, a remarqué que la plupart des animaux ne boivent jamais à l'époque où ils prennent de la nourriture. Eh bien! on voit aussi que l'homme qui prend pendant ses repas beaucoup de boissons aqueuses, perd l'appétit et digère fort mal; souvent, au contraire, les aliments secs ou presque secs se chymifient parfaitement et ne sont pas vomis, tandis que des bouillons ou toute autre substance liquide ne peuvent être supportés; de là le conseil, dans certains cas de dyspepsie, de se priver de boissons, et l'espoir d'obtenir les avantages que j'ai souvent tirés, dans de tels cas, d'une alimentation fournie par des substances solides ou demi-solides.

149. Vomissements provoqués par des boissons aqueuses abondantes, et par l'excitation du pharynx lors de l'extrème réplétion de l'estomac par les aliments, et lors encore de la présence dans ce viscère de substances vénéneuses.

Un homme, après avoir mangé copieusement, éprouve une gastralgie extrême: le plessimétrisme (1) prouve

(1) Traité de la percussion médiate, 1827. *Traité de plessimétrisme*, 1866.

13.

que l'estomac contient une grande quantité de matières demi-solides ou liquides. Le premier moyen à employer pour obtenir du soulagement, ou même la disparition de la douleur, est de solliciter le vomissement en introduisant un doigt ou une plume dans le pharynx, et en secondant ce moyen si simple par l'administration à haute dose d'eau tiède ou d'un thé léger.

Ce remède, qui est entre les mains de tous, est applicable aux cas dans lesquels une substance vénéneuse, telle qu'un poison métallique (arsenic, oxyde de cuivre, etc.), ou vétégal (narcotiques de toutes sortes, champignon, alcool, opium, digitale, belladone, datura, etc.), est introduite dans l'estomac et y cause de la douleur : *c'est même là, il faut bien se le rappeler, la médication principale dans tout empoisonnement produit par des substances délétères ingérées dans la partie supérieure du tube digestif.* En effet il arriverait le plus souvent qu'avant qu'il eût été possible de se procurer les agents chimiques propres à annihiler l'action du poison, celui-ci ait produit d'irrémédiables lésions.

Le lait, l'huile, pris à hautes doses et de manière à faire vomir, peuvent remplacer l'eau ; mais la chose principale, ici, est de laisser le doigt ou la plume longtemps introduits dans le pharynx, même pendant que l'on vomit ; on force de cette façon l'estomac à se débarrasser de toutes les matières qu'il contient, et l'on doit ainsi continuer jusqu'à ce qu'après des vomissements répétés, le plessimétrisme apprenne que l'organe dont il s'agit est vide, ou ne contient que de l'air.

150. Présence des gaz ou de l'air dans l'estomac, cause de gastralgie (gazo et aéro-gastralgie).

Une variété de *dyspepsie* (digestion difficile) résulte fréquemment du dégagement et de la présence habituelle de beaucoup de gaz dans l'estomac. Il est souvent possible de remédier à cet accident lié à des circonstances légères ou graves de régime ou d'organisation, en combattant ces circonstances. L'accumulation de gaz dans l'estomac, facile à reconnaître par le plessimétrisme (1), cause la douleur par la distension qu'elle produit et par les mouvements des fibres musculaires gastriques; *la contraction* provoquée par cette accumulation *est souvent sentie par la main portée sur l'épigastre*. Les causes d'une telle lésion sont variées et leur connaissance conduit à employer des moyens simples et utiles pour y porter remède.

Un officier de gendarmerie de Rambouillet avait habituellement l'estomac extrêmement distendu par des gaz qu'il avalait en abondance sans qu'il s'en aperçût. Il les rendait ensuite à chaque instant avec un bruit désagréable même à lui et insupportable aux assistants. Des hommes d'une haute capacité et d'une instruction réelle avaient appelé *tympanite nerveuse* cet

(1) Voyez le *Traité de plessimétrisme*, 1866.

état pathologique. La percussion (1) et l'auscultation de l'œsophage en arrière me firent reconnaître la nature du mal, et il me suffit de faire comprimer le larynx sur le pharynx au moyen d'une pression exercée sur le cou pour rendre impossible la déglutition de l'air et pour guérir.

L'accident éprouvé par M. X... est plus fréquent qu'on ne le pense, fait qui conduit à dire que, lorsqu'il s'agit de souffrances gastriques, il faut que le malade fasse attention à ne pas avaler de l'air. Mais dans des cas bien plus nombreux, alors que l'on a constaté que l'estomac contient abondamment des gaz, on peut en favoriser l'évacuation : 1° en faisant placer le patient dans une position assise, la tête étant inclinée en avant; 2° en faisant pratiquer des frictions sur le creux de l'estomac, soit avec la main nue, soit avec des linges chauds, etc.

151. Gastralgie, dyspepsie, suite de la compression de l'estomac par les vêtements, les corsets, etc.; corset hygiénique.

Il est une sorte de gastralgie qui résulte de la compression de l'estomac par une ceinture ou par un corps quelconque. C'est particulièrement chez la femme que cet accident est fréquent; un corset trop serré et surtout un busc qui forment, au devant du viscère rempli d'aliments ou de gaz, une plaque inextensible, gênent

(1) C'est l'étude attentive de ce malade qui m'a conduit à faire l'application de l'auscultation du plessimétrisme aux maladies du conduit œsophagien.

infiniment l'accomplissement du travail digestif et présente d'extrêmes inconvénients. Malheureusement, les conseils du médecin, dictés par l'expérience, la raison et les faits, sont ici d'un bien faible poids, lorsqu'ils ont à combattre le caprice et la mode.

Certes, dans des cas pareils, où les organes respiratoires ne souffrent pas moins que le tube digestif et alors que le diaphragme ne peut facilement s'abaisser, la plus simple prudence exige que l'on conseille de ne pas porter de corset, et surtout d'éviter l'usage d'un busc quel qu'il soit; mais si cette déplorable habitude ne peut pas être surmontée, si un sentiment de coquetterie mal entendue ne fait pas justice de ce vêtement dangereux, il est possible d'en atténuer les inconvénients, en faisant porter un corset spécial que j'ai proposé, et dont le busc est tellement disposé qu'il est ouvert sur la ligne médiane au niveau de l'épigastre et qu'il forme une large ouverture où l'estomac vient se loger lors de sa dilatation, et où les viscères trouvent place, alors que le diaphragme s'*abaisse*. Avec ce corset, que j'appellerai hygiénique, la femme ne sera plus exposée à ces étouffements, à ces évanouissements qui surviennent fréquemment à la suite du repas ou de son séjour dans un lieu échauffé et où l'air est impur: elle ne sera plus dans la nécessité de faire desserrer les liens qui l'*emmaillottent* de telle façon que la syncope complète en est quelquefois le résultat.

152. Acides dans l'estomac (pyrosis, oxygastrie), causant la gastralgie, la dyspepsie, le ramollissement de cet organe; exaspérant le cancer gastrique, etc.

Dans un nombre très-considérable de cas, les douleurs gastriques et la dyspepsie qui s'y joint, sont dus aux acides que contient l'estomac. La vieille médecine désignait de tels états pathologiques sous les noms absurdes de fer chaud, de pyrosis, et l'on voulait exprimer par ces mots que les malades qui sont sujets à ces accidents éprouvent une sensation brûlante, soit à l'épigastre, soit au pharynx ou dans la bouche.

Il en arrive principalement, ainsi alors qu'au moment de l'éructation, des liquides acides remontent de l'estomac vers l'ouverture supérieure du conduit alimentaire.

Dans l'état sain, ce même estomac contient toujours des acidités dont la sécrétion muqueuse, la salive acidifiée ou d'autres substances sécrétées sont les sources.

Chez certaines personnes, et cela très-communément, les liquides acides dont il s'agit exercent sur la membrane muqueuse et sur les aliments une influence très-fâcheuse; tout porte même à croire que le ramollissement que l'on voit, sur le cadavre, être séparé des portions saines *par une ligne de niveau*, est dû à cette même action. Une telle explication est de celles que l'on est conduit à admettre de prime abord (1). Et je

(1) *Traité de médecine pratique*, nos 7265, 7654.

suis surpris qu'elle n'ait pas été mentionnée dans la plupart des livres classiques. Cela est d'autant plus fâcheux que le traitement simple, qui dans ces circonstances soulage ou même guérit, est la conséquence de cette manière de voir.

Il y a même tout lieu de penser que la formation abondante d'acides dans l'estomac réagit sur les aliments et fait chimiquement dégager à ceux-ci une proportion considérable de fluides élastiques dont la présence provoque les contractions des fibres musculaires gastriques et les douleurs dont il vient d'être parlé; j'ai, de plus, l'intime conviction que la présence dans l'estomac d'acidités en excès est une des circonstances principales qui augmentent la gravité des lésions propres aux cancers de cet organe. Il n'est même pas impossible que chez certains individus, d'ailleurs prédisposés, les acides gastriques n'en puissent devenir les causes déterminantes. Ce qu'il y a de certain, c'est que j'ai vu sur un assez grand nombre de personnes, et notamment chez un de nos plus spirituels critiques dont la délicatesse est au niveau du talent, M. J..., se dissiper complétement et d'une manière assez prompte, les symptômes de l'ulcère stomacal et de la gastrocarcinie, alors qu'ils étaient portés à ce point qu'une émaciation extrême, que le vomissement de toutes les substances alimentaires et que des évacuations par le haut d'un sang très-noir étaient survenus; or, je n'ai eu recours dans tous ces cas qu'à des moyens propres à rendre inoffensifs les acides que l'estomac contenait en abondance. Je ne puis trop insister sur ce fait qui dans ma pratique a été d'une utilité extrême.

153. Influence des acides gastriques en excès sur l'état du sang dans la goutte (oxurémie).

De fortes raisons me conduisent encore à croire que les acides gastriques plus abondants et plus actifs qu'ils ne devraient l'être, sont pour quelque chose dans le développement de l'oxurémie, c'est-à-dire de l'état du sang qui donne lieu à la goutte.

On sait en effet que l'*oxygastrie* (pyrosis) est très-fréquente chez les goutteux et détermine souvent les douleurs d'estomac dont ils sont atteints.

Souvent les personnes qui souffrent de cette oxygastrie sont nées de parents goutteux, et le remède qui réussit le mieux dans les cas de pyrosis est précisément celui qui compte le plus de succès alors qu'il s'agit de combattre la goutte.

154. Utilité du bicarbonate de soude administré à hautes doses dans les cas d'accidents gastriques.

C'est dans l'emploi des alcalins, tels que le bicarbonate de soude, la magnésie, le bitartrate de potasse et de soude (Galtier-Boissière) qu'on trouve les moyens neutralisants des acides contenus dans l'estomac. On doit surtout à l'illustre Darcet la connaissance de ce fait que l'on avait d'abord entrevu, mais qui n'avait pas été suffisamment constaté. De là l'usage de l'eau et des pastilles de Vichy qui, très-utiles contre l'oxy-

gastrie et contre la goutte, le sont bien peu dans les
cas de maladies du foie, de la rate et des autres viscères; c'est une chose étrange, en effet, que cette
mode ridicule d'envoyer à Vichy tous les malades
qui souffrent de l'épigastre, et cela sans que l'on ait
d'abord recherché et reconnu les lésions dont ils sont
atteints.

Il n'est pas de semaines, en été, où je ne sois consulté par des gens qui se sont trouvés fort mal des
eaux de Vichy, parce que leurs maladies n'étaient pas
des oxygastries, mais bien des affections de tout
autre nature.

155. Signes physiques d'auscultation et de plessimétrisme propres à
faire constater la présence d'acides dans l'estomac et le dégagement
d'acide carbonique qui s'opère à la suite de l'ingestion du bicarbonate de soude.

Le bicarbonate de soude, dit sel de Vichy (bien qu'à
peu de frais la chimie en obtienne de parfaitement
analogue et en abondance), le bicarbonate de soude,
dis-je, réussit d'une manière tout à fait remarquable
dans les cas d'oxygastrie primitive et secondaire. Son
effet est instantané. Dans les cas précédents, aussitôt
qu'il est ingéré : *si l'on porte l'oreille sur l'estomac du*
malade, on entend le bruit de crépitation, résultat du
dégagement de l'acide carbonique, dégagement dû à la
décomposition du sel de soude, à laquelle donnent lieu
les acidités gastriques. Si l'on percute alors, le plessimé-
trisme fait bientôt entendre un son très-clair, et donne au
doigt une sensation d'élasticité très-marquée.

Un moment après,. des gaz semblables à ceux qui s'échappent du vin de champagne sortent en abondance par l'œsophage, le pharynx et la bouche et tout d'abord le malade cesse d'éprouver de la douleur au creux de l'estomac. Pour obtenir un tel résultat, il faut que *la dose du bicarbonate de soude soit très-forte,* et il est souvent indispensable de la porter à cinq, six, huit ou dix grammes en une seule fois.

La potion suivante est celle dont depuis dix ans je me sers pour moi-même avec un succès constant; je dois à son administration la conservation de ma santé, de mon énergie et peut-être de ma vie :

Bicarbonate de soude.................. 6 gram,
Eau de Seltz........................ 30
Sirop de fleurs d'oranger.............. 30
Ajoutez une goutte d'huile essentielle d'anis
—————
66 gram.

Faites dissoudre lentement et triturez le sel dans le sirop et ajoutez l'eau peu à peu.

On prendra cette potion en une seule fois, et cela, dès que les douleurs produites par l'oxygastrie commenceront à se faire sentir.

Si le mal revient dans le même jour, on réitérera l'usage de cette même potion dont l'emploi n'est en rien dangereux, et que l'on peut continuer indéfiniment tant que les douleurs reparaissent.

Cette méthode m'appartient en très-grande partie;

car l'eau de Vichy, souvent administrée, est tout à fait insuffisante, puisqu'il faut en prendre trois ou quatre verres pour obtenir les mêmes effets que ceux qui résultent de la potion précédente.

Il faudrait prendre d'un coup toute une boîte de pastilles de Vichy, si l'on voulait ingérer la dose de bicarbonate de soude indispensable pour faire disparaître les accidents (1).

156. Le bicarbonate de soude peut être donné sans danger.

En vérité, je ne comprends pas comment beaucoup de médecins redoutent l'usage habituel du bicarbonate de soude, car jamais je ne lui ai vu produire de phénomènes fâcheux, alors même que je l'ai donné dans des proportions considérables. Cette assertion, si généralement émise : que ce sel détermine la dissolution du sang, doit être rangée au nombre des hypothèses les plus dénuées de toute espèce de fondement.

J'en ai pris pendant quinze ans plus de 10 grammes par jour, ce qui fait plus de 54 kilogrammes, et je ne crois pas avoir le sang en dissolution.

157. Prédisposition à la formation d'acides dans l'estomac ou oxygastrie. — Moyens d'y remédier.

Malheureusement, le bicarbonate de soude, qui remédie instantanément à l'oxygastrie et à la gastralgie, laquelle en est la conséquence, ne guérit pas la disposition du malade à former des acides dans l'estomac,

(1) La magnésie à la même dose que le bicarbonate de soude peut le remplacer. Elle purge quand elle forme les sels avec les acides gastriques.

et ce n'est que par une hygiène bien entendue, par des aliments tirés du règne animal, par une grande sobriété et en évitant l'usage des farineux et quelquefois des boissons alcooliques, que l'on peut espérer de faire cesser cette prédisposition.

158. Douleurs nerveuses de l'estomac chez les femmes en général, et notamment chez les femmes encointes.

Rien n'est plus difficile, je ne dirai pas à guérir, mais à soulager ou à faire momentanément cesser, que les douleurs d'estomac dont les femmes névropathiques sont si souvent atteintes. Contre ce genre de souffrance, auquel j'ai donné le nom de *névrogastralgie,* on a employé toutes sortes de moyens qui pour la plupart échouent. Ces douleurs gastriques, ces dyspepsies si rebelles, sont le plus souvent les résultats d'une irradiation nerveuse s'étendant vers l'estomac, et dont l'utérus et les ovaires sont les points de départ. A ces affections, il faut surtout rattacher les nausées, les vomissements éprouvés dans les premiers mois de la grossesse (embryutérisme). Cependant chez les femmes en général, et chez la femme enceinte en particulier, il ne se développe pas fréquemment quelques-unes des gastropathies dont il vient d'être parlé, telles que des oxygastries, des dyspepsies dues à la présence de matières ou de gaz abondamment contenus dans les intestins, etc.; ces accidents n'exigent pas chez elles des moyens autres que ceux qui conviendraient chez tout autre individu; mais, dans les affections dites nerveuses de l'estomac qui sont propres à la femme, enceinte ou non, on est fort embarrassé pour diriger un traitement convenable. Perles d'éther, vins généreux par cuillerées, potions alcooliques légères administrées à petites doses au moment où surviennent les *crampes* d'estomac (crampes qui sont dues à la contraction des fibres musculaires de cet organe), vin et quinquina, amers de toute sorte, etc., etc., tout cela réussit parfois momentanément; mais ne guérit presque jamais. Pour arriver à cette guérison, il faut chercher à remédier à l'état de la matrice, des ovaires, etc., qui entretient le mal, ce que l'on ne peut faire, soit chez la femme enceinte, soit alors que l'évacuation périodique est sur le point d'avoir lieu.

Soulever l'utérus abaissé, par le bandage *utéro-périnéal que j'ai proposé* (1), et qui a été souvent utile à mes malades; chercher à faire cicatriser les ulcérations du col; combattre les causes morales qui réagissent sur les organes angioviques, et avoir égard à l'ensemble de l'organisme qui influe d'une manière si puissante sur la régularité des menstrues, etc., tels sont les principaux moyens qui, dirigés vers les parties qui sont les points de départ des névrogastralgies de la femme, réussissent le mieux alors qu'il s'agit de porter remède à ces souffrances si fréquentes et si pénibles.

(1) *Traité de médecine pratique*, nº 10042.

159. Moyens simples et hygiéniques applicables aux maladies des
intestins.

Le plus grand nombre des douleurs passagères dont
les intestins sont le siége, et qui souvent sont accompagnées ou suivies de *borborygmes*, sont les résultats
de la présence dans le tube digestif de matières ou de
gaz. Ces substances, s'accumulant et séjournant dans
les organes digestifs, ou y progressant avec difficulté,
provoquent des contractions musculaires du conduit
alimentaire accompagnées de souffrances plus ou
moins vives. Il est donc utile, dans de semblables cas,
d'avoir recours à de douces pressions sur les points
douloureux avec la main, ou à des frictions faites avec
une flanelle échauffée et imbibée d'huiles d'amandes
douces ou d'olives. Des cataplasmes, des bains tièdes
contribuent aussi beaucoup à soulager ces souffrances
momentanées; mais ce qui, dans de telles circonstances, est particulièrement indiqué, c'est d'évacuer
par des purgatifs inoffensifs tels que le *sinapis alba*,
la rhubarbe, la limonade magnésienne, etc., les matières ou les gaz contenus dans les intestins. *Avant
d'avoir recours à l'administration des évacuants, il est
de règle pratique de s'assurer par le plessimétrisme de
la présence,* dans le tube digestif, des matières ou des
gaz, de leurs proportions, et de déterminer au juste
quelle est la partie de l'intestin où ils se sont accumulés. C'est au médecin habitué à se servir de la mé-
dio-percussion, de reconnaître de telles circonstances

organiques, dont l'appréciation exacte est en thérapeutique d'une si grande importance.

160. Utilité des purgatifs administrés par le rectum.

Si des matières liquides ou solides distendent le gros intestin, les lavements purgatifs sont d'une utilité extrême. Lorsque les coliques (entéralgie) sont légères, 'injection de l'eau tiède peut suffire.

161. Pressions sur les gros intestins pour faire progresser la matière.

Il est un petit moyen d'une extrême utilité pour faire progresser dans les gros intestins, et, par suite, pour faire évacuer les matières que ces organes contiennent; voici en quoi il consiste : alors que par le plessimétrisme on a bien constaté que le côté droit du ventre donne une matité en rapport avec la présence de scories liquides ou demi-liquides, il faut se rappeler que les derniers intestins dessinent autour des autres une sorte de cercle qui les embrasse (1), et que le cours naturel des matières y a lieu d'abord à droite, de bas en haut; puis transversalement vers la gauche, au-dessus du nombril, et enfin tout à fait à gauche, de haut en bas. Ceci posé, on conçoit facilement qu'il est

(1) *Dictionnaire des sciences médicales*, article *mésentère*, par M. Torry. Cet article contient une description du mésentère peu connue et utile en pratique.

utile de faire d'abord coucher le malade sur le côté gauche (à l'effet que la pesanteur entraîne les matières de ce côté), comme aussi d'exécuter des pressions et des frictions avec la flanelle imbibée d'huile dans la direction que suit la marche naturelle des scories, c'est-à-dire telle qu'elle vient d'être indiquée. Bientôt alors le plessimétrisme permet, dans de tels cas, de constater que la matité due à la présence des matières s'est déplacée et se prononce vers le côté gauche. Il suffit alors de faire prendre une injection abondante ou purgative dans l'anus pour que les fèces soient rejetées au dehors et pour que les coliques se dissipent complétement.

De tels moyens, quelque simples qu'ils soient, remédiant à la cause anatomique des coliques ou entéralgies, sont infiniment plus utiles et plus pratiques que les pilules, les potions opiacées et belladonées, administrées par les empiristes et par les amateurs de la polypharmacie.

162. Évacuation des gaz intestinaux. — Position à faire prendre aux malades.

S'agit-il de faire évacuer les gaz contenus en abondance dans les gros intestins et les distendant (ce que l'on peut constater par l'extrême sonorité et la grande élasticité auxquelles, dans ces cas, le plessimétrisme donne lieu à droite et à gauche du bas-ventre), il faut tout d'abord noter que les fluides élastiques sont de beaucoup plus légers que les liquides ou les solides, et qu'en conséquence ils doivent facilement se porter par en haut dans les intestins, tandis que les matières plus pesantes se dirigent nécessairement par en bas.

Se fondant sur cette considération, en quelque sorte banale, mais dont il est si utile de tenir compte en pratique, il faudra faire placer le malade, dont les intestins seront distendus par beaucoup de gaz, dans une position telle, que, s'appuyant sur les coudes et sur les genoux, le ventre étant inférieurement placé, et ne reposant pas sur le lit, le rectum étant situé en haut, on puisse exécuter des frictions sur cette partie. En même temps, de profondes inspirations, dirigées vers le bas-ventre et le siége, sont exécutées. Très-ordinairement il arrive alors que les fluides élastiques sont, quelques moments après, rendus par le rectum, et qu'un soulagement très-grand a lieu. *On seconde cette action en introduisant des corps gras dans l'anus.*

On ne saurait croire combien, même dans des maladies graves et aiguës de l'intestin, cette manœuvre présente d'avantages; elle réussit infiniment mieux dans la gazentérasie, ou tympanite (1) des auteurs, que ne le font la poudre de charbon, et bien d'autres moyens pharmaceutiques tout aussi insignifiants que cette substance, moyens que l'on donne d'habitude dans des cas pareils.

463. Accumulation de matières dans les intestins; moyens d'y remédier.

La présence et le séjour prolongé de matières ster-

(1) Mot absurde, qui, signifiant inflammation du tambour, ne devrait se rapporter qu'à la phlegmasie de l'oreille moyenne enflammée.

14

corales liquidés (hydro-scories) dans l'intestin, lors des maladies aiguës et même chroniques, est l'un des états pathologiques les plus graves qui puissent survenir ; il en est surtout ainsi lorsqu'il y a quelque obstacle mécanique au cours des scories, comme cela a lieu dans les hernies étranglées et dans des rétrécissements, cancéreux ou non, vers la dernière partie de l'intestin.

Seul, le médecin instruit est capable de reconnaître les causes et la nature de tels états pathologiques et de juger *des moyens très-actifs qu'il convient alors d'employer le plus tôt possiblé ;* mais, en général, ce sont les purgatifs doux et non dangereux, tels que la limonade magnésienne, l'eau de Sedlitz, la rhubarbe, etc., et, de plus, des frictions et des pressions vers l'ombilic qui, dans les cas d'accumulation de matières liquides dans les intestins grêles (1), réussissent le mieux. Quand, au contraire, les hydro-scories (fèces liquides) distendent les gros intestins, les injections anales avec les corps aqueux, onctueux, huileux, plus ou moins purgatifs (2), et surtout les douches abondantes dans le rectum, sont d'une extrême utilité.

---

(1) On reconnaît cette accumulation de scories par la matité existant au milieu du ventre, tandis qu'un son mat constaté vers les flancs et en bas correspond en général à la présence des matières dans les gros instestins.

(2) On obtient très-souvent les meilleurs résultats du lavement que voici :

Décoction de graine de lin très-ép'ssea.	430 gram.
Huile d'olive.	430
Cassonade brune.	430
	890 gram.

164. Moyens faciles de pratiquer des douches.

Sous le nom de douches, on désigne des injections dirigées, par un jet plus ou moins large et plus ou moins fort, vers une région extérieure, ou dans une partie profonde du corps. L'action qui en résulte est composée : 1° des effets du mouvement imprimé à l'eau ; 2° de la température que celle-ci présente, et 3° pour les organes intérieurs, de l'évacuation qui en est le résultat. Un simple lavement est une douche du rec-tum, un moyen hydrothérapique dont on a beaucoup abusé ; et depuis l'injection rectale par un clysopompe jusqu'au jet d'eau donné dans les établissements de bains, il y a tous les degrés possibles dans la largeur et dans la force du courant d'eau. Le mode d'exécuter ces injections ou ces douches est en général assez compliqué et souvent fort dispendieux. Les moyens suivants, à la fois simples et usuels, suffisent pour les pratiquer :

1° Pour les petites injections, une seringue, telle que l'employaient nos bons aïeux, un clysopompe, un irri-gateur ordinaire, inventé par mon élève M. Eguisier.

2° Pour un jet plus volumineux, une seringue usitée en médecine vétérinaire, une pompe à jardin, un irri-gateur dont le récipient peut contenir plusieurs litres.

3° Pour un jet très-gros, un vaste seau fixé au pla-fond et portant par en bas une ouverture à laquelle est fixé un conduit en caoutchouc dont le diamètre est pro-portionné à la largeur que l'on veut donner au courant.

Ce tuyau porte, vers sa terminaison, un robinet qui
permettra de livrer passage au liquide ou d'en arrêter
le cours. Quand on veut augmenter la force de cette
espèce de douche, on élève le récipient à une plus grande
hauteur. Quand le vase ou le corps de pompe, etc., qui
contient l'eau de la douche a peu de capacité, on en
est quitte pour le remplir plus souvent.

S'agit-il de douches très-fortes et longtemps conti-
nuées, on a recours à des appareils mécaniques que
l'on trouve chez M. Charrière (1) et chez quelques autres fabricants. Des toiles cirées et vernies, de vastes
plateaux en zinc, reçoivent le liquide et préservent
l'appartement contre toute malpropreté.

165. Accidents dits putrides survenant dans les périodes avancées des
fièvres graves.

Dans ces dernières années, et notamment depuis
deux ans, j'ai tiré le plus grand parti des douches ou
irrigations dont il vient d'être parlé, alors que, dans
les fièvres dites typhoïdes, des matières fécales liquides et des gaz putrides étaient, comme cela arrive
presque toujours dans de tels cas, contenus dans le
gros intestin.

Il ne me paraît pas possible de révoquer en doute
que les premiers accidents des fièvres si singulièrement
nommées typhoïdes, et que les symptômes qui les accompagnent soient dus *à une altération primitive du*

(1) Rue de l'École-de-Médecine, n° 4.

sang produite par une cause putride ou septique à laquelle j'ai donné le nom très-significatif de septicémie (1).

Dans cet état du sang, c'est peut-être un miasme, un virus, un *iose* particulier, qui sont les points de départ : soit de l'état fébrile et des hémorrhagies nasales (rhinorhémies), soit des taches pétéchiales, de l'éruption, qui se déclarent vers le siége, etc., symptômes qui font partie des premiers accidents observés dans les affections dont il s'agit. Plus tard, et lorsqu'à la suite de la maladie qui, consécutivement, se déclare dans l'intestin, survient la formation et le dépôt, dans cet organe, de liquides qui s'y altèrent et s'y pourrissent; une seconde altération du sang se manifeste; elle est due à l'absorption de ces matières putrides; cette résorption est la source d'un grand nombre de phénomènes du même genre et d'une extrême gravité.

Il n'est pas d'observateur qui puisse nier l'exactitude de cette proposition, et quand Forget, lui qui n'admettait pas la septicémie primitive, partageait la même opinion que moi sur la septicémie secondaire, il y a lieu de croire que tous les médecins seront de cet avis; or, c'est en me fondant sur cette idée, c'est par la conviction où je suis que les matières septiques contenues dans le gros intestin, y sont résorbées, pénètrent dans

(1) *Traité des altérations du sang*, 1834, article *typhohémie; Traité de Médecine pratique*, article *septicémie*, 1852 ; *Mémoire* sur les causes de la fièvre typhoïde dans la clinique médicale de la Pitié, 1832 ; etc.

14.

les vaisseaux, y empoisonnent le sang et causent ainsi
la persistance des phénomènes graves, que j'ai fait
mettre en pratique la médication suivante.

166. Extrême utilité des irrigations des gros intestins dans les fièvres
dites typhoïdes. Nombreux succès obtenus de leur emploi dans
mon service soit à la Charité, soit à l'Hôtel-Dieu.

Toutes les fois que, dans des cas de *fièvres graves* (putrides, adynamiques, ataxiques, muqueuses, bilieuses,
typhoïdes, pestilentielles), le plessimétrisme permet de
constater, dans les gros intestins, la présence de matières demi-solides ou liquides, ou encore celle *de li-*
quides et de gaz dont l'odeur est très-fétide, j'ai recours
à des irrigations abondantes et réitérées coup sur coup.
et cela pendant quelques minutes, et l'on continue ainsi
jusqu'à ce que l'eau et les gaz qui s'échappent de l'intes-
tin, pendant et après l'irrigation, soient clairs et aient
beaucoup moins de fétidité.

Pour favoriser cette évacuation si utile, je fais exécuter des frictions sur le pourtour du ventre, *d'abord*
(comme il a été dit p. 240) *à gauche et de bas en haut,*
le malade étant couché sur le côté droit ; cette pratique a
pour but de faire pénétrer le liquide injecté jusque dans
le côlon ascendant ; puis, plus tard, à droite, de bas en
haut ; ensuite, transversalement, et, enfin, de haut en
bas (ce qui a pour effet de diriger l'eau et les matières,
suivant le cours naturel qu'elles doivent suivre). Évidemment, dans ce dernier cas, le malade doit être placé
sur le côté gauche.

Ces irrigations sont, dans les cas graves, renouvelées trois, quatre ou cinq fois par jour et même davantage.

Déjà, depuis quelques années, j'ai eu recours à cette pratique, mais c'est dans les trois dernières que j'y ai principalement insisté, soit dans mon service à l'hôpital, soit sur des malades de la ville, et je ne crains pas d'affirmer que, depuis ce temps, je n'ai presque pas perdu de malades atteints de l'ensemble de phénomènes dont il s'agit; et cependant il en est entré, depuis lors, un très-grand nombre, soit dans la salle Saint-Charles, soit à Sainte-Anne, soit dans les salles Saint-Bernard et Sainte-Agnès de l'Hôtel-Dieu; parmi eux, il y en avait plus de vingt qui présentaient à la fois : du délire (porté même, pour l'un d'eux, jusqu'à des tentatives de suicide); des éruptions (tellement considérables à la région sacrée, qu'elles simulaient la variosidermite), et une entérorrhée excessive. Chez ces vingt individus, on observait encore une énorme accumulation de matières dans l'intestin, une grande dépression du pouls, une pneumonémie hypostasique et une splénomégalie (c'est-à-dire une augmentation dans le volume de la rate). Les résultats ont été si remarquables dans ce cas, que la convalescence n'a pas eu de durée, et que, dix ou douze jours après la cessation de la diarrhée, les malades ont pu sortir en bon état de l'hôpital. Ce prompt rétablissement était dû à ce que, pendant le cours des accidents, je n'avais pas cessé de nourrir et de faire prendre des aliments réparateurs (1).

(1) Voyez mon *Mémoire* sur l'alimentation insuffisante et sur ses

167. Curation de la diarrhée ou entérorrhée.

Le principal moyen de remédier à l'entérorrhée (diarrhée), alors qu'elle n'est pas entretenue par des lésions organiques et persistantes, telles que les ulcérations intestinales, des cancers, etc., consiste à priver, pendant vingt-quatre heures, les malades de toute espèce d'aliments, et même de ne leur accorder des boissons aqueuses que dans de faibles proportions. Cependant, ces mêmes boissons aqueuses peuvent avoir quelquefois une certaine utilité. Une des plus convenables est la suivante : on fait bouillir pendant deux heures trente grammes de riz dans un litre d'eau, on passe le liquide à travers un linge dont le tissu est peu serré, puis on ajoute à froid le blanc de trois œufs et cent grammes de sirop de coing. Toutes les demi-heures, un quart de verre de cette préparation est avantageusement administré.

Lorsque la diarrhée a persisté pendant plusieurs jours, il faut se donner garde de continuer de soumettre le malade à l'abstinence, car c'est bien assez qu'il perde constamment des liquides par la sécrétion intestinale, sans l'affaiblir encore par le défaut d'aliments; mais la nourriture que l'on donnera alors sera peu abondante, très-saine et surtout ingérée par petites proportions à la fois.

dangers dans le procédé opératoire de la percussion médiate en 1827, et reproduit dans les articles *lléospilosie*, *hypémie*, etc., du *Traité de Médecine pratique*.

Les bouillons très-réduits, les jus de rôtis, les viandes peu cuites et très-tendres, le poisson, les œufs frais (s'ils se digèrent sans causer des éructations fétides seront, dans de tels cas, beaucoup plus convenables que les substances végétales. Ces dernières sont élaborées par les intestins, ce qui y cause une augmentation de circulation, tandis que les matières animales exigent surtout le travail de l'estomac.

Presque toujours, *une entérorrhée qui persiste pendant plus de deux jours* dépend de quelque circonstance matérielle qu'il importe de reconnaître et qui, en général, *exige les consciencieuses investigations d'un médecin familiarisé avec l'étude et l'exercice du plessimétrisme et de la palpation.*

168. Entérorrhée suite de l'accumulation des matières dans les intestins.

Il est une entérorrhée que Sauvages désignait sous le nom de *diarrhea a stercore.*

La connaissance en est très-importante; voici en quoi elle consiste : soit une personne qui éprouve, depuis quelques jours, de la lenteur, de la difficulté dans l'excrétion alvine, laquelle est devenue rare et insuffisante; alors les matières (scories) séjournent dans le tube digestif ou angibrôme; elles s'y endurcissent, deviennent des corps étrangers qui blessent la membrane interne de l'intestin avec laquelle elles sont en contact. Bientôt la souffrance de celle-ci provoque la formation de mucosités qui finissent par solliciter la contraction de l'organe. Cette contraction rejette au dehors soit les matières accumulées et délayées, soit le liquide muqueux dont il vient d'être parlé, et ce liquide continue encore à être formé après l'excrétion des scories. En général, cette série d'accidents se dissipe spontanément. Les seuls moyens, d'ailleurs très-simples, que l'on doit y opposer consistent dans la diminution de la nourriture, dans l'usage de boissons ou d'aliments légèrement purgatifs, tels que la purée de lentilles, la décoction de petits pruneaux, les viandes gélatineuses (par exemple, le jeune veau), ou dans l'emploi d'injections anales composées avec la décoction de guimauve, de graines de lin, etc.

169. Diverses espèces de constipations ; ridicule de cette expression.

Le défaut d'évacuations alvines a reçu, en général, le nom de constipation ; cette expression se rapporte à des circonstances fort différentes les unes des autres, telles que :

1° L'absence de selles, due à la stase des matières ;

2° Le manque d'excrétions alvines résultant de ce que l'intestin n'en contient point, comme il arrive alors que les malades ne prennent pas d'aliments ;

3° La difficulté d'accomplir la défécation, comme cela a lieu consécutivement aux hémorrhoïdes ou aux écorchures à l'anus, à l'induration et à l'augmentation de volume des matières. Dans des cas semblables, les sco-

ries traversent avec peine un anus souvent sec, étroit
et contracté (1).

170. Absence de selles due à l'abstinence ou à l'insuffisance de la
nourriture.

Il est d'abord de toute évidence que le défaut d'excrétions alvines, dù à ce que l'on prend peu d'aliments,
exige évidemment que l'on fasse usage d'une nourriture plus abondante.

171. Accumulation des matières dans l'intestin, qu'elles distendent
(*scorentérasie*), causant de la gêne dans leur excrétion.

Si les matières ou scories s'accumulent dans l'intestin (scorentérasie), ainsi que le prouvent : soit le plessimétrisme, soit cette circonstance, que le malade,
bien que continuant à s'alimenter, n'a pas d'évacuations alvines ou n'en obtient que d'insuffisantes ; si le
ventre grossit, devient douloureux avec ou sans formation de gaz, il devient utile de prendre un purgatif
fort doux, tel que la rhubarbe en poudre, la limonade
magnésienne, l'eau de Sedlitz ou de Pulna, etc.; mais,
en général, *on n'aura recours à ces moyens qu'après*

(1) Le mot constipation est si mauvais et doit être si bien abandonné, qu'en Espagne il se rapporte au rhume des bronches et surtout
du nez ; tandis qu'en France, on l'applique à certaines souffrances de
l'extrémité inférieure de l'intestin. De là peuvent résulter de très-ridi
cules méprises alors que l'on entend parler des dames espagnoles, qui
disent, sans y attacher la moindre importance, qu'elles sont consti-
pées (constipada) ; ce qui fait sourire les personnes françaises qui les
écoutent.

avoir bien constaté la présence, dans le tube digestif, des matières stercorales.

Les moyens qui font ici courir le moins de risques, et dont l'action est le plus souvent utile, sont : 1° le lavement onctueux dont il a été parlé (p. 242); 2° des injections dans le rectum, avec le mélange purgatif que voici, dont l'action est à peu près constante : follicules de séné, 15 grammes, que l'on fait infuser dans 300 grammes d'eau bouillante, en ajoutant à ce mélange 50 grammes de sirop de nerprun ; 3° le plus ordinairement l'eau un peu chaude injectée dans le fondement, et que l'on y retient pendant quelques minutes, suffit pour provoquer les évacuations nécessaires.

172. Resserrement des sphincters; douleurs lors de l'excrétion des matières.

Si des matières dures et volumineuses sont les causes du défaut d'excrétion, si la douleur qui résulte de leur passage par les sphincters fait resserrer encore ces anneaux musculaires ; si des tumeurs hémorrhoïdales, des écorchures, etc., rendent la défécation très-pénible (et il y a des gens qui souffrent horriblement par suite de ces circonstances diverses), voici ce qu'il convient de faire :

On injectera abondamment dans le fondement le liquide onctueux précédemment indiqué (p. 242), et l'on introduira avec le doigt, *très-profondément* dans le rectum, soit avant de rendre ce liquide, soit au moment même de l'évacuation, une couche très-épaisse d'une mixture graisseuse très-consistante du même genre et semblable à celle dont il a été parlé (1); c'est bien au-dessus du rétrécissement que l'anus présente naturellement et à 3 ou 4 centimètres au-dessus de son orifice extérieur que cette introduction doit être faite. Bien entendu qu'on aura le soin de tenir prêts, pour le lavage, de l'eau et du savon.

La proportion du mélange graisseux introduit dans le rectum doit être considérable, et il faut, si l'on veut obtenir un bon résultat de ce moyen, que tout le pourtour de l'intestin, au-dessus du sphincter interne, en soit recouvert.

Pour pouvoir se servir du mélange graisseux dont il est ici question, il faut légèrement l'échauffer à sa surface, en l'exposant à la flamme d'une bougie, ou le gratter superficiellement avec l'ongle. En été, par une température chaude, on y ajoute plus de beurre de cacao ou de la cire vierge. Si la mixture graisseuse ici recommandée n'était pas très-consistante, on n'en obtiendrait pas les résultats avantageux que l'on en attend. Dans le cas où des hémorrhoïdes volumineuses et enflammées rendent difficile ou très-douloureuse l'introduction du doigt dans les sphincters de l'anus contractés, on y supplée assez bien en faisant fondre de la graisse de veau, à 30 ou 36 degrés de température, en l'introduisant dans une petite seringue à longue ca-

(1) Graisse de veau, 30 grammes; beurre de cacao, 5 grammes.

nule, qui sert à injecter ce corps gras dans l'anus.

Les effets de ces moyens sont : 1° *de favoriser par glissement* la sortie des scories ; 2° de protéger la membrane interne du rectum et de l'anus contre les inégalités que pourraient présenter les matières excrémentitielles ; 3° d'empêcher les humidités délétères contenues dans l'intestin de venir salir et infecter les gerçures, les déchirures, les surfaces excoriées de l'anus ; 4° de prévenir le contact des scories avec des parties enflammées ou tout au moins malades.

Cette application de corps gras, chez les gens qui sont sujets aux accidents dont il vient d'être parlé, doit être réitérée le matin, le soir, avant et après les évacuations ; et alors que celles-ci seront effectuées, on aura le soin de bien laver le fondement avec l'eau tiède, et de réduire, par une douce pression, l'intestin faisant saillie hors de l'anus.

173. Utilité de provoquer l'expulsion des matières par des mouvements d'inspirations profondes.

Un autre moyen de rendre la défécation plus facile est d'éviter que l'anneau musculaire dit sphincter se resserre lors des efforts d'expiration qui d'ordinaire sont pratiqués pour déterminer l'expulsion des matières. Pour cela, *il faut exécuter des inspirations très-profondes plutôt que des expirations*, et diriger ces inspirations vers le bas-ventre et le rectum. On parvient, avec un peu d'habitude, à obtenir ainsi une excrétion plus facile ; mais cela n'a guère lieu que si, en même temps, l'anus est enduit d'une couche graisseuse, épaisse et consistante.

On ne peut assez insister sur l'utilité que présentent, dans une foule de cas, les applications des corps gras dont il s'agit. Nous allons citer quelques exemples remarquables à l'appui de cette proposition.

174. Curation et palliation des hémorrhoïdes ou tumeurs phlébostasiques de l'anus.

Les tumeurs dites hémorrhoïdes, qui se forment à l'anus, et qui ne sont autre chose que des dilatations de veinules réunies et communiquant entre elles, sont des infirmités d'autant plus cruelles qu'en général on les calme difficilement, et qu'on ne les guérit que par des opérations dangereuses et très-pénibles; de ce nombre sont l'excision, plusieurs sortes de cautérisations et l'écrasement linéaire.

175. Étude des causes et de la pathogénie des hémorrhoïdes.

En étudiant avec soin la manière dont les hémorrhoïdes se forment, le mécanisme et les causes anatomiques de leur production, on voit qu'il est possible d'éviter par des moyens très-simples, non-seulement les opérations douloureuses et parfois terribles dont il vient d'être parlé; mais encore des méthodes de traitement qui ont aussi leurs inconvénients. De ce nombre sont : 1° les applications de cataplasmes (qui favorisent les dilatations veineuses), ou de sangsues qui donnent parfois lieu à des hémorrhagies dangereuses ; 2° la belladone administrée en suppositoire ou en injection; ce médicament toxique est ici complétement inutile, et, si on le donne sous forme de pommade, il n'a d'autre vertu que celle qui est propre à la graisse dans laquelle il est incorporé; 3° la ratanhia, qui souvent exaspère les douleurs et ne guérit pas, etc., etc.

Pour bien comprendre comment il faut traiter les hémorrhoïdes, il est indispensable de savoir :

1° Que les matières volumineuses et endurcies, quand elles sont contenues dans le dernier intestin, gênent le retour du sang qui revient par les veines de l'anus;

2° Que les anneaux ou *sphincters*, alors qu'ils se resserrent, compriment les veines dont il s'agit, et y mettent obstacle au retour du sang;

3° Que, dans le cas où la membrane anale est blessée, ou rendue douloureuse, ces mêmes sphincters se resserrent;

4° Que, par conséquent, il en arrive ainsi lors du passage par le fondement de scories indurées et inégales;

5° Que, si une ou plusieurs tumeurs hémorrhoïdales ou polypiformes sortent de l'anus lors de la défécation, les sphincters en se contractant étranglent la base de ces tumeurs, y retiennent le sang, exaspèrent la congestion, produisent ainsi de la phlegmasie ou de la douleur, et le mal devient d'autant plus grave que l'anus est plus sec et plus resserré. Ajoutez à ceci que ces mêmes tumeurs, très-hyperémiées et dont le tégument est aminci, peuvent être déchirées, ulcérées par

des scories ou par d'autres causes matérielles (attouchements, pressions, frottements), et que des hémorrhagies, des écoulements de liquides sanieux et fétides, mélangés ou non de matière, peuvent en être les
résultats. En tenant compte de tout ceci, on comprén-
dra la gravité, ou du moins l'immense incommodité,
qui sont les conséquences des circonstances organi-
niques précédentes.

176. Moyens simples et hygiéniques de calmer, de réduire et même de
guérir les hémorrhoïdes.

Il suffit, pour calmer les graves accidents dont il
s'agit, et pour les prévenir : 1° de tenir les hémorrhoïdes parfaitement propres, et cela au moyen de lotions avec de l'eau tiède; — 2° d'introduire dans le
fondement, au moyen de l'indicateur ou, s'il est trop
volumineux, du petit doigt, une couche très-épaisse de
la mixture graisseuse indiquée page 253; cette substance doit recouvrir ces mêmes doigts jusqu'à leur
base : sans cette précaution, leur introduction serait
difficile et fort douloureuse. C'est au-dessus du sphincter ou anneau interne, à trois ou quatre centimètres de
profondeur, que l'intestin doit être enduit du corps
graisseux qui doit complétement recouvrir toute la
surface hémorroïdaire. — 3° De réduire alors par de
douces pressions les hémorroïdes sorties, et l'on y parvient facilement en faisant exécuter au malade, pendant que l'on comprime ces tumeurs, de grands mouvements d'inspiration qui sont généralement accom-

pagnés du relâchement des sphincters. — 4° D'insister sur des manœuvres de ce genre alors que s'accomplit la défécation.— 5° D'avoir recours à des purgatifs doux ou à des lavements mucilagineux et purgatifs, et cela dans l'intention de bien vider l'intestin des matières qu'il pourrait contenir. — 6° De continuer plusieurs jours de suite les applications locales de graisse. — 7° De soutenir avec un petit bandage en T les hémorrhoïdes alors qu'elles ont de la tendance à s'échapper par l'anus.— 8° On peut-éviter d'introduire le doigt dans cet orifice, en y injectant, avant et après les selles, une proportion notable de la graisse précédente liquéfiée par la chaleur. Ce dernier moyen est même le seul qu'il soit possible d'employer alors que le pourtour du conduit est enflammé, étroit et très-douloureux.

C'est en suivant ponctuellement le traitement qui vient d'être indiqué que maintes fois j'ai été assez heureux pour voir les douleurs hémorroïdaires les plus vives se calmer et se dissiper, les tumeurs qui les causaient se flétrir et se réduire facilement, les accidents cesser, les ulcérations se cicatriser, des indurations se ramollir et des écoulements de sang se tarir.

176 *bis*. Relâchement des sphincters. applications (même dans un bain. tiède) de poches en caoutchouc pleines d'eau glacée, sur l'anus devenu trop large et permettant la chute du rectum atteint d'hémorrhoïdes.

Il m'est arrivé, dans un cas fort-remarquable et que j'ai observé sur un négociant de Saint-Domingue, de satisfaire à une double indication qui se présentait :

celle de calmer avec des corps gras des souffrances
excessives dues à des tumeurs hémorrhoïdales enflammées, et celle de remédier en même temps à une chute
du rectum causée par un relâchement du sphincter.

Une vessie de caoutchouc fut remplie d'eau et maintenue à 0 par de la glace, elle fut placée sur la tumeur
qui faisait saillie au dehors.

Les hémorrhoïdes externes très-douloureuses que
portait le malade rentrèrent, l'anneau se contracta et
le malade fut immédiatement soulagé. Cette application de réfrigérants pourrait être faite sur une partie
circonscrite, alors même que l'on prendrait un bain
tiède destiné à apaiser les douleurs.

177. Les pertes de sang et de divers liquides par l'anus, le flux
     hémorrhoïdal, etc., ne sont pas des efforts médicateurs de la
     nature.

*Les flux sanguins ou autres ayant lieu par les hé-
morrhoïdes ne sont point en général utiles.* Le public,
se fondant, comme toujours, sur d'anciennes hypothèses médicales dont la science et le temps ont fait
justice, croit que les écoulements sanguins par le
rectum, par l'anus, par les hémorrhoïdes, etc., sont
des *bénéfices de nature.* Il admet que *ces flux préviennent et guérissent des maladies, qu'il les jugent ;* que,
si on les arrête, il en résulte de terribles accidents. Ce
sont là de monstrueuses et de déplorables erreurs.
(Voyez ma thèse latine d'agrégation en 1823, *An omnes
morbi sanabiles sanandi? (Faut-il guérir toutes les maladies curables ?)*

On sait maintenant que presque toutes les hémorrhagies sont produites par l'ouverture, la rupture, l'éraillement de vaisseaux, dus eux-mêmes à des dilacérations d'organes, à des éraillements, à des ulcérations, etc. On sait encore que *ces lésions anatomiques ne sont pas produites par une nature bienveillante et médicatrice,* mais qu'elles résultent de circonstances physiques variées.

Il faut laisser aux médecins des temps passés ces vieilles et dangereuses erreurs, et se rappeler que les pertes abondantes de sang ou que les hémorrhagies faibles, mais continues, épuisent ceux qui en sont atteints et altèrent plus ou moins l'organisme. (Voyez pages 262, 263 *des observations à l'appui, de cette proposition.)*

178. On doit remédier le plus tôt possible aux hémorrhoïdes.

On doit remédier le plus tôt possible aux hémorrhoïdes, et cela, soit pour les empêcher de prendre du développement, et de devenir le *siége d'altérations graves dans leur tissu ; soit pour prévenir la formation d'abcès, de fissures, de fistules à l'anus et, à la longue, de cancers intestinaux ; soit encore pour arrêter les pertes habituelles de sang qui ont lieu par le rectum.*

179. Les petits moyens précédents ne sont en rien d'un emploi dangereux ; à la rigueur, les opérations chirurgicales seraient préférables à une expectation ridicule et funeste.

Les petits moyens qui viennent d'être proposés contre les hémorrhoïdes n'ont aucune espèce de dan-

ger, et les accidents que causent de tels états pathologiques sont graves à ce point que, si ces moyens
échouaient, il vaudrait mieux encore exposer les malades à la douleur et aux suites d'opérations périlleuses
que de conserver des lésions que le préjugé le plus
stupide a fait considérer comme utiles.

180. Fissures hémorrhagiques et névralgiques de l'anus.

Les précautions et les soins applicables aux hémorrhoïdes le sont encore à une affection très-douloureuse
et très-dangereuse; je veux dire aux fissures à l'anus,
c'est-à-dire à des éraillures profondes, existant entre
les plis du fondement, et qui, résultant du déchirement
de la peau, déterminent des souffrances très-vives, soit
pendant les évacuations, soit à leur suite; c'est à mon
ancien maître Boyer que la description d'une telle lésion est due. D'après les faits que j'ai observés, non-
seulement ces fissures donnent fréquemment lieu aux
excessives douleurs dont parlait le grand praticien de
la Charité; mais encore, dans un assez grand nombre
de cas, elles sont les sources d'hémorrhagies, tantôt
légères et habituelles, et tantôt beaucoup plus fortes.
C'est quand des veines ou même des artérioles sont
situées au fond de la fissure, que ces écoulements sanguins surviennent, et cela principalement à la suite
des efforts pour la défécation ou consécutivement au
passage des matières.

On reconnaît ce mal, que les bonnes gens nomment
un *flux hémorrhoïdal,* en faisant exécuter quelques

15.

efforts pour l'excrétion des scories et en examinant
alors l'anus, qui se déploie, en quelque sorte, et permet
de découvrir les plis et les enfoncements qui le cir-
conscrivent. Alors on voit sourdre des gouttelettes san-
guinolentes ou même s'échapper des jets de sang, parfois lancés au loin et qui sortent de petites écorchures
linéaires. Qu'il me soit permis de citer, à cette occasion, parmi *un très-grand nombre d'autres, deux faits
remarquables.*

**181. Faits remarquables d'accidents d'hypémie et de symptômes graves
du côté du cœur, dus à des fissures hémorrhagiques.**

Le neveu du maréchal Gérard, officier de cavalerie,
me fut adressé comme étant atteint de maladie du
cœur; c'était à l'époque où les idées généralement reçues sur l'irritation et l'inflammation conduisaient à
abuser des saignées et des sangsues, et certes, on ne
les avait pas ménagées au pauvre malade; il était, lorsque je le vis, d'une pâleur excessive; le pouls se faisait
très-faiblement sentir, et l'on entendait sur la région
cardiaque un bruit de souffle extrêmement fort; les
évanouissements se déclaraient fréquemment, la dyspnée était extrême, et les digestions ne s'opéraient
qu'avec une grande lenteur. Le cœur me parut alors
être d'un volume normal, et il me sembla que, dans ce
cas, il s'agissait plutôt d'une diminution très-grande
dans les proportions du sang, que d'une cardiopathie.

J'appris bientôt, par une interrogation attentive, que
tous les jours, au moment de l'évacuation des scories,

le malade rendait plusieurs cuillerées d'un liquide rouge. J'examinai l'anus, je fis exécuter des efforts de défécation, et je vis tout d'abord un jet de sang qui, sortant d'une fissure linéaire située très-haut dans le fondement, était projeté à un demi-mètre. Cet accident avait lieu une, deux ou trois fois chaque jour. Dès lors la cause de l'état du malade fut expliquée ; *je cautérisai la fissure avec l'azotate d'argent, opération qui fut accompagnée et suivie d'une extrême douleur ;* je recommençai le lendemain ; *l'hémorrhagie fut complétement et subitement arrêtée ;* un régime réparateur fut donné au jeune militaire, chez lequel les bruits de souffle cessèrent bientôt, et qui, deux mois après, jouissait de la plus brillante santé.

Une dame de quarante ans présentait les mêmes symptômes ; on la traitait pour une chlorose ; je reconnus la même lésion et le traitement précédent réussit avec autant de promptitude.

Les malades dont je viens de parler (page 262) étaient menacés d'une anémie mortelle, ils guérirent d'une manière complète sous l'influence des petits moyens qui viennent d'être indiqués.

182. En se servant de l'introduction de la graisse, on peut souvent se dispenser de la cautérisation des fissures.

Depuis lors, j'ai vu un grand nombre de cas semblables ; mais, le plus souvent, je n'ai plus besoin d'avoir recours à la cautérisation avec l'azotate d'argent, dont le très-grand inconvénient est l'extrême douleur qu'elle cause presque toujours. J'obtiens peu à peu la guérison des fissures hémorrhagiques et de celles dont la douleur est le phénomène dominant par les moyens bien simples dont il a été parlé à l'occasion des hémorrhoïdes. Ces moyens consistent, comme on l'a vu (page 257) : 1° dans l'introduction, en abondance au-dessus du sphincter interne, d'une mixture graisseuse et consistante, introduction que l'on réitère plusieurs fois par jour ; 2° dans la précaution d'éviter les efforts de défécation, etc. C'est par des procédés semblables que sur un très-grand nombre de malades, j'ai obtenu la guérison de fissures douloureuses ou saignantes, et dont la persistance aurait pu compromettre la vie.

CHAPITRE IX

MALADIES DU FOIE (HÉPATHIES).

183. Il est indispensable d'avoir recours à l'examen plessimétrique du foie, avant de croire à l'existence d'une maladie de cet organe.

Les maladies du foie sont loin d'être aussi communes que le public et le plus grand nombre des médecins le pensent. Beaucoup d'affections en imposent pour des hépathies. Une douleur, un malaise, se déclarent-ils au niveau ou au-dessous des côtes inférieures droites, on admet tout d'abord que le foie est malade, et l'on oublie que les muscles, les nerfs intercostaux, la plèvre, l'estomac, l'intestin, etc., etc., peuvent être le siége de cette souffrance. C'est faute d'explorer convenablement, *c'est parce que l'on néglige de percuter et de dessiner la glande hépatique que l'on commet de graves erreurs* de diagnostic, qui compromettent la science, et, qui pis est, la vie des malades.

Que de personnes sont envoyées à Vichy pour y guérir de maladies du foie qu'elles n'ont pas; tandis

qu'elles sont atteintes de quelques troubles de digestion
et surtout de gastralgies causées par des acidités gastriques, gastralgies que l'on calme en prenant les eaux
à Vichy, mais qui seraient encore mieux soulagées à
Paris, si l'on faisait usage, suivant ma formule (p. 234),
de bicarbonate de soude à hautes doses!

Que de frais on éviterait à ces personnes, et combien ne leur serait-on pas utile en leur disant ces vérités
en quelque sorte banales : les eaux et le sel de Vichy
n'exercent sur le foie aucune action utile; c'est l'estomac, l'intestin et les substances contenues dans ces
viscères qu'ils modifient; cette modification heureuse
a lieu partout où l'on donne, dans des proportions suffisantes, le bicarbonate de soude, et où l'on administre
en même temps un régime réparateur et secondé par
l'exercice au grand air et par le calme de l'esprit, etc.
Avant d'aller à Vichy ou ailleurs *prendre des eaux* (ce
que l'on fait d'une manière si irréfléchie et en se laissant entraîner par une mode qui n'a d'autre avantage
sur l'homœopathie que d'être un peu moins ridicule),
il faut consulter un médecin consciencieux, habile dans
le diagnostic, capable de dessiner plessimétriquement
et à l'aide du crayon dermographique les organes en
général et le foie en particulier. C'est alors que l'on
saura si les eaux de Vichy et le bicarbonate de soude
peuvent être utiles, et que, dans bien des cas, l'on évi-
tera aux malades de grandes dépenses et des traitements qui ne sont pas toujours exempts d'inconvénients.

181. Utilité des respirations profondes et réitérées dans les conges-tions sanguines du foie (hépatémies).

Lorsque l'on est certain que le foie est congestionné, c'est-à-dire augmenté de volume par suite de l'accumulation du sang dans ses vaisseaux et dans son tissu (1), le principal moyen de remédier pour le moment à cet état est de faire pratiquer, *coup sur coup*, dix à vingt soupirs très-profonds et très-étendus.

Sous l'influence de ces soupirs, la figure plessimétrique qui, lors de la congestion, dépassait les limites observables dans l'état normal (13 à 14 centimètres de haut en bas, au niveau de la partie moyenne de la clavicule droite, et 3 ou tout au plus 6 centimètres à gauche de la ligne médiane), diminue de 3, 4 ou 5 centimètres dans le premier sens, et de 5 ou 6 centimètres dans la direction transversale.

Lorsque les grandes respirations dont il s'agit sont exécutées chez un adulte bien portant et robuste, en même temps que le foie diminue de dimension, les symptômes en rapport avec l'hépatémie et surtout la dyspnée et la sensation pénible de pesanteur dans le côté droit se dissipent immédiatement.

(1) Voici les principaux caractères diagnostiques de ce fait : augmentation récente de volume, constatée par le plessimétrisme, quelquefois par la palpation; diminution rapide du foie par les inspirations profondes et accélérées; difficulté à respirer dont la cause se fait sentir dans le côté droit; sensation de pesanteur à la hauteur de la ceinture, alors que l'on est dans la station.

Le foie congestionné a quelquefois 15, 20 et même 25 centimètres de haut en bas, et dépasse souvent la ligne médiane de 10 à 20 ou 30 centimètres.

185. Jaunisse ou ictère (cholémie). Teinte jaune et physiologique de l'urine due à la présence dans la vésicule du principe colorant de la bile.

Il est une affection très-commune à laquelle on donne généralement un nom moins ridicule encore que celui dont les médecins se servent pour la désigner, car le public l'appelle jaunisse, tandis que la dénomination scientifique reçue est celle d'ictère, terme qui signifie *belette aux yeux jaunes ;* la jaunisse est due à ce que le principe colorant jaune de la bile est résorbé par les vaisseaux et teint alors le sérum ou l'eau du sang, laquelle, pénétrant dans la trame des tissus blancs, donne à ceux-ci la coloration jaune.

Cette teinte est en même temps communiquée à l'urine elle-même formée de matériaux contenus dans le sang. La teinte jaunâtre de l'urine normale est aussi due *à la même cause* (1). Ceci explique comment il se fait que, dans la jaunisse, à laquelle j'ai donné le nom de *cholémie* (bile dans le sang), le liquide urinaire présente une couleur d'ocre plus ou moins foncée. Or, presque toujours, dans les cas qui nous occupent actuellement, le plessimétrisme fait trouver le foie volumineux et le réservoir de la bile *distendu par ce fluide.*

186. Obstacles au cours de la bile dans les vaisseaux excréteurs, causant le plus souvent la jaunisse.

La raison matérielle de cette distension de la poche

---

(1) J'ai fait récemment des expériences sur la bile ajoutée à l'eau simple ou à l'urine, puis traitée par l'acide azotique, desquelles il résulte que la coloration jaune de l'urine normale est due à une certaine proportion du principe colorant jaune de la bile.

biliaire et de l'augmentation du foie si bien et si facilement constatées, est que, par suite de gêne, d'obstruc-
tions survenues dans les conduits extérieurs de la bile,
et cela, soit par un épaississement de celle-ci, soit par
les calculs, soit par suite de l'inflammation du canal
cholédoque, il arrive que le liquide biliaire, sans cesse
formé par le foie, ne s'écoule pas dans l'intestin et
s'accumule, d'une part, dans les vaisseaux hépatiques,
et, de l'autre, dans la vésicule; alors celle-ci fait ordinairement saillie, au-dessous de l'organe, dans la largeur de 3, 4 ou 5 centimètres, ce que l'on constate
aussi par le dessin plessimétrique. Il arrive même parfois que les radicules des canaux biliaires, qui naissent
des glandules du foie, deviennent malades, que ces
glandules s'altèrent et sont le siége du dépôt de divers produits de sécrétion qui augmentent leur volume et en altèrent profondément la substance; la
circulation dans les vaisseaux sanguins de l'organe
biliaire étant troublée ou rendue difficile par suite de
la gêne survenue dans l'excrétion de la bile, il en résulte des hépatémies et des hypertrophies du foie.

**187. Moyens simples de remédier à la distension de la vésicule et à la
jaunisse.**

Or, quand un médecin exercé à ce genre d'exploration a reconnu un tel état pathologique, ce n'est certainement pas à un mélange d'essence de térébenthine
et d'éther sulfurique (potion de Durande), ou à des
capsules qui en contiennent (comme le conseille un
médecin qui avoue lui-même n'avoir aucune cònfiance

dans ce remède); ce n'est pas au bicarbonate de soude
ou à l'eau de Vichy (qui, certes, ne liquéfient ni le sang
ni la bile), qu'il convient d'avoir recours, mais à des
moyens bien simples et avoués par la raison qu'il faut
s'en rapporter. Ces moyens sont les suivants :

1° Des frictions et des pressions assez fortes, pratiquées sur le lieu où le dessin plessimétrique permet de
constater la présence du fond de la vésicule. Cette manœuvre, même à l'état normal, évacue si bien la poche
biliaire du liquide qu'elle contient, que si on la rencontre mate dans une étendue donnée et si l'on vient
ensuite à pratiquer pendant cinq ou dix minutes la
friction et la pression dont il s'agit, on reconnaît bientôt que le réservoir biliaire reste vide; car on ne trouve
plus sur le lieu qui lui correspondait que la sonorité
et l'élasticité propres à l'estomac et à l'intestin.

2° Dans les cas où l'obstacle existant dans le conduit
d'excrétion peut être facilement surmonté , la vésicule
anormalement distendue par la bile, se vide de la même
façon. Si l'on veut encore favoriser cette évacuation,
il faut, pendant que la main presse sur le fond du réservoir biliaire, faire exécuter au malade des efforts
semblables à ceux du vomissement (1) qui sont facile-
timent obtenus en titillant la base de la langue et le

(1) Notons ici que l'évacuation de la bile par le vomissement à la
suite d'efforts pour vomir, n'est en rien un signe d'affections dites bilieuses, *car il ne s'agit ici que d'un phénomène d'expression dû à
la compression qu'exercent dans ce cas le diaphragme et les muscles abdominaux sur la vésicule distendue, qui laisse alors la bile
s'écouler dans le duodénum.*

pharynx avec une plume ou le doigt. Il me serait facile, si je ne craignais pas d'étendre inutilement ce travail, de citer un grand nombre d'observations à l'appui des propositions précédentes.

188. Pressions, frictions exécutées sur le fond de la vésicule biliaire, calmant ou faisant dissiper les douleurs dites hépatiques.

En employant les procédés qui viennent d'être indiqués; j'ai soulagé brusquement plusieurs malades qui souffraient excessivement de coliques dites hépatiques. — Celles-ci étaient dues probablement à des névralgies en rapport avec la présence de calculs biliaires dans le conduit cholédoque; ce ne pouvait guère être dans le conduit cystique qu'ils s'étaient engagés, puisqu'une grande quantité de bile avait pu pénétrer dans la vésicule et la distendait. Un des cas les plus remarquables de ce genre, que j'ai observé (le 2 mars 1863) est celui du docteur J..., des Ternes, atteint depuis huit jours de cholémie et qui, souffrant extrêmement, portait un foie de près de 20 centimètres de haut en bas (tandis que, dans l'état normal, cet organe n'en présente que 13 ou 14), (1) et qui dépassait de 12 centimètres la ligne médiane (l'état normal étant seulement de 3 à 6 centimètres par delà cette ligne). Chez ce malade, la vésicule du fiel (cystichole ou cholocyste) (2), présentait 8 centimètres dans le diamètre de son

(1) C'est par le mot angicholalgie (douleur existante dans les vaisseaux de la bile) qu'il conviendrait de désigner la série d'accidents à laquelle on a donné le nom de colique hépatique.

(2) Voyez le *Traité de plessimétrisme*.

fond, et l'on pouvait la reconnaître au-dessous du foie par la matité absolue qu'elle présentait. M. le docteur Berthold, ancien interne des hôpitaux, a constaté, ainsi que moi, que sous l'influence des inspirations profondes et accélérées, le foie diminuait et que le réservoir biliaire avait considérablement diminué à la suite de frictions, de pressions et des efforts de vomissement dont il vient d'être parlé.

189. Boissons à doses réitérées dans la jaunisse (ictère ou mieux jaunisse).

Des gardes-malades ne manquent guère de donner aux personnes *atteintes de jaunisse* de l'eau de carotte; très-probablement ce moyen a été *homœopathiquement proposé*, parce que la carotte est souvent elle-même d'une couleur jaune-rougeâtre; aucun autre médicament n'a plus d'efficacité contre la cholémie que le suc de cette racine potagère qui n'en a aucune; les seules médications que la raison et l'expérience conduisent à employer alors que les éléments de la bile ont pénétré dans le sang, sont d'administrer en abondance, mais par petites proportions à la fois, des boissons aqueuses, en même temps que l'on fait prendre des injections d'eau dans le rectum, que l'on donne des bains, et que l'on administre des purgatifs pour évacuer la sérosité du sang. Dans de tels cas, les vomitifs sont aussi indiqués, mais principalement comme provoquant des mouvements qui, pressant sur la vésicule, font évacuer soit la bile, soit les calculs ou les productions plastiques que les conduits biliaires peuvent contenir et qui ont causé la jaunisse.

190. Propreté de l'intestin dans la dysenterie (colorectite épidémique) prévenant les maladies chroniques du foie.

Le foie devient très-fréquemment malade à la suite des ulcérations des intestins et surtout de celles qui affectent le côlon et le rectum. Ces eleosies se forment chez les malades atteints de colorectite épidémique (dysenterie épidémique des auteurs). C'est à la suite de la résorption par les veines qui naissent de ces intestins et qui se rendent par la veine porte à la glande hépatique, que celle-ci devient le siège d'abcès et de dégénérescences variées. Le principal moyen de prévenir ces fâcheuses suites des ulcérations intestinales est d'avoir le soin de les nettoyer fréquemment au moyen d'irrigations dans le rectum avec l'eau tiède pratiquées abondamment et le plus fréquemment possible.

Il faut très-peu compter sur les médicaments spéciaux dits résolutifs, fondants, etc., alors qu'il s'agit de maladies chroniques du foie (chronhépathies), ou de dégénérations organiques. Les moyens qui réussissent le mieux dans de tels cas sont d'une part, ainsi que l'a le premier prouvé mon confrère et ami M. le docteur Fleury, l'emploi de douches froides sur la région où l'organe malade est placé, et de l'autre, les respirations suspirieuses réitérées, comme je l'ai fréquemment constaté; comptez beaucoup moins, dans de tels cas, sur les eaux de Pougues, (préconisées sans raisons sérieuses), sur celles de Vichy, etc., que sur les ressources de l'hygiène et de la médecine du bon sens.

On a beaucoup abusé, dans le traitement des maladies du foie, de ces eaux qui ont une efficacité très-marquée dans les affections de l'estomac. C'est faute d'avoir constaté suffisamment, par le plessimétrisme, l'état du foie, que l'on envoie souvent à Vichy des gens chez lesquels cet organe est parfaitement sain ; et dont les souffrances sont dues à des affections gastriques.

Le tartre stibié (émétique), les purgatifs actifs et hydrorrhéiques faisant écouler aussi la bile et méritant le nom de cholorhéiques, administrés avec prudence, les secousses de vomissement provoquées, l'iodure de potassium à l'intérieur, les frictions avec la teinture d'iode additionnée de vingt parties d'eau, à l'extérieur, les pressions du foie à l'aide d'un bandage réussissent bien mieux que les eaux de Vichy, la térébenthine, l'éther, à remédier aux maladies chroniques du foie augmenté de volume; citer les observations de ce genre que je possède me conduirait trop loin.

Quand l'organe hépatique est volumineux, on calme parfois les douleurs que cause sa masse, au moyen d'une ceinture placée au-dessous de lui.

CHAPITRE X

MALADIES DE LA RATE (SPLÉNOPATHIES OU SPLÉNIES).

191. Changément du lieu d'habitation dans les fièvres d'accès.

Ce n'est guère par des procédés hygiéniques que l'on peut, en général, remédier aux splénopathies et aux fièvres d'accès auxquelles elle donne lieu. Cependant, beaucoup de gens qui avaient contracté, dans les colo-nies, des pyrexies intermittentes rebelles, ont vu, sous l'influence du changement de lieu, leur accès se dis-siper. C'est là un moyen hygiénique qui aurait été plus utile que les innombrables médicaments par lesquels on avait autrefois cherché à combattre ces affections; mais autre chose est de suspendre pendant quelques mois des phénomènes fébriles, et de guérir radicale-ment soit la lésion qui cause la fièvre, soit cette fièvre elle-même. Le plus souvent, après un temps plus ou moins long, on voit, dans ces prétendues guérisons, reparaître, à l'occasion de la moindre cause et avec un caractère périodique, les frissons, la chaleur, les sueurs, ou encore des névralgies en rapport avec l'état fébrile.

Si l'on vient alors à explorer plessimétriquement la rate, on la trouve volumineuse et présentant verticalement 5, 6, 7, 8, 9, 10 centimètres, tandis que dans l'état normal elle n'en a été que 4 à 4 1|2 (1).

192. Utilité de la quinine solubilisée et de l'extrait quinoïde dans la curation des splénopathies et des fièvres d'accès.

L'intumescence splénique (splénomégalie) ne se dissipe pas par l'action de la bienfaisante nature ; j'ai vu des malades qui, depuis dix, vingt, ou même trente ans, présentaient cette lésion de la manière la plus marquée, et chez lesquels, en un temps très-court, la quinine soluble, l'extrait de berbéris, administrée à de hautes doses, a remédié au mal et fait cesser les accès fébriles irréguliers, les sueurs nocturnes, les névralgies frontales, l'état dit cachectique (leucocythémie de M. Benett), qui ne manquaient pas d'accompagner la splénomégalie.

Il faut donc, dans le plus grand nombre des cas, avoir recours à des moyens actifs pour remédier aux accidents dont il vient d'être parlé, et c'est surtout dans les pays marécageux, dans ceux où sévissent les fièvres dites pernicieuses, qu'il convient, tout aussitôt que l'on trouve la rate augmentée de volume, d'em-

(1) Voyez le *Traité de plessimétrisme.*

ployer à hautes doses : soit l'alcoolé ou le sulfate de quinine, soit l'extrait de berberis (proposé par M. Armand, de Lyon), qui, *agissant exactement comme la quinine, a sur elle l'avantage précieux de ne pas occasionner d'accidents cérébraux et d'être beaucoup moins dispendieux.*

L'emploi de ces moyens ne rentre pas, du reste, dans le cadre de ce travail (1).

193. Douches froides sur le côté gauche pratiquées dans les engorgements de la rate et dans les fièvres d'accès.

Il est un *moyen presque hygiénique* et qui a une très-grande efficacité contre la splénomégalie due à une congestion sanguine, et contre la fièvre intermittente, qui en est le symptôme à peu près constant. Ce moyen n'est autre que l'emploi des douches froides dirigées plusieurs jours de suite et pendant quelques minutes sur le lieu où la rate a son siége (c'est-à-dire sur le côté gauche et non loin du rebord costal). On doit à M. le docteur Fleury, professeur agrégé à la Faculté de médecine, des expériences remarquables sur ce sujet, expériences desquelles il résulte que l'organe splénique, tuméfié sous l'influence des douches froides, diminue presqu'à l'instant même. J'ai vérifié les faits de ce

(1) Remarquons seulement ici que la quinine n'a d'action réelle, qu'autant qu'elle est soluble. Ce médicament à l'état de poudre ne produit d'effet que chez les gens dont l'estomac contient des acides actifs et abondants. Voilà pourquoi il faut, en général, administrer la quinine solubilisée par l'acide sulfurique ou l'alcool, dont l'action n'est énergique qu'à de hautes doses.

genre qu'a observés ce médecin distingué, et j'ai même vu des cas, très-rares d'ailleurs, dans lesquels une splénomégalie avait résisté à l'alcoolé de quinine et à l'extrait de berberis, se dissiper sous l'influence des douches froides. Par contre, il est plus souvent arrivé que ce dernier moyen a échoué, tandis que les premiers ont réussi. En général, même, les douches m'ont paru avoir une action moins persistante sur la rate malade que les médicaments dont il vient d'être parlé.

194. Utilité du sel marin dans la splénomégalie et des fièvres d'accès. — Ses inconvénients.

Il est un remède que chacun a sous la main, qui fait promptement diminuer la rate augmentée de volume, et qui prévient alors les accès de fièvre périodique. Je veux parler du sel marin, recommandé et employé avec succès par M. le docteur Scelle-Montdézert. J'ai fait de nombreuses recherches sur ce médicament qui, donné à la dose de trente grammes, est d'une très-grande efficacité, mais qui a pour inconvénients son goût détestable et les vomissements très-pénibles qu'il cause. Ce sont exclusivement ces inconvénients qui font que, *malgré les avantages incontestables que présente le sel marin*, administré dans les fièvres d'accès, avantages que j'ai signalés dans un rapport sur ce sujet, lu par moi à l'Académie, je n'emploie presque jamais le médicament dont il s'agit.

195. Cas de guérison de fièvres intermittentes au moyen d'un bandage
qui soutenait la rate abaissée.

Il est une lésion de la rate, qui cause la fièvre intermittente, et que ne guérissent ni la quinine soluble ni
l'extrait de berberis, ni le sel marin, ni tous les médicaments du monde; je veux parler de l'abaissement de
l'organe splénique. Ce viscère, mal fixé et très-mal soutenu dans le lieu qu'il occupe, peut tomber en quelque
sorte dans l'abdomen, descendre jusque vers le bassin,
et causer par son poids des tiraillements sur les nerfs
et sur les vaisseaux qui la maintiennent dans l'hypo-
chondre gauche. Trois fois, j'ai été assez heureux
pour faire dissiper des fièvres intermittentes, qui
avaient résisté à toutes les médications ordinaires, et
cela en faisant porter aux malades une ceinture garnie
à gauche d'une pelote qui soutenait la rate et prévenait
les tiraillements dont il vient d'être parlé.

L'un de ces faits se rapporte à une jeune créole des
Antilles, qui éprouvait depuis plusieurs années une
fièvre quotidienne, laquelle avait résisté à tous les
moyens généralement employés. La splénomégalie qui
existait céda à la quinine soluble, mais la rate restait
abaissée; les accès persistèrent. Or, le bandage dont il
vient d'être parlé fit cesser les accidents fébriles. Plusieurs mois après, la jeune dame ayant cessé de porter
cet appareil, les accidents reparurent et furent de nouveau dissipés alors que la rate fut convenablement
maintenue.

196. Il ne faut pas attendre que plusieurs accidents aient eu lieu pour
traiter la fièvre intermittente.

On voit des praticiens, qui, se fondant sur un travail
de M. Chomel, pensent qu'avant de combattre la fièvre
intermittente chez un malade, il faut attendre que plusieurs accès se soient succédé.

Le rapport académique de M. Chomel, sur ce sujet, à
cause de sa forme éminemment scientifique, est on ne
peut plus dangereux. D'abord, il tend à consacrer un
fait complétement faux : c'est qu'ordinairement les
fièvres d'accès guérissent spontanément. Or, j'ai vu
plus de cent fois, dans les hôpitaux ou en ville, des cas
dans lesquels *on avait soumis les patients à une très-
longue expectation ; à la suite de celle-ci, la rate était
restée malade ; les accès, qui d'abord s'étaient calmés,
avaient bientôt repris une nouvelle violence.*

Je me demande ensuite de quel droit un médecin *ayant
entre les mains un médicament innocent comme l'extrait
de berbéris ou la quinine* (quinine dont le seul inconvénient est de déterminer des vertiges momentanés), *de
quel droit, dis-je, un médecin peut attendre plusieurs
accès, laisser souffrir un malade, l'exposer à des accidents pernicieux, quand en vingt-quatre heures il est
très-possible d'arrêter le mal.* Ma réponse à cette question est celle-ci, *c'est que l'expérimentation scientifique
ne doit jamais être tentée alors que, pour la faire, on
expose le malade à des souffrances et aux chances, quelque faibles qu'elles soient, d'être atteint d'accidents
graves.*

CHAPITRE XI

MALADIES DES REINS (NÉPHROPATHIES)

197. Il n'existe pas de faits bien constatés qui démontrent que certains médicaments augmentent la sécrétion de l'urine.

Les organes chargés de la sécrétion urinaire, les reins, ne sont guère modifiés d'une manière directe par l'action des médicaments ; ceux-ci ne peuvent leur parvenir que par la médiation du sang. On admet *dans les livres* un très-grand nombre de ces remèdes dits diurétiques, dont les plus estimés sont : l'azotate de potasse ou sel de nitre, la scille, la digitale, le café, la pariétaire, etc., etc. Malheureusement, on n'a pas fait des expérimentations régulières sur ce sujet, et, par exemple, on n'a pas cherché si ces remèdes, *administrés sans eau,* faisaient couler plus d'urine qu'à l'ordinaire, et si l'eau *donnée seule,* c'est-à-dire sans addition de médicaments, ne provoquait pas une hyper-urrhée (augmentation dans l'écoulement d'urine) plus considérable que les diurétiques réputés les plus actifs.

16.

On n'a pas non plus assez tenu compte, lors de l'administration de ces remèdes, des degrés d'humidité et de réfrigération de l'air, chose qu'avant tout, l'on aurait dû faire. En effet, dans des temps pluvieux et froids, l'urine coule beaucoup plus abondamment que si la température est sèche et élevée ; on n'a pas noté davantage le degré de pression barométrique, la proportion de boissons prises par les sujets des expériences, l'abondance ou la rareté des sueurs qui, chez ces divers individus, ont pu se déclarer, les écoulements auxquels leur intestin a donné naissance ; or, ces circonstances modifient si bien les proportions de la sécrétion urinaire, que si l'on veut apprécier l'action diurétique d'une substance, sans avoir constaté la manière dont ces circonstances se sont présentées à l'observation, on ne peut se former une idée juste de la réalité de cette même action diurétique.

Non-seulement il faudrait, pour savoir à quoi [s'en tenir sur ce sujet, avoir pris toutes les précautions scientifiques précédentes, mais encore donner à la fois et le même jour, à un assez grand nombre de gens présentant les conditions organiques analogues, le même médicament administré à des doses semblables, tandis qu'à d'autres personnes qui seraient dans des circonstances du même genre, on donnerait de l'eau avec ou sans addition de substances réputées diurétiques. On comprend combien serait grande la difficulté de telles expériences, et, comme elles n'ont pas été faites, il en résulte que chaque auteur, chaque méde-

cin est obligé de s'en rapporter aux résultats généraux
et à des éléments complexes que la mémoire lui fournit
vaguement ; de là, une immense confusion dans laquelle les hommes consciencieux cherchent la vérité
sans pouvoir la démêler. Malheureusement, ces réflexions sont complétement applicables à l'étude des
sudorifiques et d'un grand nombre de médicaments.
Beaucoup de points de la médecine sont aussi positifs
que les sciences physiques, et cependant, lorsqu'il
s'agit de thérapisme, on procède de tout autre façon
que dans ces sciences.

198. L'eau est le principal agent qui augmente la sécrétion urinaire.

Le modificateur par excellence des reins, c'est l'eau
que l'on fait pénétrer dans le sang par quelque voie
que ce soit, mais particulièrement par le tube digestif.
Par conséquent, les boissons et les injections dans le
rectum, les inspirations de vapeurs aqueuses et les
bains, sont les moyens les plus propres à agir sur les
organes sécréteurs de l'urine et sur l'urine elle-même.
Or, ces moyens rentrent naturellement dans la catégorie
des agents hygiéniques les plus simples.

Je ne parlerai pas ici des divers médicaments qui,
ajoutés à l'eau, peuvent modifier les reins ; le faire,
serait sortir du cadre dans lequel je dois me renfermer.

J'ai seulement l'intention de mentionner ici quelques faits très-pratiques, relatifs soit à l'utilité des boissons aqueuses, soit à leur privation dans certains cas
de maladies.

199. Urines concentrées, épaisses, sédimenteuses. — Boissons abondantes, injections rectales.

Beaucoup de gens s'inquiètent fort alors que leur
urine est épaisse, rouge et sédimenteuse ; et, en effet,
il en arrive souvent ainsi dans les maladies aiguës,
alors que les sueurs ont coulé en abondance ou que la
respiration accélérée a fait perdre au sang beaucoup
de sérosité, ainsi qu'on l'observe quand un écoulement
séreux ou muqueux a eu lieu dans le tube digestif, ou
encore lorsqu'une grande proportion du sérum du sang
s'accumule dans le tissu cellulaire et dans les cavités
séreuses. L'urine, dans de tels cas, se concentre et
prend les caractères ci-dessus mentionnés. Or, les principaux remèdes au symptôme : urines épaisses et sédimenteuses, remèdes qui, malheureusement, ne sont
pas applicables aux hydropisies (hydrorganies) (1), consistent à faire prendre, dans un temps assez court, de
copieuses proportions de boissons données par petites
doses rapprochées ; on peut encore étendre l'urine de
beaucoup d'eau au moyen d'injections urétrales avec l'eau
tiède ou (lorsqu'aucune organopathie ne le contr'indique) en ayant recours à des bains tièdes prolongés.
Sous l'influence de ces moyens, l'urine cesse d'être
très-colorée, épaisse, pesante et sédimenteuse. Presque
toujours ce liquide est, dans l'état de santé, plus trouble

(1) Administrer, en effet, beaucoup d'eau à des hydropiques, c'est
augmenter encore la tendance aux épanchements de sérosité.

et plus bourbeux le matin, parce que, durant la nuit,
on ne boit pas et l'on transpire davantage (1).

**200. Influence de l'humidité et de la température de l'air sur les pro-
portions et les qualités de l'urine.**

La température froide et humide de l'air rend très-
souvent claire et transparente l'urine qui, dans les
conditions opposées que l'atmosphère présentait, était
épaisse, concentrée et sédimenteuse. La raison de ce
fait est que l'on absorbe, par les voies de la respiration, une grande proportion de la vapeur d'eau contenue dans l'air; cette proportion est si considérable,
que, s'il arrive que l'on ne boive pas par un temps très-
humide, on urine considérablement. Aux points de vue
hygiénique et thérapeutique, il est très-utile de tenir
compte de ces annotations.

**201. En général, il faut diminuer la proportion des boissons lorsque
l'urine est très-claire, aqueuse et abondante.**

Dans les maladies non fébriles, l'urine est généralement claire, abondante. Elle contient peu d'acide urique
et de principes salins ou organiques :

1° Quand on transpire peu;

2° Quand il n'y a pas de pertes de liquides;

3° Quand la soif porte à beaucoup boire.

C'est pour cela que, dans les affections dites névroses,
dans les névralgies, dans le frisson des fièvres d'accès,

(1) Administrer, en effet. beaucoup d'eau à des hydrophobes, c'est
augmenter encore la tendance aux épanchements de sérosité.

on voit les malades rendre un liquide urinaire presque
semblable à l'eau pure. Dans de tels cas, les malades
doivent, en général, ne faire usage que de peu de
boissons, et respirer, autant que possible, un air chaud
et sec.

202. Boissons aqueuses à hautes doses administrées dans la gravelle
et dans les cas de calculs vèsicaux (urolithies rénales et vé-
sicales).

Dans les cas où l'acide urique ou les autres sels qui
entrent dans la composition de l'urine y sont en telle
abondance, qu'ils se concrètent et forment des graviers
(urolithes), le principal moyen à employer est, à coup
sûr, de faire passer, en peu de temps, dans le sang, et,
par suite, dans les reins et dans la vessie, une grande
proportion d'eau. Cette eau a l'avantage, *sinon de dissoudre les calculs,* au moins de rendre leur formation
plus difficile et d'en favoriser l'excrétion. Si l'on fait
passer autour des urolithes une plus grande proportion
de liquide, il arrivera que ces corps seront plus facilement entraînés au dehors que si les malades prenaient
peu de boissons.

D'ailleurs, en augmentant la proportion d'eau contenue dans l'urine, on rend moins facile la formation
de nouveaux calculs. La cristallisation des sels que
renferme un liquide s'opère, en effet, d'autant mieux
que la dissolution des matières qui sont susceptibles
de se concréter est plus concentrée.

Bien que le bicarbonate de soude n'ait pas sur la
gravelle un effet aussi marqué qu'on l'admet générale-

ment, au moins est-il qu'il peut présenter, sous ce rap -
port, de l'efficacité; et, comme son emploi à dose modérée et même assez forte n'est pas dangereux, on peut
l'ajouter dans les proportions de 5 ou 15 grammes par
litre aux boissons que prennent les graveleux et les
calculeux. Les eaux de Vichy, de Contrexéville, ont,
dans ces cas, beaucoup d'utilité, mais la dissolution de
bicarbonate de soude administrée à hautes doses en a
encore davantage.

203. Boissons à hautes doses destinées à atténuer les effets de la can-
         tharidine et d'autres poisons contenus dans l'urine. Cas remar-
         quable d'empoisonnement à la suite de la respiration de l'hy-
         drogène arsénié.

Ainsi que nous l'avons dit à l'occasion des toxémies
(altérations du sang par les poisons, page 175), l'eau,
à doses élevées et fréquemment réitérées, *est le moyen
le plus pratiquement utile dans les cas où des substances
toxiques ont pénétré dans le sang*. L'année dernière encore, un homme robuste a respiré de l'hydrogène arsénié, et a présenté des symptômes terribles qui, en
peu de jours, ont été suivis de la mort. Que faire dans
un tel cas (demandai-je à un chimiste distingué,
M. Fordos, pharmacien en chef à l'hôpital de la Charité), quel est l'antidote le plus convenable à employer,
alors que le sesqui-oxyde de fer, insoluble, ne peut pénétrer dans le sang? Hélas! il n'en put citer aucun;
tous les deux nous convînmes, ce jour-là et le lendemain, après réflexions et recherches dans les bons ouvrages, qu'*il n'était pas de substance capable de neutra-*

liser le poison arsenical après sa pénétration dans l'appareil circulatoire (angième)! Donc, c'était l'eau à hautes doses qui seule pouvait faire excréter la subsance toxique !

Eh bien ! ce qui est vrai des altérations du sang l'est aussi des produits toxiques qui, provenant de ce sang, se trouvent dans l'urine : l'observation précédente peut être citée encore à l'appui de cette proposition.

L'urine, dès le premier jour de la toxémie par l'hydrogène arsénié, était chez ce malheureux extrêmement rouge ; sa couleur rappelait celle du sang contenu dans les veines (phlébéme), et bien que l'analyse chimique ne permît pas de reconnaître l'hématine dans l'urine ; bien que le microscopisme n'y fît pas voir de globules sanguins, *il paraissait cliniquement évident* que du sang s'était écoulé de quelques-uns des points de l'appareil urinaire (angiure), et très-probablement des reins. En effet, lors de la nécroscopie, on trouva dans ces organes des hémorrhagies dont le produit avait rempli les bassinets. Il était évident que les reins avaient été altérés par suite de l'*arséniémie*, et que l'urine avait contenu une partie du poison et du sang. C'est de là qu'était résultée la coloration observée. N'est-il pas certain que, dans ce cas encore, le seu moyen rationnel à employer était l'administration de l'eau à doses assez fortes et réitérées?

Les mêmes réflexions sont complétement applicable à la toxémie cantharidique ou cantharidémie (altération

de l'urine par la cantharidine), qui a lieu, soit consécutivement à l'application d'un vésicatoire, soit par
suite de l'emploi à l'intérieur de cette dangereuse
substance.

Ici, encore, la chimie n'indique pas de neutralisants
efficaces, et faire passer dans un temps très-court
beaucoup d'eau dans le sang et dans l'urine, au moyen
de boissons, de bains, d'injections rectales, ou même
urétrales, parvenant dans la vessie, est la médication
rationnelle et utile par excellence.

204. Moyens propres à prévenir l'absorption des cantharides par la
surface des plaies de vésicatoires.

*C'est cette médication rationnelle qu'il convient surtout de mettre en pratique lorsqu'on fait appliquer de
larges vésicatoires sur la peau;* et, en effet, les expériences de Magendie ont prouvé que, dans les cas où
les vaisseaux sont distendus, l'absorption devient très-
difficile.

Remarquons, cependant que l'usage des boissons à
doses élevées et réitérées présenterait de graves inconvénients, s'il s'agissait d'emplâtres épispastiques posés
dans des cas d'hydropisies pleurétiques, péricardiques
ou autres. Dans de telles affections, il serait fort peu
logique d'administrer beaucoup d'eau à l'intérieur,
alors que l'on cherche, par un vésicatoire, à faire écouler au dehors la sérosité contenue dans la plèvre, dans
le péricarde, etc. Rappelons, à cette occasion, que
M. Duméril, mon excellent maître, a utilement proposé,

pour empêcher la résorption cantharidique, de placer entre la peau et l'emplâtre épispastique une feuille de papier brouillard imbibé d'huile, qui, n'empêchant pas le vésicatoire de produire ses effets accoutumés, prévient l'absorption de la cantharidine.

205. Abstinence des boissons dans l'albuminurrhée dite maladie de Bright.

Les médicaments qui ont été proposés ou employés : soit contre l'augmentation simple de la sécrétion urinaire (hyperurrhée), soit contre la présence de l'albumine et du sucre dans l'urine (albuminurrhée, glucosurrhée), ont, dans de tels cas, une efficacité douteuse; ils sont plutôt destinés à combattre les symptômes de ces affections (la faiblesse, les hydrorganies, l'émaciation, l'hypémie, l'hydrémie, divers accidents du côté de l'intestin, des poumons ou du système nerveux, etc.), que la lésion principale qui donne naissance à ces phénomènes secondaires. C'est ainsi que les diurétiques, les émétiques, les purgatifs, sont surtout dirigés contre les hydropisies (hydrorganies) qui surviennent consécutivement; que les toniques et le fer administrés dans l'albuminurrhée sont prescrits contre la faiblesse générale, qui est la conséquence du défaut de sang ou de quelques-uns de ses éléments constituants, et non pas contre les états de l'urine qui viennent d'être signalés : ceux-ci ne cèdent guère aux agents pharmaceutiques.

206. Traitements généralement suivis dans la curation du diabète.

C'est, en général, aux moyens hygiéniques que, dans le diabète, la plupart des médecins instruits ont recours. *C'est ainsi qu'ils s'accordent presque tous à recommander dans ce cas l'abstinence du sucre, des fécules et des substances végétales, tandis qu'ils conseillent l'usage des aliments azotés, tels que la viande, le gluten, etc.* Leur but, quand ils font ces prescriptions, est d'empêcher la formation du sucre que l'urine contient *dans cette maladie.*

Malheureusement, en agissant ainsi, on ne parvient pas à prévenir la perte journalière du sucre, de l'eau et des autres éléments constituants du liquide urinaire qui a lieu dans la glucosurrhée, mais on prive l'organisme d'une proportion de matière sucrée, *évidemment utile* à la vie, et on fait cela sans empêcher qu'il ne s'en évacue chaque jour par l'urine.

En attendant les résultats chimiques positifs que l'on espère obtenir dans la glucosurrhée ; en écartant de mon esprit des recherches très-délicates sur l'urémie (urine contenue dans le sang), que l'on suppose exister dans l'albuminurrhée, *recherches qui sont loin d'avoir conduit à des données pratiques,* en m'en rapportant à des faits cliniques assez nombreux, et surtout en écoutant la voix d'un rationalisme prudent, voici les moyens simples et en quelque sorte dirigés par le bon sens que j'ai proposés et vraiment utilisés

dans la maladie de Bright, dans l'hyperurrhée et dans
le diabète.

**207. Cas remarquable qui m'a conduit à prescrire dans l'albuminurrhée
l'abstinence des boissons.**

L'urine d'un malade, qui était couché dans les salles
de la Pitié, contènait une énorme proportion d'albumine; les reins, mesurés par le plessimétrisme et le
crayon, présentaient verticalement et transversalement deux ou trois centimètres de plus que dans l'état
normal.

Je pensai d'abord qu'en augmentant de beaucoup la
quantité des boissons aqueuses ingérées, j'allais calmer
la souffrance rénale et diminuer l'albuminurrhée. Or,
dès le soir, voici ce qui arriva : il y eut, à la suite de
l'administration de l'eau à hautes doses, une *néphral-*
gie (douleur néphrique) excessive, une augmentation
de trois ou quatre centimètres dans le volume des
reins; les proportions d'albumine devinrent encore plus
considérables que précédemment! On comprend que je
renonçai à cette médication, et qu'éclairé par l'expérimentation, je procédai en sens inverse. Je prescrivis
l'abstinence absolue de toute boisson. Chose remarquable : le soir, les douleurs étaient diminuées, et elles
disparurent bientôt. Le lendemain, le rein était revenu
à des dimensions presque normales et les proportions d'albumine étaient infiniment moindres que la
veille. Je continuai ce traitement pendant plusieurs
jours, et l'amélioration fut telle que le malade, un mois

après, lorsqu'il sortit de l'hôpital, paraissait presque
guéri. Alors l'albumine ne se retrouvait plus qu'en
très-petite quantité dans l'urine.

208. Autres faits du même genre.

Depuis lors, je constatai maintes fois, sur un grand
nombre de malades, que, sous l'influence de l'abstinence aussi complète que possible des boissons, d'une
alimentation sèche, de la respiration d'un air chaud, les
reins congestionnés, mégalisés (plus gros qu'à l'état
normal), diminuent de volume; et que, dans bien des
cas, ils cessent alors d'être douloureux. J'ai remarqué,
en outre, que les proportions de l'albumine contenues
dans un litre d'*une urine sécrétée en petite proportion*, à
la suite de l'abstinence des boissons, différait à peine
de celle qui était évacuée dans un litre d'urine recueil-
lie alors qu'une grande masse de ce liquide avait été
formée à la suite de l'administration de boissons abondantes.

209. Cas remarquable de guérison de l'albuminurrhée.

Une dame de Monluçon était amaurotique par suite
d'une albuminurrhée en rapport avec une hypertrophie
de l'un des reins, et avec une atrophie de l'autre. La
privation habituelle des boissons et quelques purgatifs
rendirent moins considérable la perte de l'albumine.
La néphromégalie (augmentation de volume du rein)
diminua à la longue; la maladie dite de Bright se dissipa; la vue resta longtemps un peu faible. Depuis plus

de dix ans, la santé de cette dame s'est conservée; mais l'atrophie de l'un des reins a persisté. Sous l'influence des mêmes moyens, j'ai fréquemment vu s'améliorer ou se résorber les épanchements séreux et consécutifs à l'albuminurrhée.

Il résulte de ce qui précède et aussi d'autres faits observés par moi, faits qu'il serait trop long de reproduire ici, que, dans l'albuminurrhée, la privation simple des boissons aqueuses, portée aussi loin qu'il est possible de le prescrire sans trop faire souffrir les malades, est un des meilleurs moyens (si ce n'est le principal) de remédier à cette grave affection et à la souffrance des reins qui en est la cause démesurément la plus fréquente (1).

210. Abstinence de boissons dans l'hyperurrhée (augmentation simple dans la quantité d'urine secrétée). — Fait curieux.

Les mêmes considérations sont applicables à l'hyperurrhée (diabète non sucré). Un homme avait reçu un coup violent dans la région du foie; bientôt il fut pris d'un tel écoulement d'urine *qu'il en rendait par jour jusqu'à* 30 *ou* 40 *litres.* Ce liquide était limpide et *non* sucré; la soif était excessive, et le malade *buvait autant* de liquide qu'il en évacuait; le rein droit était considérablement augmenté de volume. En trois jours, cet homme, qui, malgré son indocilité, s'était soumis à

(1) Dans presque tous les cas où j'ai rencontré dans l'urine une notable proportion d'albumine, et cela dès le début du mal, les reins étaient augmentés de volume et souvent douloureux.

l'abstinence absolue des boissons, ne rendait plus que
3 litres d'une urine devenue plus colorée. Les dimensions du rein diminuèrent considérablement. Cet état
d'amélioration, avec quelques variantes, persista pendant plusieurs semaines; mais le malade, dont le caractère et la violence étaient insupportables, ne voulut
jamais consentir à ne faire usage que de très peu de
boisson; tout au contraire, il se livra à des excès,
devint impertinent, et bientôt il fallut le renvoyer de
l'hôpital.

211. Administration du sucre; abstinence des boissons dans la gluco
surrhée (diabète sucré).

Me fondant sur les annotations précédentes, relatives
à l'albuminurrhée (page 292), j'ai été conduit, il y a
quelques années, à traiter aussi, par l'abstinence des
boissons, les malades atteints de diabète sucré.

Lorsque l'on a longtemps privé des malades diabétiques, soit de sucre, soit de fécules, et que l'on a donné
du gluten, prescrit un régime azoté, etc., et qu'il y a
toujours une grande proportion de glucose dans l'urine
qui continue à être abondamment excrétée, il est, dans
mon opinion, tout à fait conforme à la raison et à
l'expérience de rendre, autant que possible, à l'organisme le sucre qui se perd encore, quelque chose que
l'on fasse. Il paraît donc convenable d'en administrer
par jour une proportion plus que double de celle que
contient l'urine diabétique, et de constater, par l'analyse, si la glucosurrhée augmente, reste stationnaire
ou diminue.

On tiendra surtout compte de la quantité du sucre observée proportionnellement à la masse totale de l'urine; s'il arrive, en effet, que, ce liquide ayant été seulement d'un litre en vingt-quatre heures, il s'y trouve à peine un peu plus de glucose (ou d'albumine) qu'il n'y en avait en un jour *dans chacun des deux, trois, quatre ou cinq litres qui étaient auparavant évacués*, il en faut déduire que la proportion totale du sucre (ou de l'albumine) contenu dans le liquide urinaire a sensiblement décru. Une autre conclusion de ce fait sera que, si de la glucose a été en même temps largement ingérée, il faut bien qu'il en soit resté une proportion notable dans l'organisme. Remarquez enfin que le sucre est très-soluble, et, par conséquent, susceptible d'absorption, et que, dans le cas même où il ne serait pas en totalité reporté dans le sang, au moins ses éléments y seraient-ils utilement parvenus. Personne ne peut douter, en effet, que cette substance ne soit, au point de vue de la nutrition ou de la respiration, un aliment essentiellement utile; presque tous les animaux la recherchent, la chimie a constaté qu'elle sert à la respiration; et certes, si l'organisme en perd par l'urine, sans qu'on puisse empêcher qu'il en soit ainsi, il faut chercher à lui en rendre par les voies digestives. Ce n'est pas parce qu'il y a du sucre dans l'urine que surviennent des accidents, mais bien parce que les organes en perdent sans cesse et en contiennent moins (1).

(1) Des considérations du même genre sont applicables à l'albuminurrhée, et elles m'ont conduit à administrer aux malades qui en sont

L'abstinence des boissons portée aussi loin que possible est le second moyen hygiénique qui, dans la glucosurrhée (presque toujours compliquée de la formation trop abondante d'urine), est évidemment indiqué. En effet, puisque l'urine contient du sucre dans une proportion donnée, plus on évacue de ce liquide, plus on perd de substance sucrée; or, le meilleur moyen pour éviter cette perte est d'uriner peu, et par conséquent de peu boire.

C'est donc par l'usage du sucre et par l'abstinence des boissons que je combats la glucosurrhée, et je ne le fais guère que dans des cas où le traitement généralement suivi a échoué, et, malheureusement il faut dire que c'est sur le plus grand nombre des diabétiques.

212. Traitement de la soif dans le diabète et dans d'autres affections.

J'ai remarqué que les malades dont il vient d'être parlé, ont fréquemment le pharynx et la membrane de la bouche rouge et brûlante. *Cet état morbide est peut-être pour quelque chose dans la soif inextinguible qui coexiste avec la perte du sucre.* Je me suis même demandé si cette soif excessive n'était pas une des causes principales de l'hyperurrhée et de la glucosurrhée, et si les circonstances anatomiques et physiologiques qui modifient le pharynx et la soif ne pourraient pas jouer un rôle important dans le diabète. Il n'est même pas

atteints, de l'albumine de l'œuf l'état liquide et en proportion suffisante.

17.

impossible que les lésions de certains points de l'axe nerveux agissent de cette façon pour rendre l'urine sucrée. Quoi qu'il en soit, la soif et l'état du pharynx et de la bouche sont, dans la glucosurrhée, des circonstances auxquelles il est bon de songer. Des gargarismes avec l'eau acidulée de la façon la plus agréable possible, *l'aspiration continue de l'air à travers l'eau fraîche que l'on retient longtemps dans les parties les plus profondes de la bouche et près du pharynx* (1) ; de la glace : des tranches d'orange, sont d'excellentes précautions à prendre pour faire que les malades supportent mieux la soif.

213. Le traitement du diabète par l'abstinence des boissons et par le sucre a été adopté par des praticiens distingués de Londres.

L'abstinence des boissons et l'usage du sucre, dans la glucosurrhée rebelle, ont été employés dans mon service avec des demi-succès.

Les malades qui en avaient fait usage sont sortis dans un état d'amélioration sensible. En ville, j'ai encore mieux réussi par ce traitement, ce qui s'explique par les soins convenables que reçoivent chez eux les malades. Depuis longtemps, de petites manœuvres que je ne veux pas signaler éloignent les diabétiques de ma clinique et de mon observation particulière, de sorte que je n'ai pas réuni assez de faits personnels pour faire apprécier aux praticiens la valeur du traitement que

(1) Ce petit moyen, que j'ai été récemment conduit à employer, sur des malades auxquels il était contre-indiqué de donner des boissons, est d'une extrême utilité pour apaiser la soif.

j'ai proposé; mais les résultats que j'ai obtenus sur une petite échelle concordent pleinement avec les faits qu'en Angleterre ont recueillis des praticiens de premier ordre (1).

214. Calculs des reins engagés dans l'urétère (urolithes endo-urétériques).

Le seul traitement rationnel et pratique que l'on puisse utiliser, alors qu'un calcul, ayant pénétré du bassinet rénal dans l'urétère, y cause des douleurs vives, est de faire parvenir d'une manière très-rapide un grande proportion de liquides dans les conduits excréteurs des reins. Les boissons aqueuses à doses réitérées, des lavements coup sur coup, des bains tièdes prolongés, la respiration de la vapeur d'eau, tous les moyens, enfin, propres à augmenter brusquement la sécrétion urinaire, constituent, en effet, la médication la plus propre à favoriser la progression du calcul dans le conduit de l'urine. Cette proposition est si évidente que je ne crois pas utile de la développer.

Il est cependant une remarque utile à faire ici, c'est que *ce n'est pas habituellement, mais de temps en temps et pendant deux ou trois heures de suite, qu'il faut chercher à porter*, par tous les moyens précédents, beaucoup d'eau vers les reins. Le but de cette pratique est que la grande proportion du liquide qui s'écoule alors par ces organes forme une sorte de flot qui entraîne les urolithes.

(1) En 1865 et 1866, plusieurs faits que j'ai recueillis à l'hôpital ou en ville, m'ont démontré l'utilité de ce traitement.

CHAPITRE XII

215. Écoulement spontané d'urine pendant le sommeil.

Les enfants et quelques adultes sont sujets à l'infirmité qui consiste à uriner involontairement pendant le sommeil. La plupart des médications échouent contre cette incommodité déplorable. Des moyens très-simples m'ont réussi, alors que les narcotiques, et surtout la belladone recommandée par la thérapeutique nuageuse, n'avaient eu aucune espèce de succès, et ces moyens, les voici :

1° Diminuer de beaucoup, au repas du soir et à l'approche de la nuit, la proportion des boissons. Il est, en effet, difficile que la vessie se distende alors que l'on n'a bu que peu ; le matin, au contraire, on donne des substances aqueuses pour que l'organisme ne souffre pas par suite du manque d'eau.

2° Provoquer, par des frictions, par l'échauffement

du lit, une transpiration modérée qui rende moins abondante la sécrétion des reins.

3° Faire uriner, avant qu'elles se mettent au lit, les personnes atteintes de l'infirmité dont il s'agit.

4° Recommander de les éveiller, dans la nuit, toutes les trois heures et une heure avant celle du lever habituel, et cela pour que la vessie ne se remplisse pas trop d'urine.

5° Vider le rectum, dès le matin, par un lavement ou par des purgatifs très-doux, et cela pour faire que l'intestin, excité par la présence des matières, ne provoque pas la contraction de la vessie.

6° Enfin, s'il s'agit d'adultes, ils doivent éviter toute stimulation des organes génitaux.

Quand on est parvenu à rompre l'habitude de l'urination involontaire et nocturne, il arrive en général que cette urination ne se reproduit pas.

216. Urination trop fréquente.

Il est un assez grand nombre de personnes qui urinent d'une manière très-fréquente, et cette pénible incommodité dépend de diverses causes qu'il est souvent fort difficile d'atteindre. Tantôt, il s'agit seulement d'une habitude vicieuse, et alors il suffit de surmonter tous les jours un peu plus longtemps la sensation qui porte à uriner, pour qu'à la longue on prenne la coutume de conserver le liquide pendant un temps suffisant.

Ailleurs, la vessie est naturellement petite et devient

douloureuse alors qu'elle contient peu d'urine. Dans ce cas encore, c'est d'une manière très-lente et successive que l'on parvient, par l'habitude, à dilater suffisamment cet organe pour qu'il puisse se laisser distendre par le liquide.

Dans d'autres cas, ainsi que j'en ai vu quelques exemples, des gens qui avaient été atteints d'abord de cysturasie (distension de la vessie) excessive, survenue pendant la durée d'une fièvre grave, puis de rétraction consécutive de cet organe dont les parois s'étaient considérablement épaissies, urinaient presque à chaque instant. Le liquide sortait par une sorte de canal qui s'étendait des urétères à l'urètre.

Or, il est arrivé qu'en donnant peu de boisson, en faisant retenir chaque jour un peu plus l'urine, j'ai été assez heureux pour remédier à la lésion que, chez d'autres malades, la nécroscopie m'avait précédemment permis de constater.

Il arrive encore qu'un corps étranger, un calcul vésical, par exemple, provoquent très-fréquemment le besoin de rendre l'urine, et ici les boissons abondantes peuvent avoir leur utilité.

L'éréthisme vénérien peut provoquer enfin des besoins fréquents d'urination, et c'est contre cet éréthisme qu'il faut diriger une médication convenable.

247. Suites fâcheuses de l'incontinence d'urine; moyen d'en atténuer la triste influence.

Des dermites, des dermonécrosies (inflammation et

gangrène de la peau), la résorption urineuse (urémie),
sont, chez les paralytiques et les vieillards, les funestes
effets de l'incontinence d'urine. Les soins d'une extrême
propreté, l'application de poudres absorbantes, telles
que celles de lycopode, de charbon, la fécule de riz,
accumulées en couches épaisses et très-souvent renouvelées; chez l'homme, des réservoirs membraneux et
imperméables entourant une éponge que l'on doit laver
et changer toutes les demi-heures, l'exposition à l'air
des parties humides et leur dessèchement, le changement fréquent de position, sont des moyens simples,
utiles et généralement connus.

Ces médications peuvent, d'une part, prolonger la
vie de ces infirmes et parfois donner le temps au thérapeutiste de combattre avec avantage les lésions anatomiques qui ont causé le mal.

Les applications de diachylum, saupoudré de poudre
de lycopode, sont surtout d'excellents pansements pour
recouvrir les rougeurs, les excoriations et les nécrosies
de la peau que cause, dans les cas précités, le contact
de l'urine, qui bientôt ne tarde pas à se putréfier.

218. Procédé fort simple pour vider chez les petits enfants la vessie
distendue.

Lorsque, chez de très-jeunes enfants, la vessie se
distend outre mesure par l'urine, on peut le plus souvent se passer de l'usage de la sonde; il suffit de presser assez fortement, mais doucement, sur les points du
ventre auxquels la cysture (vessie) correspond pour que

l'urine s'échappe par les voies naturelles avec facilité.
(Cette annotation est due à Magendie.)

**219. Faiblesse du jet de l'urine due à ce qu'il ne s'accumule pas assez
de ce liquide dans la vessie. — Moyen d'y remédier.**

Quelques hommes, redoutant des maladies de la vessie
ou du canal de l'urètre, urinent trop fréquemment et
s'inquiètent fort de ce que l'urine coule par un petit jet
et à une faible distance; parfois même ils consultent
certains spécialistes qui emploient de petites sondes,
et, faisant plisser, en s'en servant, la membrane interne de l'urètre, qui forme alors un obstacle réel au
passage de l'instrument, ils éprouvent, par suite, des
difficultés dans le cathétérisme. Ils admettent, dès lors,
et certes de la meilleure foi du monde, la présence d'un
rétrécissement urétral ou même d'une affection prostatique. S'ils avaient présentes à l'esprit les recomman-
dations de Mayor sur les avantages des grosses sondes,
ils verraient souvent que de telles sténosies sont plutôt
dans leur esprit que dans le trajet parcouru par l'urine,
et qu'avec un cathéter volumineux ils arriveraient tout
d'abord dans la vessie. Je suis d'autant plus autorisé à
parler ainsi, que, plusieurs fois, j'ai été consulté par
des malades que des hommes, d'ailleurs habiles, trai-
taient actuellement pour une sténosie urétrale, et chez
lesquels, en me servant d'une très-grosse sonde *Mayor*,
je suis tout d'abord arrivé jusqu'à la vessie sans ren-
contrer sur la route le moindre indice de rétrécissement,

Lorsque l'on urine trop souvent, le liquide, étant alors en très-petite proportion dans son réservoir, ne l'excite plus d'une manière suffisante pour provoquer une contraction vive; il en résulte que l'évacuation du liquide se fait à une petite distance par un jet faible, étroit, et même en tournoyant; de là encore les terreurs qu'éprouvent les malades sur l'existence d'une paralysie vésicale.

Pour remédier à ce prétendu rétrécissement, à cette paralysie supposée dont on accuse à tort la vessie, il suffît de retenir l'urine pendant quelques heures, et de l'évacuer seulement quand un besoin pressant se fait sentir; alors la largeur et l'impétuosité du jet prouvent bientôt que la maladie est plutôt imaginaire que réelle.

219 bis. Petit moyen destiné à rendre le cathétérisme moins douloureux.

Un malade, atteint d'affection chronique de la vessie, redoutait infiniment le cathétérisme, qui chez lui assez difficile, causait de vives douleurs et des urétrorhémies légères; c'était, comme d'ordinaire, une sonde enduite d'huile dont on se servait. Me fondant sur les faits dans lesquels l'introduction dans l'anus d'un corps gras et consistant favorisait la sortie de scories indurées (page 257), et rendait l'introduction du doigt dans le rectum aussi peu douloureuse que facile, je recouvris une sonde de Mayor d'une couche épaisse de graisse de veau et de beurre de cacao (page 33), je pratiquai avec elle le cathétérisme, qui ne causa aucune souffrance et s'opéra facilement.

220. Difficultés apparentes d'uriner résultant : de ce que la pensée est dirigée ailleurs que vers cette action alors que l'on cherche à l'exécuter ; ou de ce que le malade oublie de l'accomplir. — Moyens de remédier à cette préoccupation d'esprit ou à ce défaut de mémoire.

Un infinité de personnes ne peuvent uriner en public ; arrive-t-il qu'on les regarde, il leur est impossible, malgré tous les efforts auxquels elles se livrent, de s'acquitter de cette fonction. Tout aussitôt qu'elles sont certaines que l'on ne s'occupe pas d'elles, le liquide s'écoule à l'instant. Non-seulement cela se voit chez les femmes élevées dans des sentiments modestes, mais chez des hommes qui n'ont guère de pudeur. C'est même là un des ennuis qu'éprouvent beaucoup de personnes qui voyagent, surtout lorsqu'en chemin de fer elles redoutent le départ du train, et qu'elles craignent de n'avoir pas le temps nécessaire pour uriner. Chose à laquelle on s'attendrait peu, c'est que, 'dans les salles d'hôpital, certains hommes, fort peu intelligents, sans éducation première, sans aucune espèce de retenue, ne peuvent, *en présence des assistants*, rendre l'urine nécessaire pour l'exploration chimico-médicale. Il faut faire fermer les rideaux, s'éloigner de ces malades, qui, une fois isolés, exécutent l'excrétion dont il s'agit avec une extrême facilité.

J'ai longtemps recherché quelle était la raison de ce phénomène, que M. le docteur Mercier a rapporté à une *contraction spéciale de la luette vésicale*. Je ne sais ce qu'il y a de vrai dans son explication ; mais ce dont je suis certain, c'est que le défaut d'évacuation urinaire, dans les cas précédents, tient à un état particulier de l'intelligence dont il est, chez certaines personnes et au lit des malades, très-utile de tenir compte. Expliquons-nous à ce sujet.

Lorsque l'on est très-attentionné à un travail de cabinet, les objets qui sont en dehors de ce travail nous touchent peu. Archimède, cherchant à résoudre un problème mathématique, se laisse mettre à mort par un soldat romain, avant de s'apercevoir de la présence de l'ennemi. On écrit plusieurs heures de suite, on reste toute une soirée au spectacle, au bal, à une fête, sans songer même à l'excrétion urinaire (1). C'est que, dans tous ces cas, l'attention, portée sur des choses bien différentes de l'action qu'il serait parfois très-utile d'exécuter, ne peut en rien se fixer sur l'acte de l'urination, pour l'accomplissement duquel l'influence névraxique (2) sur la vessie est indispensable. C'est alors un véritable oubli d'uriner qui a lieu, et souvent la volonté se porte en vain vers l'accomplissement de l'urination; comme l'esprit est préoccupé de pensées nombreuses, telles que la crainte, un sentiment de pudeur, une appréhension très-grande du départ prochain du train du chemin de fer, etc.; ou encore, d'idées en rapport avec un travail intellectuel, il advient que l'action d'uriner ne peut s'opérer.

(1) Pendant un sommeil profond, l'urine s'accumule en très-grande proportion sans que la vessie se contracte.

(2) De l'axe nerveux.

Il en arrive surtout ainsi dans les cas de fièvres graves. Les rêvasseries du fébricitant (typhomanie des auteurs) le préoccupent infiniment; la sensibilité vésicale est d'ailleurs émoussée; l'urine alors s'accumule dans son réservoir, et les médecins qui ne tiennent pas compte de ces faits croient à une paralysie vésicale; celle-ci existe si peu qu'il suffit d'attirer l'attention des malades sur la nécessité où ils sont d'uriner pour que, s'occupant enfin de cet acte, ils l'exécutent tout d'abord avec facilité. Que de fois ne se serait-on pas abstenu d'avoir recours à la sonde, si l'on avait eu connaissance de ce fait (1)?

Ce n'est pas là, à coup sûr, le seul phénomène fonctionnel qui soit entravé, empêché par des impressions morales du même genre que celles qui viennent d'être signalées. Le besoin de la défécation, la contraction des gros intestins, ne se déclarent pas lorsque l'imagination conduit les idées loin de l'acte qu'il s'agit d'accomplir. Sous l'influence d'une pensée dominante, l'appétit se perd; un chagrin violent empêche la digestion gastrique de s'accomplir; l'homme absorbé par un

---

(1) Il est d'une utilité extrême, dans les fièvres graves, de bien constater si les malades n'ont pas la cysture (vessie) distendue par l'urine. Chez les personnes dont le ventre est rempli de gaz, de scories (fèces), ou même de graisse, il est souvent difficile de parvenir par la palpation à obtenir la constatation de ce fait; or, il suffit, pour ne pas laisser passer sans le reconnaître un état pathologique si grave, de percuter plessimétriquement le bas-ventre, d'y trouver la matité hydrique (celle que donne l'eau) et de dessiner la vessie, pour ne pas s'exposer, par négligence et par défaut de savoir, aux accidents les plus graves. (Voyez le *Traité de plessimétrisme*).

travail intellectuel profond oublie en quelque sorte de
respirer, et il faut que le besoin de le faire devienne
pressant pour qu'il s'y livre ; de là des soupirs profonds
pratiqués de temps en temps et des attaques de dyspnée
ou d'asthme qui, parfois, se déclarent chez des gens de
lettres ou de bureau, dont le corps et les membres se
refroidissent, lors du travail, avec une grande facilité.

Il est beaucoup plus difficile qu'on ne le pense de remédier au défaut d'action vésicale qui survient par
inattention. Il faut, pour y parvenir, chercher par un
moyen quelconque à fixer sa pensée sur l'acte de l'urination. Stimuler légèrement l'extrémité du canal ;
compter successivement des chiffres à l'effet de dé-
tourner les idées des objets qui causent des distractions; se rappeler, dans un voyage en chemin de fer,
qu'il suffit de moins d'une minute pour uriner, alors
que l'on a quatre, cinq, six minutes et plus à sa disposition avant que le train parte, etc.; tels sont de
petits moyens physiques et moraux que l'on peut, avec
le plus grand avantage, mettre en pratique dans de
tels cas.

221. Inflammation de la vessie (cysturite).

Les inflammations de la vessie sont, le plus ordinairement, causées, soit par la rétention de l'urine,
soit par la condensation des matériaux constituants
de ce liquide (condensation qui le rend très-actif et
très-irritant), soit par le contact d'urolithes avec la
membrane interne de la cysture (vessie); soit par

l'addition de certains agents toxiques qui, tels que la
cantharidine, sont dissous dans l'urine et altèrent alors
les parois de la cavité dans laquelle ce liquide est contenu.

Ce n'est pas en général par des médications spé-
ciales, par des substances à propriétés particulières,
telles que les résines, les baumes, etc., que l'on remédie à la phlegmasie vésicale ; c'est bien, au contraire,
par des moyens simples, rationnels et en grande partie
hygiéniques, par ceux, enfin, que je vais indiquer, que
l'on arrive à ce résultat.

222. L'indication principale à remplir dans la curation des inflammations de la vessie, est d'éviter les aliments excitants et d'é-
tendre l'urine de beaucoup d'eau.

Les indications fondamentales sont ici de faire en
sorte que l'urine contienne le moins possible : d'acide
urique ; d'autres sels qui s'y trouvent d'ordinaire en
dissolution et de son principe colorant jaune, (que j'ai
expérimentalement démontré n'être autre que celui de
la bile) (1). Il faut donc éviter les aliments dont l'usage
est suivi de la formation de plusieurs de ces substances,
c'est-à-dire de matières animales, d'alcool, etc.; d'un
autre côté, le liquide que renferme la vessie doit être
étendu de la plus grande quantité d'eau possible ,
et cela dans l'intention que son contact blesse peu la
membrane endocysturique. Pour cela, il faut, comme
il a été dit pour la curation des inflammations des

(1) *Gazette des hôpitaux*, 1862.

reins, porter de l'eau dans la circulation par toutes les voies où l'on peut en faire parvenir ; c'est-à-dire par l'estomac, au moyen de boissons aqueuses ; par le rectum et le vagin, en se servant d'injections ; par la peau, en plongeant *longtemps* les malades dans des bains tièdes ; enfin, par les voies de l'air, en faisant respirer des vapeurs aqueuses, etc.

En combinant ces diverses médications, on voit très-promptement l'urine devenir abondante, claire, et finir par différer fort peu par l'apparence et par le poids de l'eau elle-même. Alors, comme corps dit irritant, elle a peu d'action, mais elle pourrait encore, par son abondance, avoir une influence fâcheuse sous le rapport de la distension qu'elle causerait et des contractions fréquentes qu'elle provoquerait. C'est pour cela qu'il convient de ne donner des boissons, des lavements aqueux, etc., qu'en petites proportions à la fois, mais d'en administrer d'une manière très-fréquente. On ne saurait croire combien on calme promptement les souffrances aiguës de la vessie ou cysture, en suivant les préceptes que je viens d'exposer, et combien la médication ici proposée est plus utile que les remèdes spéciaux qui sont généralement recommandés dans de semblables cas.

223. Injections d'eau par l'urètre dans la vessie malade.

Les injections d'eau pure et surtout d'eau distillée pratiquées par l'urètre dans la vessie enflammée sont aussi d'une extrême efficacité ; mais ici il faut encore avoir le soin de ne pas les faire assez abondantes pour distendre la cysture. C'est pour éviter cette distension que la sonde à double courant, de M. Jules Cloquet, est d'une si grande utilité. Non-seulement les injections urétro-vésicales ont l'avantage d'étendre l'urine et de faire qu'elle blesse moins la surface interne de la vessie, mais encore elles entraînent hors de ce réservoir les produits pathologiques (mucosités, sang, pus altérés, concrétions d'acide urique, etc.) que le bas-fond de la vessie peut contenir. Ces substances blessent la membrane muqueuse cysturique, et, susceptibles d'être en partie absorbées, elles exposent ainsi le malade aux accidents que causent la pyémie, l'urémie, etc.

224. Traitement du catarrhe de la vessie.

Sous le nom de catarrhe de la vessie on a réuni des lésions variées, telles que des écoulements muqueux ou puriformes et chroniques; de véritables sécrétions purulentes dues à des ulcères eux-mêmes entretenus par la présence de graviers (urolithes) et des cysturrhées (écoulements par la vessie), résultant de la souffrance du réservoir urinaire par suite de la rétention fréquente de l'urine, suite elle-même du rétrécissement du col prostatique ou de l'urètre. Ici, comme ailleurs, c'est avant tout la cause organique (calcul ou urolithe, rétrécissement du col vésical, sténosie du canal d'excrétion) qu'il faut combattre. Ces médications fondamentales ne sont remplies que par des moyens physiques dits chirurgicaux ou par des médications plus ou moins

compliquées, dont je n'ai pas à parler. Lorsque l'on a
satisfait à ces soins si utiles, il faut évidemment remédier à l'état de la membrane vésicale qui donne lieu à
l'écoulement; pour y parvenir, ce n'est guère sur les
médicaments qu'il faut compter, et la térébenthine, les
baumes de toutes sortes, le poivre cubèbe et le baume
de copahu lui-même (que, dans des cas pareils, j'ai
inutilement employés) ne réussissent pas plus que le
goudron, les bourgeons de sapin, et la plupart de ces
médicaments qui, donnés avec assurance, font bien
prendre patience aux malheureux atteints de ce que
l'on appelle catarrhe vésical, mais qui, en général,
ne soulageant guère, ne guérissent pas beaucoup
plus. Dans des cas pareils, les vésicatoires sont dangereux, et les cautères, les moxas, ne remédient pas
au mal.

225. Moyens aussi rationnels qu'utiles à employer dans les cas de catarrhe de la vessie.

Dans le catarrhe de la vessie, disons mieux, dans la
cysturie chronique avec écoulement muqueux ou puriforme (cysturrhée, cysturopyorrhée), qu'il y ait ou
non état dit inflammatoire, les indications sont exactement les mêmes que dans la cysturite aiguë (p. 310).
C'est dans l'usage de tous les moyens capables de rendre l'urine moins abondante et moins chargée d'acide
urique, de sels, etc., qu'il faut établir les bases principales du traitement. On aura recours à cette médication en même temps que l'on remédiera, autant que

possible, aux divers états pathologiques qui coexiste-
ront, tels que le défaut de sang, les maladies des
reins, les affections du tube digestif, si fréquemment
observées dans les cas de catarrhe vésical des auteurs.

226. Observations remarquables de guérison du catarrhe de la vessie.

Les deux observations suivantes choisies entre un
assez grand nombre d'autres, serviront à prouver la
justesse des considérations précédentes.

M. B..., sexagénaire, était atteint, depuis deux ans,
de tous les symptômes attribués au catarrhe de la
vessie porté au plus haut degré. Urines infectes, troubles à leur sortie, et laissant déposer, par le refroidissement, des mucosités puriformes, épaisses, *qui s'éle-
vaient à un tiers de la hauteur du liquide;* douleurs
habituelles et parfois excessives dans le lieu où la vessie
(cysture) a son siége; gêne dans l'émission du liquide
urinaire; en même temps, état fébrile continu avec
paroxysmes parfois réguliers, et, de plus, émaciation
considérable; teinte jaune de la peau, qui était ridée et
comme tannée, etc., etc.; tels étaient les principaux
symptômes qu'éprouvait ce malade, qui paraissait devoir promptement périr. Me fondant sur les considérations précédentes, je soumis M. B.... à l'usage d'abondantes boissons aqueuses, et données par petites doses;
aux injections, fréquemment réitérées, d'eau pure dans
le rectum; à des bains tièdes longtemps continués; à

un régime réparateur, mais médiocrement animalisé, et je fis proportionner les quantités de liquide ingéré au degré de densité, d'épaississement de l'urine et à sa composition. En peu de jours, le sédiment devint moins abondant et peu épais, les douleurs se calmèrent, puis cessèrent; tous les symptômes s'amendèrent; l'appétit reparut; les aliments rétablirent le corps émacié, et le malade vécut quinze années dans un état de santé presque parfait; seulement, quelques rares rechutes survinrent; mais sous l'influence des mêmes moyens, aucunes suites fâcheuses n'eurent lieu. Tous les médicaments généralement usités dans des cas pareils avaient échoué, et les narcotiques n'avaient en rien calmé les douleurs.

M. L. S..., banquier américain et l'un de mes excellents amis, fut exactement dans le cas de M. B..., avec cette différence qu'il était atteint, en outre, d'un rétrécissement de l'urètre, et qu'il ne pouvait, en conséquence, se passer de l'usage des bougies. Inutilement avait-il eu recours à des hommes de premier ordre comme chirurgiens; et, probablement, s'ils n'avaient pas réussi à guérir cette *urétro-sténosie*, c'était à cause du caractère assez difficile du malade. Les symptômes du catarrhe vésical chez M. L. S... ne différaient en rien de ceux que présentait M. B... *Le même traitement fut suivi de résultats aussi heureux* chez l'un que chez l'autre; ce n'est qu'il y a peu de temps, et vingt ans après mes premiers soins, que M. L. S... succomba, mais non pas à la maladie de la vessie, *qui, cependant, venait de reparaître ;* ce fut un érysipèle de la face, suivi d'un abcès de l'orbite, lequel avàit fait proéminer énormément l'œil gauche, qui détermina la mort (1).

(1) Cette complication ne méritait pas plus à l'érysipèle (dermite periasique) l'épithète exophthalmique, que le goître ne doit être ainsi désigné alors qu'il est suivi de la saillie du globe oculaire.

CHAPITRE XIII

MALADIES DES ORGANES GÉNITAUX DE L'HOMME
(ANGIOSPERMIES.)

227. Les prétendus médicaments aphrodisiaques sont inutiles et dangereux.

Un seul médicament exerce une action spécifique et incontestable sur les organes génitaux de l'homme, et cette substance est un affreux poison qui porte, sur l'appareil urinaire ou angiure, une déplorable influence; cet agent est le principe actif des cantharides ou la cantharidine, laquelle, pénétrant dans le sang par résorption cutanée, par ingestion stomacale ou rectale, détermine un état morbide des voies urinaires d'où résulte l'inflammation des reins (néphrite), la phlegmasie de la vessie (cysturite), l'albuminurrhée, etc. C'est dire que le médecin consciencieux, l'honnête homme, ne doivent jamais avoir recours, alors qu'il s'agit des maladies de l'angiosperme (organes génitaux de l'homme), à un semblable moyen, et que les faibles avantages qui pourraient parfois résulter de son emploi ne seraient que

18.

momentanés et de trop peu d'importance pour compenser les énormes inconvénients dont l'emploi de la cantharidine serait souvent la source.

Les prétendus médicaments que l'on dit agir en sens inverse de la cantharidine, et dont autrefois on louait si fort les vertus, tels que le nénuphar, l'agnus castus, sont à peu près d'une inefficacité absolue.

Tous les toniques du monde sont incapables de *rendre les forces* à des organes usés; et c'est ailleurs que dans la matière médicale qu'il faut chercher les moyens de remédier à l'inaction dont l'angiosperme est parfois atteint.

Les médications utiles dans les cas dont il vient d'être parlé se tirent de l'hygiène, du régime, de la manière de vivre, de la gymnastique, des mœurs et de l'influence du moral sur le physique.

228. C'est dans les ressources de l'hygiène qu'il faut rechercher les médications véritablement aphrodisiaques.

Les moyens capables de prévenir la faiblesse maladive et anticipée des organes génitaux est de ne pas abuser de ces organes et d'en user avec modération. Que la jeunesse ait ce précepte profondément gravé dans l'esprit; qu'elle se rappelle que les excès de tout genre auxquels elle se livre trop souvent, que les plaisirs solitaires ou prématurés, et surtout que la honteuse orgie et la volupté, avec absence de sentiments affectueux, détruisent l'homme au physique tout aussi bien qu'au moral. *Les vieillards de vingt ans, que les plai-*

sirs solitaires ou la débauche sans frein et sans mesure
ont condamnés à une décrépitude anticipée, sont les plus
malheureux de tous les vieillards !

Ce n'est pas assez que certains hommes qui se sont
ainsi usés aient ainsi perdu la virilité ; il en est d'autres
qui, ayant excité au delà de toutes proportions le système nerveux, l'intelligence et leurs organes, deviennent nosomanes par excellence. Ils se persuadent être
atteints d'affections graves alors qu'ils n'ont que des
indispositions et de ces douleurs légères, de ces malaises auxquels presque tous sont sujets, et qui inquiètent fort peu un homme doué de quelque philosophie.

229. Cas d'impuissance causé par la préoccupation d'esprit, la distraction. — Guérisons remarquables.

Parmi les craintes habituelles des nosomanes dont
il vient d'être parlé, il en est une qui les désespère et
qui les jette dans une profonde tristesse, dans un dé-
couragement absolu : c'est celle d'avoir perdu complétement la virilité. Cette malheureuse appréhension les
poursuit si bien, que leur imagination, fixée sur leur
terreur perpétuelle, les détourne de toute autre pensée,
et même de celle qui a rapport à l'acte qu'ils veulent
exécuter. De là le défaut de toute disposition à ce même
acte, et une absence complète d'aptitude à l'accomplir.
C'est là un fait analogue à celui qui consiste à ne pouvoir uriner devant témoins (p. 306).

Après avoir interrogé avec soin un grand nombre de
ces nosomanes qui se croyaient impuissants, j'ai cons-

taté que, pour la plupart, au moment où ils devaient
accomplir la fonction qu'ils désiraient exécuter, ils en
étaient détournés par cette idée fixe qu'ils ne pourraient y parvenir et qu'ils en seraient pour la honte de
leur faiblesse. J'ai pensé, dès lors, que tant que leur
appréhension continuerait d'avoir lieu, leur débilité
persisterait. *Je les engageai donc à avoir en eux toute
confiance ; je leur affirmai que leur débilité n'était que
dans leur esprit ; j'ajoutai qu'il ne fallait, en aucune
façon, douter d'eux-mêmes ;* que leur imagination devait
être ramenée vers l'acte qu'ils voulaient accomplir, et
que, sans se laisser entraîner par une crainte chimé-
rique, il s'agissait de s'abandonner en quelque sorte,
sans appréhension ridicule, aux sensations actuelles
qu'ils éprouveraient. Mes conseils, l'influence d'une
affirmation forte sur des esprits faibles, ma volonté
franchement accentuée, domptèrent la pusillanimité de
ces personnes, et j'ai été assez heureux pour ramener
ainsi à la virilité bien des individus qui ne pouvaient se
rendre maîtres d'une tristesse, je dirai même d'un désespoir de tous les moments. Des consultations semblables sont des preuves de plus que le reproche fait
aux organiciens, de ne pas assez tenir compte de l'influence du moral sur le physique, est aussi peu fondé
que malveillant.

230. Stérilité chez l'homme.

C'est la présence, dans le liquide spermatique, de
zoospermes actifs et bien constitués, qui chez les ani-

maux est le caractère principal de l'aptitude à la pro-
création de nouveaux êtres. Ce sont donc les circonstances propres à favoriser la nutrition, c'est la conti-
nence observée pendant un certain temps avant de se
livrer à l'acte vénérien, qui peuvent réussir à faire devenir pères des gens que les excès ont épuisés. Ne
comptez en rien ici sur les médicaments, sur les excitants de toute sorte, sur le fer, etc.; le régime, l'hygiène, seuls, peuvent donner à l'organisme les matériaux nécessaires à la formation d'organismes nouveaux. Certes, le principe animateur de ces derniers, le
mythe, qui donne la vie, et que j'ai désigné par le mot
psychatome, et que la philosophie est forcée d'admettre,
n'est pas créé par l'alimentation; mais, au moins, les
substances organisables que ce principe, quel qu'il
soit, peut animer, ne rentrent dans la sphère de son
action qu'autant qu'elles y sont portées par la médiation des organes de la nutrition et de la circulation. Ce
serait dépasser les limites de la stupidité que d'attribuer au quinquina, au fer, au musc, etc., une action
telle qu'ils fissent former et animer des zoospermes. On
se demanderait tout au plus si la matière cérébrale, si
la laitance des poissons donnerait plus que d'autres
aliments quelques matériaux nécessaires à l'organisation primitive des spermozoaires; mais encore ce serait
en faire une question relative à une hypothèse qui,
tout en n'étant pas inadmissible, n'en serait pas moins
tout à fait en dehors de l'observation et de la froide
raison.

231. Spermorrhée ou pertes séminales.

De toutes les causes d'épuisement ou de stérilité, la plus active est à coup sûr la spermorrhée ou spermatorrhée, dont Lallemand a exagéré les tristes effets, mais qu'il a étudiée avec un soin extrême. Je suis loin d'admettre, avec ce grand observateur, que de légères cautérisations pratiquées vers l'orifice des conduits éjaculateurs suffisent pour remédier à l'écoulement spermatique; mais, profitant de ses intéressantes recherches et appelant la physiologie et l'observation clinique à mon aide, j'ai réussi très-fréquemment à remédier à la spermorrhée par des moyens hygiéniques aussi simples que faciles à mettre en pratique, et ces moyens les voici :

1º Les pertes séminales de la nuit ont lieu, en général, dans les premières heures qui suivent le moment de se mettre au lit, ou le matin de très-bonne heure. Conséquence logique : il faut réveiller ceux qui en sont atteints quelques minutes ou un quart d'heure avant l'époque dont il s'agit.

2º L'usage modéré des fonctions génitales, alors qu'il a pour point de départ des *sentiments affectueux*, est le moyen par excellence pour faire cesser brusquement la honteuse habitude des excès solitaires. Ce même moyen, si utile dans ce cas, est le meilleur remède contre la spermorrhée.

3º Les rêves sont en général les conséquences des impressions, des sensations ressenties la veille ou les

jours précédents, et les songes érotiques sont principalement dans ce cas ; c'est donc un conseil utile à donner que d'engager le spermorrhéique à éviter la vue de
tout objet licencieux et la lecture de livres du même
genre, ainsi que toutes les circonstances capables d'exciter les organes dont le repos est ici absolument nécessaire.

4° C'est surtout lorsque des matières stercorales
contenues dans le rectum pèsent sur les vésicules séminales et les compriment que la spermorrhée a lieu ; l'u-
sage de purgatifs doux et habituels peut avoir ici une
grande utilité.

5° C'est encore lorsque le dernier des intestins est
irrité, douloureux, que se déclarent parfois, la contraction des vésicules séminales (cystospermes), et, par
suite, les pertes de semence. C'est dire qu'il faut surveiller avec soin l'état du rectum, nettoyer cet intestin avec
de l'eau, et remédier aux hémorrhoïdes et aux autres
lésions que cet organe présente. Des injections avec
l'eau froide ou avec la graisse liquéfiée par une douce
chaleur sont ici particulièrement utiles.

6° C'est surtout la compression exercée par les matières sur les cystospermes, au moment de la défécation
par des scories volumineuses, inégales et dures, ce sont
les efforts auxquels on se livre lors de cette évacuation,
qui déterminent très-fréquemment la spermorrhée. Il
faut chercher à rendre moins volumineuses et moins
dures les masses stercorales qui passent par l'anus ;
introduire abondamment et très-haut, par cette ou-

verture, une grande proportion de la matière graisseuse
dont il a été parlé (p. 33). Le mucilage de graines de lin
très-épais pourra favoriser le glissement des matières.
On doit surtout ne pas exécuter de grands efforts et
avoir plutôt recours à ceux qui se font par une inspiration forcée, et non pas par des expirations énergiques.

7° Lallemand a parfaitement établi que les pertes
séminales se manifestent fréquemment à la suite de
l'excrétion urinaire, et qu'elles se manifestent par l'é-
coulement d'un liquide clair, visqueux et filant, tachant
le linge, et dans lequel le microscope permet de constater l'existence de zoospermes. C'est beaucoup plus
rarement que du liquide spermatique coule avec le jet
d'urine, tandis que bien plus souvent des efforts ultimes
d'excrétion donnent lieu à la spermorrhée. De là l'utilité, dans cette affection : 1° d'uriner rarement et de
faire que la vessie soit pleine avant de se livrer à cette
fonction ; 2° de ne boire que modérément, afin de
rendre moins fréquent le besoin d'exécuter cette action;
3° de chercher à s'abstenir des efforts qui, souvent,
ont lieu lors de l'excrétion des dernières gouttes d'u-
rine ; 4° de s'enquérir, par les symptômes fonctionnels
et par le cathétérisme, s'il n'existe pas quelque circonstance matérielle, telle que des urolithes, des troubles permanents de circulation, des érosions, des rétrécissements du canal urétrique, des affections de la
prostaste, etc., qui soient, pour les vésicules séminales,
des causes organiqnes de souffrance et de contraction:

dans le cas où il en serait ainsi, le point culminant du traitement serait de remédier à ces états pathologiques, sources de la spermorrhée.

Ce n'est que dans le cas où les moyens et les précautions hygiéniques précédentes seraient sans résultats avantageux qu'il faudrait cautériser légèrement les orifices urétraux des conduits éjaculateurs.

8° Des douches froides, l'application de glace sur la région du périnée (espace compris entre l'anus et le scrotum), des injections dans le rectum avec l'eau froide, peuvent aussi avoir, dans la curation de la spermorrhée, le plus grand avantage.

232- Affections vénériennes (syphiosorganies); moyens de préservation.

Laissons à des trafiqueurs de malades les annonces pompeuses de médicaments préservatifs contre les affections syphiosiques, et affirmons, comme des vérités de premier ordre, les propositions suivantes :

1° Si l'on n'est pas assez prudent et assez sage pour éviter de s'exposer aux causes de ces affections, il faut au moins être assez soigneux de sa santé pour laver avec une attention extrême les organes par lesquels le mal peut être contracté. C'est avec l'eau tiède ou froide, mais toujours abondante, rendue même un peu savonneuse, que les lotions dont il s'agit doivent être faites, et ces lotions seront pratiquées immédiatement après l'acte qui pourrait donner lieu à l'affection dont il est ici question.

19

2º Un lavage du même genre doit être fait au moyen d'un petit courant d'eau dans le canal de l'urètre. Pour l'y faire parvenir, on écarte les bords de l'ouverture de ce conduit; la légère injection dont nous parlons doit être continuée pendant une minute au moins.

3º C'est particulièrement au-dessous du repli de la peau, près du gland et dans l'enfoncement qui s'y trouve, que le nettoiement dont il s'agit doit être fait avec la plus grande attention.

4º Les personnes chez lesquelles une sécrétion très-abondante de matières sébacées a lieu vers ces parties, les individus dont le gland est habituellement couvert et dont le tégument est rouge et l'épiderme balanique mince, doivent principalement mettre en pratique les conseils précédents.

5º Toute douleur vive, en rapport avec une déchirure cutanée des organes exposés à un contact dangereux, doit faire *immédiatement* cesser l'action dont nous parlons, et doit être *à l'instant* suivie de lavages faits avec soin.

6º Après les lavages, des bains locaux seront extrêmement utiles.

7º A la moindre écorchure observée, on apposera sur le mal, *après le lavage et le desséchement* du tégument, du diachylum échauffé et recouvert de poudre de lycopode (p. 20).

8º Si, malgré tous ces soins, il arrivait, ce qui n'est pas croyable, que dans les jours suivants il se manifestât une éruption, une vésicule, etc., le médecin au ni-

veau de la science ne manquera pas de toucher la
partie malade avec l'azotate d'argent, et d'avoir recours à quelques applications hydrargyriques peu exci-
tantes.

9° S'il survenait, dans les huit jours qui auraient suivi
l'action dont on redouterait les conséquences, le plus
léger écoulement blanchâtre ou jaunâtre par l'urètre
devenu le siége de démangeaisons ou de picotements,
tout d'abord, *et sans attendre l'inflammation, on pren-*
drait, pendant quatre jours et toutes les trois heures,
10 *grammes de poivre cubèbe en poudre, délayés dans un*
quart de verre d'eau aromatisée avec le sirop de fleurs
d'oranger. En même temps, on aurait recours, toutes les
trois heures, à une injection faite avec une ou deux cuil-
lerées de dissolution d'un gramme de sulfate de zinc dans
100 *grammes d'eau.*

J'affirme que ces moyens si simples guérissent promptement les écoulements urétriques. Si le mal reparait
après quelques jours, on recommence le même traitement et presque toujours alors avec le plus grand succès.

233. Extrêmes inconvénients de la malpropreté ; utilité des moyens
de préservation précédents.

La propreté la plus minutieuse est le moyen préser-
vatif par excellence des affections dont il vient d'être
parlé ; elle contribue surtout à en calmer les symptômes
et à les rendre moins graves.

Les moyens, presque tous hygiéniques, qui viennent

d'être conseillés, sont tellement utiles, et *il serait si important de les vulgariser, d'en rendre la connaissance presque populaire, que, s'ils étaient partout ponctuellement suivis, la syphiosorganie non-seulement perdrait de sa gravité, mais encore ne tarderait pas à disparaître complétement.* La malpropreté est la source des maux les plus graves. Les matières pourries, solides, liquides ou gazeuses, venant à se mêler aux virus, aux miasmes, communiquent à ceux-ci un caractère pernicieux qui en exagère infiniment le danger. Le septiose (agent septique) est une sorte de ferment délétère qui altère profondément le sang et les organes; et dans quelque maladie que ce soit, l'hygiène prescrit d'éliminer ou de détruire les matières putrides. *Si les hommes n'étaient pas soumis à la viciation des substances animales contenues dans l'air stagnant et ne se renouvelant pas, la plupart des épidémies disparaîtraient ou perdraient toute leur gravité.* C'est ce que j'ai établi dans vingt mémoires, dont il serait trop long de donner ici l'analyse sommaire (1).

234. Pantalons mal coupés, donnant lieu à des douleurs testiculaires (didymalgies).

On m'a quelquefois consulté pour des douleurs dont les testicules étaient le siége, et qui ne reconnaissaient en rien pour cause une affection syphiosique de l'urètre,

(1) Mémoires : sur les causes de la fièvre typhoïde ; sur les causes de choléra et sur l'ophthalmie palpébrale. (Clinique médicale de la Pitié.) ; Sur les épidémies qui ont régné en France de 1830 à 1836. (Mémoires de l'Académie impériale de médecine, 1836.) Sur les épidémies qui ont

ou une altération organique de quelque gravité. Rien
d'appréciable aux sens ne pouvait être observé; cependant un examen attentif, des recherches relatives à
la manière dont le mal s'était déclaré et aux circonstances qui avaient accompagné sa manifestation, me
portèrent à croire que, la saillie du pantalon entre les
cuisses n'étant pas assez remontée et ne s'élevant pas
assez haut, il en résultait : que le didyme était sans
cesse en contact avec cette saillie; que, lors des mouvements exécutés par les membres inférieurs, l'organe
se trouvait comprimé, blessé, modifié, et que de là résultait la douleur. Si la lésion testiculaire ainsi produite avait persisté, des inconvénients graves en auraient pu résulter. Il m'a suffi de faire remonter le
pantalon pour que les douleurs dont il vient d'être
parlé se dissipassent complétement et avec promptitude.

235. Moyens de compression très-simples et très-utiles dans certains
cas de didymomégalie (augmentation de volume du testicule.)

Dans un assez grand nombre de cas de didymies, il
serait extrêmement utile d'établir sur la partie malade
une compression méthodique (1), mais la plupart des

régné en France en 1837. Sur les habitations privées. (Thèse de concours pour le professorat, 1838; Traité de diagnostic, tome 1er; Traité
de médecine pratique, article *septicémie*.) Sur les dermopathies de la
région sacrée. (Thèses de la Faculté par M. le docteur Blanchet) ;
Traité de médecine pratique, etc., etc.

(1) On lira avec utilité dans le *Courrier médical* n° 37 de 1865, une
observation relative à une affection remarquable du conduit déférent
et de la glande dont ce conduit émane.

moyens que l'on cherche à employer pour l'exécuter remplissent d'une manière très-incomplète le but que l'on veut obtenir.

Appelé pour donner des soins à un lord anglais, le comte de D..., je constatai l'existence d'une énorme hernie scrotale que l'on avait prise pour une hydrocèle. Ce fut au plessimétrisme que je dus l'exactitude de ma diagnose. D'abord, je ne pus faire rentrer la tumeur; alors je l'entourai d'un suspensoir en tricot, je passai une multitude de lacets dans ses mailles, et, tirant sur eux d'une manière successive, puis les nouant, j'arrivai ainsi à établir, dans toute l'étendue de cette énorme masse, une compression égale. Bientôt la hernie diminua, et, trois jours plus tard, les intestins avaient repris leur place dans l'abdomen. L'observation dont il s'agit a été publiée, en 1834, dans le *Bulletin clinique*, recueil qui ne se trouve plus dans le commerce et qui renferme des faits nombreux qu'il serait bon de réimprimer.

Récemment, j'ai eu recours à un procédé très-simple pour comprimer de toutes parts l'organe dont nous parlons, en laissant libre toutefois (précaution indispensable) le cordon des vaisseaux. Je pris une bandelette d'emplâtre de diachylum étendu, comme je l'ai dit (page 20), sur du taffetas. Cette bandelette avait tout au plus un centimètre et demi de largeur. Je m'en servis pour établir un lien circulaire à l'entour de la partie de la tumeur située près du cordon des vaisseaux, et je fis ensuite un second tour semblable avec une

autre bandelette placée par dessus la première. Entre
ces deux petites bandes ainsi disposées en cercle, je
plaçai d'autres bandelettes analogues, mais qui cou-
paient à angle droit les premiers liens. Je plaçai ces
bandelettes de façon à ce qu'elles anticipassent les unes
sur les autres et à ce qu'elles pussent se recouvrir sans
laisser entre elles d'espace vide. Leurs deux extrémités,
qui dépassaient les liens circulaires, furent repliées sur
ceux-ci, à l'effet de donner aux liens transversaux un
point d'appui. Il résulte de l'ensemble de cet arrange-
ment que l'on avait une série de petites bandes qui, entourant l'organe de toutes parts de la manière la plus
solide, et se fixant par leurs deux extrémités aux liens
circulaires, établissaient une compression d'autant plus
forte que les bandes étaient serrées davantage. Les vaisseaux du cordon ne souffrirent pas de cette compression, et la glande, toute pressée qu'elle était, pouvait encore verser, par le canal déférent et les veines, dans la
circulation, les liquides qu'elle contenait. Cet avantage
est le plus grand que l'on puisse espérer de l'emploi de
ce bandage.

Dans plusieurs cas chroniques, je me suis servi de
l'appareil qui vient d'être décrit, et cela avec une extrême utilité. Dans la crainte de déterminer une carcinémie secondaire, je me donnerais garde de l'employer
dans les didymocarcinies.

CHAPITRE XIII

MALADIES DES ORGANES GÉNITAUX DE LA FEMME

S'il s'agissait ici de passer en revue les innombrables affections de la femme et de faire voir combien les moyens *hygiéniques* et les plus simples modifient heureusement chacune d'elles, il faudrait entrer dans des détails si étendus, qu'à eux seuls ils formeraient un volume. Telle n'est pas mon intention, et je ne parlerai dans ce travail que de quelques médications hygiéniques qui sont d'une utilité incontestable dans diverses souffrances de l'angiove (appareil génital de la femme).

236. Apparition première de la menstruation.

Les moyens que le bon sens et l'hygiène conseillent pour provoquer chez la jeune fille impubère la première apparition de la menstruation consistent exclusivement dans l'ensemble des circonstances propres à développer ses organes, à la bien nourrir et à lui donner les matériaux nécessaires pour former un sang riche, et dont les éléments constituants soient dans des proportions convenables. C'est donc une nourriture abondante, d'excellente qualité, composée en très-grande partie de substances animales de premier choix, de végétaux frais, de fécules vertes et de boissons salubres contenant peu d'alcool, qu'il faut surtout donner à cette enfant qui va bientôt devenir une femme. Seconder cette alimentation par l'exercice modéré au grand air et à la lumière, qui permette de mieux respirer et qui développe les muscles et les autres tissus; ne pas élever ces jeunes êtres dans une existence sédentaire et dans des lieux humides, froids ou encombrés; ne pas exciter outre mesure et aux dépens de leur constitution leurs sens et leur intelligence, etc.; voilà quelles sont les véritables précautions à prendre pour que la puberté s'établisse avec régularité et sans troubles dangereux.

Ne pensez pas que les médicaments, quels qu'ils soient, remplacent en rien ce régime et ces bons soins. Sans doute le fer, sous quelque forme qu'il soit administré, peut rendre au sang des matériaux qui lui sont indispensables; sans doute encore le phosphate de chaux, chez des sujets dont l'organisme est en retard, donne à ce même organisme des éléments matériels nécessaires pour le développement des os; mais ni le vin antiscorbutique, ni la rhue, ni le seigle ergoté, ni toutes ces drogues dangereuses adoptées par de sots préjugés n'ont d'efficacité réelle. Les eaux minérales, les bains de mer, n'ont même ici d'autres avantages

19,

que de favoriser l'action des moyens de régime dont il
vient d'être parlé. Les bains de pieds, les demi-bains
chauds, les frictions sur la région des reins et du bas-
ventre, ont quelque utilité pour décider l'apparition de
l'évacuation périodique; mais il est plus que douteux
qu'ils exercent une action assez énergique pour la provoquer, alors qu'elle ne doit pas se manifester.

237 Pâles couleurs, chloranémies (hydrémonévries des jeunes filles).

Les considérations qui précèdent sont entièrement
applicables à l'ensemble des symptômes que l'on a appelés pâles couleurs. Dans de tels cas, le sang est séreux, et fréquemment se prononcent des accidents
névropathiques, ce qui me fait donner très-justement
à cette collection phénoménale le nom d'*hydrémonévrie;*
ici encore les médicaments échouent, et le régime réparateur précédent, aidé de l'emploi du fer et peut-être
des préparations d'écorce de quinquina, réussit. Mais
il faut bien se rappeler qu'un très-grand nombre de
jeunes filles, supposées atteintes seulement de pâles
couleurs, de chlorose ou chloranémie, sont frappées
d'une affection bien autrement grave, et que les médecins qui ne savent pas se servir habilement du plessimétrisme ne peuvent reconnaître : je veux parler de
tubercules crus ou phymies existant au sommet des
poumons. Sans doute il est utile d'étudier le cœur et
les vaisseaux du cou par l'auscultation, à l'effet de savoir s'il n'y existe pas un bruit de souffle doux et plus
ou moins saccadé, ce qui, pour la plupart des prati-

ciens, est un signe de l'état qu'ils désignent par le mot *chloranémie;* mais il l'est encore plus de percuter plessimétriquement le sommet des poumons pour constater s'il ne s'y rencontre pas *une obscurité de son et un léger défaut d'élasticité, phénomènes qui, alors qu'ils ne se dissipent pas par les respirations profondes, sont les indices trop positifs d'induration pulmonaire.* Quand de tels caractères se prononcent chez une personne hydrémonévrique, on ne trouve que trop la raison de la décoloration du sang et de l'extrême faiblesse du pouls.

C'est encore au médecin habile dans l'art de constater, par le plessimétrisme et le crayon, le volume réel de la rate, qu'il appartiendra de distinguer l'une de l'autre l'hydrémonévrie et la leucocythémie pour désigner la présence de globules blancs dans le sang. Ce dernier état pathologique est le plus souvent en rapport avec une splénopathie (maladie de la rate) accompagnée d'accroissement de volume. Dans ce cas, il arrive assez fréquemment que les stades des fièvres intermittentes : frissons, chaleur, sueurs, ainsi que la céphalalgie sus-orbitaire (pentanévralgie frontale), sont mal dessinés ; alors on méconnaîtrait le mal si l'on ne constatait pas l'augmentation survenue dans les dimensions de la rate. *Il est ici d'une grande importance pratique de distinguer un tel cas de l'hydrémonévrie,* car, dans celle-ci, le traitement par un régime réparateur est le principal moyen de curation (page 334), tandis que, s'il s'agit d'une splénomégalie (grosse rate) avec leucocythémie, c'est à la quinine solubilisée ou à l'extrait quinoïde qu'il convient d'avoir recours. (p. 277).

Des considérations du même genre, sous le rapport de la diagnose de l'état dit chlorotique, sont également applicables à toute autre lésion organique qui a pour conséquence l'hypémie ou l'hydrémie. En effet, qu'il s'agisse de modifications dans la nutrition ou dans la configuration du cœur ou de ses orifices gênant la circulation, et, par suite, mettant obstacle à l'hématose (hémogénisme); que des cancers de l'utérus ou de tout autre organe; que des fissures à l'anus ou des hémorrhoïdes fassent journellement perdre assez de sang pour donner lieu à l'hypémie (page 153); que des ulcérations de l'intestin causent une diarrhée ou entérorrhée continuelle qui entraîne une diminution dans les globules du sang; qu'une néphropathie donne lieu à la déperdition de l'albumine ou du sucre par les voies urinaires, d'où résulte une diminution dans les principes constituants du liquide sanguin, etc., etc., il arrivera toujours que l'ensemble des caractères de l'hypémie ou de l'hydrémie se prononcera; qu'on pourra confondre de tels faits avec la chlorose des auteurs; que la malade se trouvera fort mal d'une telle méprise, et qu'une grande habileté dans le diagnostic anatomique est le seul moyen d'éviter des erreurs déplorables.

238. Traitement des pâles couleurs ou hydrémonévries.

Quelle que soit ma confiance dans l'utilité des préparations ferrugineuses si largement annoncées à la

quatrième page des journaux, il est, pour moi, bien
plus positif encore qu'un régime réparateur composé
de viandes d'excellente qualité, tendres, peu cuites, et
de végétaux frais; que l'insolation et le séjour dans
une atmosphère pure et salubre; que l'exercice, le travail corporel et modéré, et la gymnastique bien entendue; que les voyages, la distraction, l'habitation dans
les montagnes et sur les bords de la mer, sont les circonstances les plus utiles pour remédier à l'hydrémonévrie ou pâles couleurs. Ajoutez, si vous le voulez, à
cette excellente médication hygiénique : du fer réduit,
des pilules martiales ou du vin chalybé, de l'élixir au
citrolactate de fer du docteur Ternes, de l'eau ferrée,
des eaux de Forges, de Passy, de Chaville (1), etc., et
même du vin de quinquina : rien de mieux; mais il
faut toujours se rappeler que ces médicaments, administrés seuls, ne réussiraient pas, et que les moyens
hygiéniques dont je viens de tracer le tableau seront,
dans presque tous les cas de chlorose simple, d'une
immense utilité.

Quand l'usage de la précédente médication, continué
pendant un temps assez long, ne produit pas les excellents effets que l'on est en droit d'en attendre, il y a

(1) Il existe à Chaville, près de l'étang et de la maison du garde
abandonnée une source abondante d'une eau ferrugineuse que j'ai
souvent prescrite avec avantage. Seulement cette localité est très-ma-
récageuse, il ne faut pas la fréquenter le soir; et pour avoir négligé
cette précaution, j'y ai contracté une splénopathie grave et une fièvre
intermittente promptement combattue avec succès par l'extrait de berberis.

tout lieu de craindre qu'il n'existe dans quelque organe, et surtout dans les poumons, des lésions organiques profondes qui entretiennent le mal. Alors, loin que la malade soit atteinte d'*hydrémonévrie* primitive, il s'agit presque toujours d'une altération du sang consécutive à des tubercules ou à toute autre affection profonde de l'organisme.

239. Irrégularité dans l'évacuation menstruelle. Retard dans cette évacuation.

Les principes qui viennent d'être exposés, relativement aux adolescentes et aux chlorotiques, sont, en très-grande partie, applicables aux troubles de menstruation qui consistent dans le retard ou dans l'insuffisance des règles. En général, on ne tient pas assez de compte, lorsqu'il s'agit de l'absence ou d'une diminution de l'utérhémisme, des proportions de sang des femmes.

Avant de s'enquérir des circonstances matérielles qui font que les hémorrhagies ovarique et utérine ne se manifestent pas à l'époque ordinaire, on a recours empiriquement à tous les médicaments dits emménagogues. De toutes ces circonstances organiques, la plus fréquente est, à coup sûr, une diminution dans les proportions du sang en circulation (hypémie). C'est ce qui a lieu : à la suite de pertes abondantes ; lorsqu'une entérorrhée persistante a exténué la malade ; quand elle a été astreinte pendant longtemps à une nourriture insuffisante, ou encore lorsqu'une lésion profonde a mis obstacle à l'hématogénisme (hématose). Tant que les proportions du sang ne seront pas assez considérables pour réparer les pertes et pour entretenir la nutrition, vous prodiguerez inutilement la rhue, la sabine, l'aloès, etc.; peut-être alors agirez-vous sur l'utérus, y déterminerez-vous des névropathies et même un travail congestif incomplet; mais l'écoulement sanguin périodique n'aura pas lieu. Il reparaîtra tout aussitôt qu'un certain degré de pléthore (panhypérémie) viendra à se déclarer. Il en arrivera ainsi, même lorsqu'existeront des altérations profondes dans des organes importants à la vie, et que le médecin sera parvenu, malgré la présence de ces lésions, à rendre à la circulation, par un bon régime, les liquides dont la diminution avait été la cause réelle du défaut d'évacuation menstruelle. Que de fois n'ai-je pas vu de jeunes filles atteintes de tubercules pulmonaires, et, n'ayant pas eu leurs règles depuis six mois, être ramenées, par l'emploi de l'iode, de l'hyperpnéisme et d'une alimentation abondante, à un meilleur état de santé, et n'ai-je pas ainsi rétabli l'évacuation de chaque mois ! Celle-ci disparaissait de nouveau tout aussitôt qu'un peu de diarrhée ou des sueurs abondantes ramenaient l'hypémie. Il résulte de ces réflexions et de ces faits que, pour un grand nombre de femmes, c'est une alimentation réparatrice et un régime semblable à celui qui a été indiqué pour le traitement de la chlorose (page 336) qui rétablissent, chez les femmes faibles et pâles, l'écoulement menstruel.

240. Avant de chercher à ramener les règles, il faut s'assurer qu'il n'existe pas de grossesse ou de lésions organiques qui empê- chent leur retour.

Pour que l'alimentation et le régime puissent réussir à ramener le flux menstruel (uterrhémisme), il faut qu'il n'existe pas quelque état anatomique de l'utérus ou des ovaires qui s'oppose à sa réapparition. De ce nombre sont : le défaut de développement de ces organes et de leurs vaisseaux; la présence du produit de la concep- tion; l'hypotrophie utérine, qui a lieu alors que la femme est parvenue à l'âge dit critique; des lésions profondes du corps et du col de la matrice, tels que des corps fibreux, des carcinômes, etc. Avant de cher- cher à rétablir l'évacuation périodique, on doit donc constater, avec le plus grand soin, l'état des organes qui doivent en être le siége; il faut surtout, lorsqu'il s'agit d'une jeune fille chez laquelle les règles éprou- vent un retard prolongé, songer à la possibilité d'une grossesse, et n'insister sur des médicaments dits em- ménagogues qu'après s'être bien assuré qu'il n'y a pas d'embryutérisme.

211. Mesure plessimétrique de la matrice examinée en arrière.

Il y a peu de temps, le plessimétrisme m'a permis de constater en arrière, dans la région du sacrum, et de dessiner sur la peau qui la recouvre, le volume exact et la forme de la matrice (1).

_____

(1) Cette investigation se fait avec une extrême facilité, n'exige qu'un peu d'habitude, et est en diagnostic d'une extrême importance.

Ainsi examiné et dessiné, cet organe présente, sur une femme saine, adulte, bien conformée, 4 centimètres et demi au plus dans ses deux diamètres. Dans l'état de grossesse et suivant l'époque de celle-ci, les dimensions de ces diamètres s'élèvent à 5, 6, 7, 8 centimètres et plus. On conçoit toute l'importance diagnostique de ces faits, dont l'exposition fera le sujet d'un prochain mémoire. Elle est telle que le médecin, qui sait les constater, reconnaît, par le plessimétrisme, l'augmentation de volume de la matrice, et partant, la grossesse dès les premiers temps de son existence. Ce moyen est d'une extrême utilité pour faire découvrir, même à l'insu des femmes, ou sans qu'il ait été utile de pratiquer le toucher, un embryutérisme (grossesse) datant de six semaines ou deux mois. Cette étude peut se faire sans que le médecin paraisse supposer l'existence de l'état organique qu'il a des raisons de croire possible. Ce procédé d'investigation présente aussi beaucoup d'avantages dans les cas d'hémorrhagies internes, de tumeurs utérines, lorsqu'il s'agit de déterminer si une douleur a pour siége la matrice, etc., etc.

242. Moyens extérieurs de ramener les règles.

Il est un certain nombre de pratiques généralement employées pour rétablir l'évacuation périodique et sur lesquelles il faut peu compter. On en peut dire ainsi des lavements et des bains de siége pris à une température

(Voir la *Gazette des Hôpitaux*, année 1863, ainsi que le Traité de plessimétrisme,.)

élevée. Bien rarement ces moyens ont de l'utilité. Il
m'a semblé, dans quelques cas, que l'emploi combiné :
1° d'une position du corps telle que le bassin soit situé
plus bas que le tronc et les membres; 2° de lavements
et d'injections avec l'eau chaude; 3° de frictions sur le
bas-ventre et sur la partie interne des cuisses; 4° de
promenades fréquentes dans une voiture un peu rude;
5° de ventouses sèches appliquées sur la région péri-
néale, ont eu quelque efficacité pour rétablir l'*uterrhémisme*.

Ces moyens peuvent surtout réussir quand on les met
en pratique tous les vingt-huit jours, c'est-à-dire aux
époques où les règles ont ordinairement lieu; mais,
quoi qu'il en soit, ces médications ne doivent jamais
être tentées qu'après s'être bien assuré qu'il ne s'agit
pas d'un retard causé par la gestation.

243. Indispositions fréquentes des femmes avant et après l'évacuation
menstruelle.

Ce serait bien mal connaître la constitution et la
santé générale de la femme, en un mot être pour elle
un bien détestable médecin, que de ne pas savoir qu'à
l'époque voisine des périodes menstruelles, et que, dans
les jours qui suivent immédiatement ces périodes, il se
manifeste une foule d'indispositions qui sont les conséquences soit des modifications organiques qui se produisent alors dans les ovaires et l'utérus, soit des troubles névriques qui résultent de ces modifications.

Parmi ces troubles, il faut noter : 1° les douleurs qui

se manifestent vers le bas-ventre et la région du siége
ou des reins, et cela d'une façon non pas continue,
mais avec une sorte d'intermittence qui rappelle les
intervalles qui, lors de l'accouchement, ont lieu entre
les souffrances si pénibles que la femme éprouve ;
2° les gastralgies, les nausées, les vomissements, les
lassitudes spontanées ; 3° les inquiétudes sans cause
réelle, la susceptibilité extrême, les inégalités de caractère, etc. — Or, tous ces accidents ne cèdent en
rien aux médicaments dits calmants ou antispasmodiques ; tout au plus l'éther sous forme de perles ou de
gouttes administrées en potion ou sur du sucre, endort
pour quelques instants les états névropathiques dont
il s'agit ; mais ce qui réussit le mieux, ce sont les
bains, les applications émollientes, quelquefois les
distractions et l'ensemble des moyens hygiéniques propres à améliorer la manière dont la menstruation s'accomplit.

**244. Règles trop abondantes. — Pertes utérines (uterrhémies) : moyens
de les modérer ou de les arrêter.**

Certains médicaments, tels que le perchlorure de
fer, le sang-dragon et l'alun (pilules d'Helvétius) modè-
rent souvent les pertes utérines. Le seigle ergoté, en
faisant contracter l'utérus, les arrête parfois d'une manière très-prompte ; mais ces médicaments, et particulièrement l'ergotine, ont de grands inconvénients. On
ne doit y avoir recours qu'après avoir bien déterminé
quelles sont les lésions qui donnent lieu à l'écoulement

du sang. Là, comme ailleurs, c'est toujours la connaissance exacte de l'état anatomique, cause d'un phénomène qui conduit à diriger le traitement exigé par
celui-ci.

Une dame de cinquante-cinq ans éprouvait continuellement, depuis trois ans, une perte journalière de sang
qui la rendait presque anémique. On avait essayé, à
l'intérieur et à l'extérieur, d'un très-grand nombre de
médicaments dits hémostatiques; le toucher avait été
pratiqué, et l'on n'avait rien reconnu d'anormal. Il y
a lieu de croire que l'on ne s'était pas servi du spéculum, car tout aussitôt que je l'eus introduit, je reconnus
l'existence d'un polype gros comme un pois, reposant
sur un tissu très-sain. Ce polype laissait abondamment
couler le liquide sanglant qui était rendu chaque jour,
et il me suffit de toucher trois fois avec l'azotate d'argent cette petite production anormale pour faire cesser
la perte et pour rendre cette dame, que, plus de cinq
ans après, j'ai revue bien portante, à la plus parfaite
santé.

Dans un grand nombre d'autres cas où existaient des
hémorrhagies utérines et d'ancienne date, il s'agissait
seulement d'ulcérations légères et granuleuses du col
de l'utérus. Il en suintait du sang avec abondance;
l'écoulement sanguin cessait lorsque je remédiais au
mal par de légères cautérisations et par l'emploi d'injections avec le sulfate de zinc étendu de 50 à 100 parties d'eau.

Ailleurs encore, les causes de ces uterrhémies sont

incurables, et l'on ne peut que les pallier; telles sont celles qui résultent de la présence dans la matrice de polypes, de productions cancéreuses ou de corps fibreux développés sur la surface interne de l'organe. Or, dans ces cas, lorsque l'on ne peut utilement employer des moyens chirurgicaux, les médicaments dits hémostatiques, administrés à l'intérieur, arrêtent tout au plus momentanément la perte de sang et peuvent quelquefois altérer la santé des malades.

Dans ces derniers cas, et dans un grand nombre d'autres, les moyens hygiéniques les plus simples sont en général les plus utiles. Ces moyens sont surtout les suivants : 1° le repos au lit, et dans une telle position, que le bassin soit placé, au moyen de coussins, sur un plan élevé de 8 à 10 centimètres au-dessus de la hauteur du tronc et des membres; 2° des ablutions et des douches froides (quelquefois même à 0 de température) sur le bas-ventre et sur la région du coccyx; 3° des lavements avec l'eau fraîche; 4° des soins de propreté minutieux; 5° l'exposition du bas-ventre à un courant d'air froid; 6° des injections avec la dissolution d'un centième ou même d'un cinquantième de sulfate de zinc dans cent parties d'eau; 7° *sur beaucoup de femmes robustes et qui ont encore beaucoup de sang en circulation*, un régime sévère et, au besoin, l'abstinence complète; 8° quand le repos au lit et la position élevée du bassin ne calment pas l'uterrhémie, quelquefois l'exercice musculaire, alternant avec le repos, agissant probablement parce qu'il fait porter le sang vers les mus-

cles, a arrêté des uterrhagies qui avaient résisté à
beaucoup d'autres moyens.

Que, si la perte de sang rendu par une femme devient inquiétante, il ne faut pas que le médecin hésite
à avoir recours au tamponnement du vagin, et, quel
que soit le procédé employé pour l'exécuter, il suffira,
s'il est assez exactement pratiqué, pour que le liquide
sanguin ne s'écoule plus au dehors.

**245. Tamponnement du vagin et compression du ventre pratiqués après
l'accouchement.**

Ces considérations générales sont tout aussi applicables aux cas de pertes après l'accouchement que
pendant la grossesse ; mais dans les premiers de ces
cas le tamponnement vaginal ne peut, dit-on, réussir
parce que la matrice se dilate au-dessus du tampon par
le liquide qui s'écoule sans cesse. Or, j'emploie un
moyen bien simple pour éviter cette dilatation : c'est
de pratiquer une forte compression du côté du bas-
ventre à l'aide de plusieurs serviettes molles pliées en
huit ou en seize et soutenues par un bandage de corps.
Ce tamponnement extérieur, combiné avec celui des
parties, arrête presque à coup sûr l'hémorrhagie, surtout si, en même temps, on place des ligatures au-dessus des mollets et des coudes, à l'effet de retenir le
sang dans les membres, et si, pour que ce sang se
porte plutôt vers le cerveau que vers l'endroit où le
liquide s'écoule, on tient abaissée la tête de la malade.

246. Écoulements muqueux et pyoïdes; flueurs blanches élytrorrhées
pyoïdiques.

Les écoulements blanchâtres, muqueux et parfois
puriformes des femmes, les flueurs blanches sont,
comme les pertes de sang, les résultats d'états pathologiques très-nombreux et très-variables. Le plus
grand nombre de ces écoulements sont les résultats
d'excoriations du col utérin. Celles-ci, lorsqu'elles sont
anciennes et un peu étendues, réclament la cautérisation avec l'azotate d'argent ou d'autres traitements sur
lesquels il n'entre pas dans le plan de ce livre d'insister. Je veux seulement établir ici quelques vues générales sur les moyens simples qui, lors des écoulements
de nature grave, n'ont point de danger, et qui, dans
les cas légers, ont une très-grande utilité. Ces moyens
sont les suivants :

1º Une extrême propreté et des lotions avec l'eau
fraîche réitérées plusieurs fois par jour;

2º Éviter toutes les circonstances propres à exciter
les organes qui sont le siége du mal;

3º Des injections abondantes avec l'eau froide; mais
il faut avoir soin de les pratiquer lentement et avec
douceur; car, si on les poussait avec énergie, il serait
possible, comme on en a vu des exemples, qu'elles tra-
versassent la cavité de l'utérus, les trompes, et que le
liquide injecté parvînt dans la cavité du ventre et y
causât une péritonite partielle.

4º *Immédiatement après ce lavage* de la membrane

interne du vagin et du col utérin, on injectera avec
les mêmes précautions trois ou quatre cuillerées de la
dissolution d'un gramme de sulfate de zinc dans
100 grammes ou même dans 50 grammes d'eau. Pour
que ce médicament agisse (et *bien administré*, il a une
très-grande efficacité), il faut que le liquide dont il
s'agit séjourne un certain temps dans la cavité où on
l'a porté et, pour que cela soit, la malade doit être placée de telle façon, qu'étant couchée, l'ouverture extérieure du vagin soit située plus haut que les parties
profondes. Il suffit souvent de quelques jours pour obtenir par ce procédé la disparition, ou, au moins, la diminution considérable de ces flueurs blanches qui font
le tourment des femmes et qui altèrent considérablement leur santé.

On ne saurait croire combien les précautions précédentes relatives au lavage employé préalablement à
l'injection médicamenteuse et au séjour de celle-ci
dans les parties sont importantes; elles le sont à tel
point que, faute de les mettre en pratique, la plupart des substances les plus actives introduites dans le
vagin réussissent fort mal à guérir l'écoulement.

5° Un régime réparateur, de l'exercice au grand air
et à la lumière, contribuent puissamment à faire cesser
es écoulements muqueux des femmes.

247. Écoulements contagieux (iosélythrites).

Les conseils précédents sont applicables même aux
cas dans lesquels les liquides puriformes qui s'écoulent

sont de nature contagieuse. Examen attentif des organes profonds, à l'effet de savoir s'il n'existe pas d'ulcérations que le médecin doit tout d'abord cautériser ;
soins de propreté réitérés ; injections mucilagineuses
et bains prolongés si le mal est très-inflammatoire ;
usage de bains locaux avec l'utérotherme ou métro-
therme (1) ; aussitôt que la rougeur et la douleur se
calment et même lorsqu'elles existent encore, injections
avec l'eau froide d'abord, puis avec la dissolution de
sulfate de zinc, etc. ; tels sont les moyens simples de
diagnose et de traitement qui, continués, réussissent
ici le mieux.

Bien entendu que, pour la patiente comme pour autrui, elle doit éviter toutes les excitations des parties
malades.

248. Cancers de la matrice (utéro-carcinies).

La plupart des médecins, pour calmer les affreuses
douleurs qui accompagnent les cancers incurables de
l'utérus, prodiguent la morelle, la belladone, l'opium,
la morphine, la codéine, etc., et je suis malheureusement, dans bien des cas, forcé d'avoir moi-même recours à ces moyens, qui ont au moins l'avantage de
calmer un instant les malades et d'agir sur leur imagination. Cependant, ce qui m'a réussi le mieux pour

(1) Cet instrument, proposé par l'un de mes élèves (M. le docteur
Colon), permet de donner un bain continu au col de la matrice ; il est
en général très-utile. On le trouve chez Charrière, rue de l'École-de-
Médecine, n° 6.

endormir les douleurs, ce sont les petits vésicatoires de
2 centimètres de large, et pansés avec 2 à 3 centigrammes d'hydrochlorate de morphine; on les applique
au pli de l'aîne ou à la partie supérieure et interne des
cuisses,

Mais ce qui calme bien mieux encore, ce sont les
moyens tout à fait hygiéniques que voici :

1° Les injections aqueuses faites abondamment et
doucement, destinées à laver la cavité du corps de
l'utérus des caillots et des liquides qu'elle contient; il
est pour moi non douteux, en effet, que les douleurs
utérines sont les conséquences des contractions qu'exercent les fibres musculaires de l'utérus sur les corps
qu'il contient et sur les productions anormales qui s'y
développent. Cette réflexion explique pourquoi, dans les
rétrécissements du col de la matrice, les souffrances
sont si vives alors que l'obstacle, produit par la sténosie cancéreuse, s'oppose à la sortie des liquides et des
caillots renfermés dans l'utérus;

2° Les bains prolongés ;

3° Les frictions sur le bas-ventre avec la main imbibée d'huile;

4° Les lavements qui, vidant le rectum, évitent les
douloureuses pressions que les matières indurées exer-
ceraient sur la matrice.

248 *bis*. Moyens rationnels de remédier aux douleurs utérines dues à
des cancers utérins.

Les douleurs utérines, lors du cancer de la matrice,

ne sont pas dues toujours et à beaucoup près à des névralgies. Bien souvent ce sont les contractions des
fibres charnues qui causent les souffrances. Ces contractions sont de même nature que celles qui ont pour but
l'expulsion du fœtus ou des caillots formés lors de
l'hémorrhagie menstruelle. Elles se renouvellent alors
que du sang, une tumeur carcinique, etc., sont contenus
dans la cavité utérine, et que le col rétréci par
suite de la dégénérescence squirrheuse, s'oppose à la
sortie des corps que la matrice renferme. On prodigue
avec très-peu d'avantages dans de tels cas ; la morelle,
la belladone, le laudanum ; mais les moyens de remédier, *au moins momentanément*, à de telles souffrances
ne sont guère des narcotiques ; ils consistent à dilater,
s'il est possible, le col utérin (que, pour se servir d'un
seul mot, on pourrait appeler stomutère) ; à employer
des injections dans la matrice, propres à faire évacuer
les liquides qu'elle contenait, à exciser, cautériser
même les productions anormales qui provoquent les
contractions utérines.

240. Soins à donner à la femme enceinte ou en couches.

Pendant la grossesse, il arrive fréquemment que les
pieds et les jambes s'enflent considérablement et que,
chez d'autres femmes, des engourdissements, des douleurs vives se font sentir dans les cuisses, les jambes et
les pieds. Ces accidents sont le plus souvent des résultats de la compression exercée par la tumeur que
forme la matrice distendue, sur les veines hypogastri-

ques ou iliaques, et sur les plexus nerveux dits sacrés.
Une position de corps, telle que cette compression soit
momentanément évitée, est le principal moyen de remédier à de tels symptômes. Dans un cas où une
femme enceinte était atteinte d'une infiltration considérable des membres inférieurs, j'eus le bonheur de voir
en vingt-quatre heures, cette hydropisie se dissiper,
alors que je venais de faire coucher cette femme alternativement sur les côtés et sur le ventre. Dans quelques autres cas analogues, si je n'ai pas complétement
réussi, au moins ai-je arrêté les progrès du mal. Chez
d'autres femmes enceintes, se plaignant de vives douleurs et de divers accidents névriques dans les membres
inférieurs et dans le bassin, il est arrivé que les positions du corps dont il vient d'être parlé ont soulagé les
souffrances de ces malades.

Quel praticien pourrait ignorer que les bains soulagent la femme enceinte; qu'une nourriture renfermant,
sous un petit volume, beaucoup de principes réparateurs, puisse compenser les pertes journalières qui ont
eu lieu dans la grossesse; qu'un exercice modéré est
alors utile, et que ce sont là les principaux moyens de
calmer la plupart des indispositions qui surviennent si
fréquemment pendant la gestation ?

Mais ce que beaucoup de médecins savent infiniment
moins, c'est que du quatrième au neuvième mois, alors
que les os de l'enfant s'emparent d'une grande partie du phosphate de chaux faisant partie de l'organisme
de la mère, il est très-utile d'en administrer chaque

jour quelques grammes à celle-ci, à l'effet qu'elle ne
soit pas privée d'un sel calcaire si utile à la nutrition
des parties solides de son corps.

250. Graisse demi-solide enduisant le col utérin et le vagin, favorisant
le passage de la tête de l'enfant. Instrument proposé par M. le
docteur E. H. Vernhes.

Qu'il me soit permis de faire ici une remarque relative à un procédé très-simple propre à faciliter le passage de la tête à travers le canal où elle est engagée.
C'est l'introduction en couche très-épaisse et en proportion considérable de la mixture graisseuse dont j'ai
déjà plusieurs fois parlé, et qui, favorisant beaucoup
mieux que le mucilage ou l'huile le glissement du fœtus,
a l'immense avantage de prévenir les déchirures du
périnée. — J'ajouterai même que celles-ci ont rarement
lieu alors que l'on ne se borne pas à soutenir cette
partie, et que l'on a le soin, au moment de la sortie de
la tête, de ramener ou de faire ramener, par une douce
pression vers l'ouverture vulvaire, la peau des cuisses,
de l'aine et même du siége.

M. le docteur Vernhes, un de mes meilleurs élèves,
a proposé un spéculum perforé d'un grand nombre de
trous destinés à laisser passer la graisse dont il est
rempli. Il suffit d'introduire dans la cavité de cet instrument un corps solide pour que le mélange adipeux
s'échappe par les ouvertures dont il s'agit, et enduise
les parties dans tous les points de leur étendue.

251. Fièvres puerpérales.

Sous le nom bizarre de fièvre puerpérale, les médecins ont réuni plusieurs affections qui, telles que des inflammations soit de l'utérus, soit des veines qui naissent de cet organe ou du péritoine, etc., se manifestent chez la femme qui vient d'accoucher. Quelle que soit la théorie que l'on se fasse de l'ensemble de ces états pathologiques, il est incontestable que la plupart d'entre eux ont pour causes principales :

1° La respiration d'un air altéré par les miasmes putrides formés lors de la réunion du nombre plus ou moins considérable d'accouchées dans un lieu trop étroit, où lorsqu'une seule femme en couches habite dans un espace peu étendu et où l'aération ne se fait pas ;

2° La présence et le séjour dans la cavité utérine de sang, de caillots qui s'y pourrissent et qui donnent lieu à une matière infecte qui empoisonne la surface qu'elle touche, pénètre dans des veines béantes et devient la source d'une septicémie trop souvent mortelle.

252. Moyen de préservation contre la fièvre dite puerpérale.

Contre d'aussi terribles affections, une foule de médicaments et de médications variés ont été proposés, et l'expérience clinique a successivement anéanti les espérances que leur emploi avait fait naître tout d'abord.

Tout au contraire, la pratique est venue donner sa sanction aux propositions suivantes, qui sont exclusivement fondées sur des préceptes consacrés par le bon sens et par les faits :

1° La femme, dans les heures et dans les jours qui

suivent la parturition, doit être placée dans un lieu
spacieux où l'air se renouvelle; c'est une détestable
chose que de l'enfermer dans une salle où d'autres accouchées se trouvent réunies, surtout alors que l'on n'a
pas le soin de renouveler fréquemment l'air de ces salles
en ouvrant les croisées soit le jour, soit la nuit. Les
rideaux ne doivent même pas être tenus fermés autour
du lit de la jeune mère. Si la pièce où elle couche est
trop petite, *il est infiniment moins dangereux de laisser
pénétrer l'air froid extérieur que d'exposer la femme à la
respiration d'une atmosphère infectée, tout aussi bien
par une seule personne habitant un cabinet étroit que
par une multitude de gens habitant des dortoirs peu
spacieux.*

2° Dans les deux heures qui suivent l'accouchement,
dès que la putréfaction du sang et des caillots contenus
dans la cavité utérine est à craindre, *on aura recours
à une injection abondante d'eau tiède, très-doucement
portée dans les organes de la femme* (page 347), *et on la
réitérera jusqu'au moment où toute odeur fétide et putride ne se manifestera plus. On renouvellera cette injection et ce lavage (la nuit comme le jour) toutes les
trois heures, et toutes les fois même qu'en soulevant les
draps, des exhalaisons méphitiques se feront sentir.* On
continuera ainsi pendant les quatre premiers jours qui
suivront l'accouchement. La fièvre de lait ne devra pas
empêcher d'y avoir recours.

3° Le corps de la femme doit être tenu dans un état
d'extrême propreté.

Je suis autorisé, par des faits concluants, à conseiller, de la manière la plus formelle, l'emploi de cette méthode que, depuis longtemps, j'ai proposée. *Pendant de nombreuses années où j'ai fait, comme médecin, le service à la Pitié et à la Charité, et bien que les prescriptions précédentes n'aient été souvent qu'incomplétement exécutées, à peine ai-je perdu quelques femmes atteintes de fièvres dites puerpérales.* Il en est arrivé ainsi alors qu'aux mêmes époques la mortalité était telle à la Maternité, qu'à plusieurs reprises il fallut, pour remédier au mal, fermer cet hôpital et *disséminer* les accouchées.

253. Causes des abcès du sein chez les nouvelles accouchées.

On pense généralement que l'action du froid sur les seins, lors de la fièvre de lait, est la cause des abcès qui, à cette époque, se déclarent dans ces parties. Il est possible, en effet, que le refroidissement soit suivi de la coagulation du lait dans les conduits *galactophores* de la glande mammaire et du mamelon lui-même; mais ce n'est pas d'une manière directe que l'abaissement de température donne lieu à la formation de ces phlegmasies pyogéniques (inflammations formant du pus). Une cause bien plus fréquente produit chez les nouvelles accouchées les abcès du sein. C'est une stase survenant dans les vaisseaux excréteurs du lait par suite d'un obstacle survenu à sa sortie; comme conséquence de cette stase, le liquide dont il s'agit s'épaissit, se coagule et détermine ainsi le mal. En effet, il se passe ici des phénomènes analogues à ceux qui ont

lieu dans la parotidite (page 243), dans la didy-
mite, etc., etc., et le caillot lacté, devenu corps étranger, enflamme le conduit excréteur, qui se distend du
côté de la glande : la phlegmasie gagne le tissu conjonctif extérieur au vaisseau, et un abcès (pyoïte) se
forme dans la glande mammaire. C'est ainsi que, lors
de la phlébite, se déclarent, à la suite de la maladie de
la veine, des collections purulentes dans le tissu cellulaire qui entoure le vaisseau. Les écorchures et les dermites du mamelon, les morsures qu'y fait le nourrisson,
toutes les circonstances enfin qui gênent ou empêchent
l'excrétion du lait, sont les causes véritables des pyoïtes
mammaires. Il est même possible qu'un grand nombre
d'engorgements du sein à marche lente et susceptibles
de dégénérescence cancéreuse reconnaissent une semblable origine.

254. Moyen de préservation contre les abcès du sein.

D'après les considérations précédentes, il est évident
que les meilleurs moyens de prévenir les abcès du sein
chez les nourrices, ainsi que les accidents nombreux et
si graves dont ces pyoïtes peuvent être suivies, est de
favoriser la sortie du lait soit par la succion, soit par
des pressions méthodiques, soit en humectant avec
l'eau tiède les orifices des conduits galactophores, et
surtout de soigner de la manière la plus attentive les
piqûres, les érosions, les contusions, les morsures et
les inflammations dont le mamelon de la femme en
couche ou de la nourrice peuvent être le siége. Certes,

ces moyens hygiéniques sont bien autrement utiles, dans des cas pareils, que tous les onguents et que tous les médicaments préconisés, dans des cas semblables, par l'empirisme et par de sots préjugés.

255. Traitement chirurgical des abcès mammaires.

Les considérations précédentes m'ont conduit à un traitement très-rationnel et des plus utiles des abcès des mamelles. La pratique généralement suivie dans de tels cas est d'attendre, avant d'en faire l'ouverture, que la collection purulente soit très-étendue et qu'elle intéresse une grande partie de la glande. La mienne est fort différente de cette manière d'agir. Je cherche tout d'abord quels sont les points très-limités, mais parfois très-nombreux, du sein où les adènes et les conduits galactaphores sont malades. La palpation et surtout le plessimétrisme (1) me permettent de les reconnaître et de les dessiner exactement; alors, *et sans courir le risque qu'une accumulation de pus de plus en plus grande propage au loin la phlegmasie suppurative*, je fais, avec la pointe d'un bistouri à lame mince et en détruisant le parallélisme entre l'ouverture cutanée et celle du petit abcès, une ponction qui permet au pus et au caillot lacté d'avoir une issue aussi complète que possible, puis je recouvre la petite plaie avec d'excellent diachylum. Un grand nombre de fois, à la Charité et à la crèche de la salle Saint-Bernard, de l'Hôtel-Dieu,

(1) Voyez le *Traité de plessimétrisme*.

j'ai été assez heureux pour obtenir de cette façon la
guérison rapide du mal et préserver la jeune femme
des suites parfois funestes de la lésion dont elle était
atteinte.

**255. Fait remarquable d'abcès du sein chez une petite fille âgée de
six jours.**

Par une étrange coïncidence, voici qu'au moment
où, dans la cour de la Charité, je venais d'écrire ces
remarques et où je sortais de mes salles, on me dit
qu'une petite fille, *née depuis cinq à six jours,* était
atteinte d'un abcès considérable au sein gauche, ce
que je constatai tout d'abord. Pendant mon examen,
M. Masse, externe très-soigneux, alors attaché à mon
service, me fit observer qu'une sérosité assez abondante coulait de l'autre sein. L'explication du mode de
formation de la pyoïte ressortait immédiatement des
considérations qui viennent d'être établies. Heureux
de trouver si à propos un fait à l'appui de ces idées
(fait d'autant plus remarquable qu'il a été observé sur
un enfant naissant, ce que je crois être assez rare), je
lus aux élèves les pages qui leur firent admettre,
comme à moi, que l'arrêt de la sérosité dans les conduits excréteurs avait été la cause matérielle de l'abcès
mammaire.

**256. Abaissement, déviations de la matrice (hyputérotopie,
dysutérotopie).**

L'emploi d'un appareil auquel on a donné le nom de
pessaire, entraîne une incommodité et une malpropreté

telles, et présente tant d'inconvénients, qu'il est souvent plus pénible à supporter que le mal qu'il est appelé à combattre. Ce moyen est généralement mis en usage contre l'abaissement, les déviations et la chute de la matrice ; loin de concourir à une guérison radicale de ces infirmités, ce corps étranger, quelle que soit sa composition (substances emplastiques, ivoire, caoutchouc vulcanisé et renfermant de l'air, etc.), quelle que puisse être sa forme (rond ou ovale, cylindrique ou en bilboquet, percé d'un trou central ou muni d'une tige allongée, etc.), ce corps étranger, dis-je, a toujours l'immense inconvénient de dilater encore le vagin déjà trop large, et dont les parois molles laissent en conséquence l'utérus s'abaisser et se porter même tout à fait en dehors.

Le pessaire, qui, momentanément, soulage la femme, mais qui la met, plus tard, dans la *nécessité de porter sans cesse cet instrument de prothèse*, exige, si toutes les lois de l'hygiène ne sont pas méconnues, qu'un chirurgien habile renouvelle tous les huit jours l'application de cet incommode moyen de palliation.

Il est inutile de rappeler que toutes les injections dites astringentes ne réussissent pas à rendre aux parois du canal vaginal leur fermeté et leur étroitesse première ; la ceinture dite hypogastrique, refoulant les viscères par en bas, augmente encore l'abaissement utérin.

Il est à croire que l'on ne trouverait guère de femmes disposées à supporter l'excision d'un lambeau longitudinal du vagin, alors même qu'il se trouverait un chirurgien qui se déciderait à proposer cette douloureuse et dangereuse opération !

257. Appareil extérieur, ou bandage utéro-périnéal, employé par moi avec succès contre l'abaissement de la matrice.

Il est un appareil des plus simples que j'ai depuis bien longtemps proposé et utilisé (1); cet appareil maintient convenablement l'utérus atteint d'abaissement ou même d'une chute complète. Il consiste dans une pelotte étroite et épaisse, appliquée sur le périnée; elle est destinée à soulever l'utérus avec la médiation du plancher périnéal. Cette pelotte est soutenue par une courroie qui, passant entre les cuisses, se fixe en avant et en arrière, au corset ou à une petite ceinture entourant le bassin. Plus on tend la courroie et plus la pelotte porte l'utérus en haut. Les avantages de ce moyen sont :

1º De maintenir suffisamment l'utérus ;

2º De rapprocher les parois vaginales ;

3º De n'empêcher en rien d'indispensables soins de propreté ;

4º De ne point exiger les soins habituels d'un chirurgien ;

5º De permettre d'ôter et d'enlever l'appareil, alors que la femme peut s'en passer, c'est-à-dire quand son corps repose dans la position horizontale;

(1) *Traité de médecine pratique,* nos 1088 et suivants.

21

6º De faire qu'elle le porte principalement quand elle doit se livrer à la marche, à la station verticale prolongée, à quelque effort ;

7º D'élever l'utérus à des hauteurs variées, suivant le bien-être qui en résulte ; car les courroies peuvent être plus ou moins serrées, et la pelotte peut présenter diverses dimensions en épaisseur ;

8º D'éviter de devenir (comme il en arrive pour les pessaires) le foyer d'émanations fétides et repoussantes ;

9º De ne pas exposer les femmes qui en font usage aux inflammations, aux écoulements, aux ulcérations, aux cancers, et certainement aux attaques d'hystérie, dont ces mêmes pessaires sont souvent la cause.

Ce qui vient d'être dit n'est pas de la théorie, mais de la pratique consacrée par les vingt années d'expérience passées depuis que j'ai proposé l'appareil utéro-périnéal.

Faut-il citer un fait, parmi une multitude d'autres, à l'appui des propositions précédentes ? L'épouse d'un secrétaire d'ambassade de l'une des républiques américaines éprouvait, depuis deux ans, des douleurs excessives dans les régions ovariques, douleurs que des chirurgiens justement estimés rapportaient à une ovarite, et qu'ils voulaient combattre par l'application de nombreuses sangsues et de vésicatoires multipliés. Cette jeune dame, étant fort peu disposée à supporter ce traitement, me consulta. Le toucher me fit tout d'abord penser que les douleurs et la gastralgie coexistante,

symptômes qui augmentaient infiniment d'intensité
alors que madame X... était debout, pouvaient être
dues à un abaissement considérable de la matrice;
bientôt j'eus la preuve matérielle que je ne me trompais
pas : en soulevant, en effet, le col utérin avec le doigt,
les accidents cessaient, et reparaissaient avec une intensité extrême tout aussitôt que j'abandonnais la matrice à son propre poids. Je fis porter l'appareil utéro-
périnéal à cette dame, et tout d'abord les symptômes
qui avaient conduit à prescrire les sangsues et les
vésicatoires disparurent; si bien que, depuis cinq ans,
la santé de madame X... est excellente. Cette dame,
comme toutes celles auxquelles j'ai fait porter un bandage du même genre, a souffert les premiers jours de
la présence de celui-ci. C'est ce qui arrive aux her-
nieux alors qu'ils commencent à se servir d'un brayer;
mais, en très-peu de jours, les femmes s'accoutument
si bien à l'usage de l'appareil utéro-périnéal, qu'elles
s'aperçoivent à peine de sa présence.

257 *bis.* Nécessité d'un examen préalable et attentif de la matrice. —
Plessimétrisme utérin.

En terminant ce qui vient d'être dit sur quelques affections utérines contre lesquelles de petits moyens
peuvent avoir de l'utilité, rappelons-nous bien qu'avant
d'en employer aucun, il faut absolument déterminer
quel est l'état organique de la matrice. C'est particulièrement lorsqu'il peut y avoir des doutes sur la possibilité de l'existence d'une grossesse initiale qu'il en est

ainsi, et à cette occasion, je recommande infiniment à mes confrères de s'exercer avec un soin extrême au plessimétrisme de l'utérus par la région sacrée, méthode qui leur permettra de reconnaître et de dessiner avec précision, dès le deuxième mois, l'augmentation de volume inséparable de la présence dans la matrice du produit de la conception (1).

(1) Voyez le *Traité de plessimétrisme.*

CHAPITRE XIV

MALADIES DES MUSCLES (RHUMATISMES).

258. Rhumatismes; douleurs dites rhumatismales; névralgies.

La plupart des médecins, même des plus instruits, loin de rechercher la cause matérielle, la raison anatomique des douleurs, paraissent croire qu'il peut s'en déclarer sans qu'il existe quelque lésion, persistante ou momentanée, qui trouble la fonction de la partie où elles ont leur siége. Ils les désignent tout d'abord sous les noms de névralgies ou de rhumatismes. Ils attaquent alors directement ce qu'ils disent être l'*élément douleur*, par les narcotiques, tels que l'opium, la morphine soluble, le datura, le chloroforme, etc.

Malheureusement, la circonstance physique et moléculaire qui cause une souffrance plus ou moins vive, échappe souvent tout aussi bien à l'examen attentif des organes qu'aux recherches les mieux dirigées sur les troubles fonctionnels et sur l'histoire de la maladie. Alors on est réduit à faire de cette thérapeutique banale et empirique qui étend son domaine depuis la belladone jusqu'aux bains de vapeur ou aux eaux de Pougues ; mais ce n'est pas là une raison pour que, dans une multitude d'autres cas, on ne puisse s'élever à la connaissance de l'altération matérielle qui cause et entretient la névralgie ou le rhumatisme supposé. C'est donc tout d'abord, alors qu'il s'agit de combattre les douleurs ainsi désignées, à une étude très-sérieuse de l'organisme qu'il faut se livrer, et si l'on n'agit pas ainsi, on court les risques de commettre, au très-grand détriment des malades, les erreurs les plus déplorables.

259. Cas de cancer de la région lombaire pris pour une névralgie.

Un avoué de Poitiers se plaignait, depuis huit ou dix ans, d'éprouver d'atroces douleurs dans les reins. Sans avoir examiné la région où le mal se faisait sentir, on me demanda un mémoire-consultation. Je répondis qu'*il fallait, avant tout, explorer soigneusement le malade.* Il vint à Paris. Je mis à découvert le lieu douloureux. Quelle ne fut pas ma surprise de voir, au premier coup d'œil, une vaste tumeur dont le caractère cancéreux était évident! *Depuis dix ans on traitait cette affection comme un rhumatisme.* La source de la douleur n'était malheureusement plus douteuse, et si les nerfs intercostaux et lombo-abdominaux souffraient, c'était évidemment par suite de la terrible lésion qui existait. Le mal était devenu si étendu, que l'opération que l'on fit bientôt après ne retarda en rien la mort du malade.

Il me serait facile de réunir un bien grand nombre de faits de ce genre, dans lesquels on cherchait depuis longtemps à guérir des névralgies ou de prétendus rhumatismes par la narcotisation, et qui cédèrent promptement à des médications fondées sur l'étude attentive de l'organisme et des causes matérielles qui entretenaient la souffrance. Tantôt il s'agissait d'une névralgie faciale qui, due à une maladie des dents, cédait brusquement à l'évulsion de celles-ci ; tantôt d'un mal de tête au front (pentanévralgie frontale), compliquant ou remplaçant des accès fébriles, et qui, causée par une affection de la rate, se dissipait le lendemain du jour où j'avais administré une potion contenant en dissolution 1 gramme de sulfate acidifié de quinine, ou deux cuillerées d'extrait de berberis.

Dans un autre cas, c'était une sciatique (névrosciaticalgie) qui avait été combattue par des moyens héroïques, mais douloureux et inutiles, et que l'on avait appliqués sur le trajet des nerfs ; le plessimétrisme démontra que le point de départ du mal était une tuméfaction de la région lombaire de la colonne vertébrale. La douleur céda bientôt à la curation de la maladie de l'os obtenue par le phosphate de chaux et le repos (1).

(1) J'avais encore sous les yeux, en 1863 et 1864, et lorsque dans la première édition de la *médecine du bon sens*, j'écrivais ces lignes, deux cas semblables qui, cette année 1863, ont fourni en partie le texte de ma première leçon de clinique pour la Faculté à l'hôpital de la

Des névralgies thoraciques sont parfois encore les résultats d'un tiraillement des nerfs intercostaux causé par une mauvaise position de la tête. Dans cette attitude, le cou et le dos sont courbés de manière à produire une distension des nerfs, des muscles et des ligaments de la région dorsale. Or, on remédie à la douleur et on en prévient le retour, en faisant que le malade se tienne dans une meilleure attitude et en aidant à l'action musculaire par un appareil de corsets et de bretelles dont j'ai déjà parlé et qui sera mentionné plus tard, etc., etc.

260. C'est la cause organique des douleurs qu'il faut combattre pour les guérir.

C'est donc à la cause matérielle des névralgies qu'il faut, autant que possible, remonter, alors qu'il s'agit de guérir ces douleurs.

Le véritable médecin thérapeutiste sera donc celui qui, anatomiste et physiologiste, en même temps que praticien habile et expérimenté, saura, par cela même, indiquer un traitement rationnel de ces affections.

Quand, par malheur, la raison organique d'une souffrance est inconnue, alors on est dans la nécessité d'attaquer directement la douleur par des médications et surtout par des narcotiques; mais avant d'employer ceux-ci, *il faut se rappeler que les bains tièdes et très-*

Charité. Depuis lors, j'ai vu un assez grand nombre d'autres faits du même genre.

prolongés, que les applications émollientes, que les em-
plâtres qui protégent la partie endolorie et la maintien-
nent dans une humidité salutaire, que le repos et surtout
l'éloignement des circonstances que l'expérience a appris
ramener ou exaspérer les douleurs, sont d'une incontes-
table efficacité, tandis que la belladone, la jusquiame,
l'opium, les pilules de Méglin, le chloroforme parviennent
bien quelquefois à endormir le mal, mais ne le guérissent
presque jamais.

Voyez comment, à la suite d'une saignée malheureuse dans laquelle un filet nerveux a été incomplètement divisé, se déclarent, sur ce filet blessé, des névralgies cruelles, que les narcotiques parviennent difficilement à calmer ! Voyez surtout à quel point ils sont
impuissants à les guérir ! C'est qu'ici il y a une lésion
matérielle évidente qui les a causées. Ainsi en est-il
dans la plupart des névralgies ; mais souvent la raison
anatomique de la souffrance qui les constitue ne peut
être reconnue, et, encore une fois, on est malheureusement alors réduit à combattre le symptôme douleur
quand il faudrait remédier à la lésion névrique qui lui
donne lieu. Ainsi en est-il des souffrances aiguës
consécutives au zona, et de la dangereuse névralgie
dite angine de poitrine.

261. Céphalalgies symptomatiques de splénopathies dissipées lorsque
l'on remédie à la lésion de la rate.

Il en était encore ainsi de beaucoup de céphalalgies
sus-orbitaires, qui ne sont que des névralgies de la cin-

quième paire (pentanévralgie) ; mais ici le plessimétrisme a fait voir que la rate était souvent le point de
départ du mal, et qu'en guérissant la splénopathie par
l'emploi, à hautes doses, de la quinine dissoute ou de
l'extrait quinoïde, on fait disparaître le mal de tête.
Déterminez la cause matérielle d'une névralgie ; si vous
pouvez la détruire, la douleur cessera d'avoir lieu ; si
vous ne connaissez pas cette cause matérielle, la souffrance, momentanément amoindrie par vos empiriques
médications, résistera d'une ¦manière indéfinie. ¦Si la
circonstance anatomique qui détermine la douleur ,
bien que connue, est incurable ou, du moins, résiste
aux moyens de traitement employés, la douleur sera
peut-être calmée pour un temps, mais elle reparaîtra
plus tard avec une opiniâtreté désespérante.

262. Névralgies variées se développant à l'époque menstruelle.

On explique, par les faits et par les réflexions précédentes, comment il se fait que les névralgies, si fréquentes chez la femme et dont les ovaires, l'utérus et
leurs dépendances (angiove) sont les points de départ,
se modifient avantageusement dans les jours qui suivent la menstruation, et par quelles raisons elles reparaissent avec une persistance extrême, alors que la
congestion ovarique et l'hémorrhagisme utérin se déclarent de nouveau.

263. Névralgies intercostales dans la pleurite.

Si vous voulez encore combattre un point de côté pleurétique, recherchez d'abord si la plèvre est enflammée ou s'il existe un épanchement qui donne lieu à la névralgie intercostale ; remédiez à ces affections qui causent la souffrance observée, alors celle-ci disparaîtra.

264. Douleurs dites rhumatismales ; lombago, myosalgies.

Pour peu que l'on éprouve des douleurs dans la région des reins (ce que l'on dit être un lombago), soit dans les membres, surtout alors qu'elles reparaissent et se dissipent en peu de temps, on appelle cela un rhumatisme ; on prescrit toutes sortes de médicaments empiriques, des vésicatoires, des *révulsifs douloureux*, des bains de vapeur russes ou autres. On recommande encore des eaux minérales, chaudes, sulfureuses, des médicaments spéciaux ou même de ces recettes qui salissent la quatrième page des journaux politiques.

Ce n'est pas là faire de la médecine : c'est traiter en aveugle des douleurs dont on méconnaît les causes ; c'est supposer un *être purement imaginaire dit rhumatisme*, et combattre cette chimère sans tenir le moindre compte des progrès scientifiques des modernes.

Il y a tout lieu de croire que, dans cinquante ans, les médecins instruits auront oublié le mot rhumatisme, et que s'ils s'avisent de le prononcer, ils ne pourront pas se regarder sans rire ou sans déplorer ce qu'il a fait à la médecine.

265. Étude profonde que j'ai faite du rhumatisme depuis 1830.

Il est peu de sujets que j'aie plus étudiés que les accidents réunis, par les médecins et par le public, sous
le nom de rhumatisme. J'ai analysé, avec le plus grand
soin, dans quelques miliers de faits, les états maladifs
ainsi désignés : j'ai recherché quels étaient les tissus
malades, la manière dont le mal s'était déclaré, les circonstances qui avaient accompagné l'invasion, la marche, la succession des symptômes; et, dans aucun cas,
je n'ai pu trouver de faits qui pussent me conduire à
constater l'existence d'un être dit rhumatisme, d'une
constitution, d'un tempérament, d'une diathèse rhumatismale, etc. Cependant, ces choses sont admises
facilement par des esprits prévenus ou par des personnes
nes qui interrogent mal, qui ne vont pas au fond des
choses, qui n'appellent pas l'anatomie, la physiologie
ou l'organographisme à leur aide, et qui, pour s'éviter
la peine de faire des recherches minutieuses, groupent
au hasard, sous le nom de rhumatisme, des phénomènes
très-différents les uns des autres et exigeant souvent
des traitements opposés.

Les *prétendus rhumatismes* appartiennent presque
toujours à quelques-unes des lésions suivantes :

266. Lésions désignées sous le nom de rhumatismes.

1° A des névralgies analogues à celles dont il vient
d'être parlé; 2° à des douleurs de muscle (myosalgies;
3° à des souffrances des os eux-mêmes ou de leur mem-

brane d'enveloppe; 4° à des lésions de ligaments ; 5° à des maladies aiguës des jointures, accompagnées d'un état particulier du sang (sang couenneux, plasthydrémie, hémite); 6° à des arthropathies chroniques de diverses sortes; 7° à des maladies variées du cerveau et surtout de la moelle vertébrale; 8° à des souffrances viscérales donnant lieu à des douleurs névriques, etc.

267. Le froid humide est loin d'être toujours la cause des lésions dites rhumatismales.

Que l'on ne pense pas que l'action du froid et de l'humidité soit, en général, la cause réelle de ces prétendues affections rhumatismales. C'est la manière dont certaines personnes interrogent qui leur a fait croire qu'il en est ainsi. Presque toujours ont existé, chez les malades atteints de ces affections, des circonstances plus actives qui ont déterminé le mal; exemples : la fatigue et les marches forcées, la station continue, pour les douleurs rhumatismales des vieux soldats; les travaux excessifs de divers ouvriers, pour les rhumatismes des membres; les ruptures de muscles, dans les cas de lombago ; les pertes séminales, les excès vénériens ou les calculs dans les reins, ou encore des maladies utérines, pour les souffrances lombaires; des affections syphiosiques pour des douleurs nocturnes; de profondes altérations dans divers organes, etc. Les ravages causés dans les muscles par les trichines ont peut-être été souvent rapportés en rhumatismes.

La science fera voir tôt ou tard que toute souffrance à laquelle on a donné ce nom tient à une lésion d'organes plus ou moins appréciable.

268. Le froid humide cause beaucoup d'affections non rhumatismales.

Le froid humide et surtout l'action du froid quand le corps est en sueur, donnent lieu à une foule de lésions dans lesquelles le sérum du sang est couenneux ; c'est-à-dire tient de la fibrine en suspension, telles sont la pneumonite, la pleurite, la péricardite, etc. et personne ne voit dans de telles affections des maladies rhumatismales ; pourquoi donc les inflammations articulaires, coexistant avec ce même état du sang, seraient-elles considérées comme le rhumatisme par excellence, comme le type de cette prétendue diathèse, alors que tant d'autres affections qui sont rapportées à celles-ci ne sont pas accompagnées de cette altération dite couenneuse du sang ?

On a fini par tellement divaguer sur le rhumatisme, qu'on l'a presque identifié avec la cause froid humide, et que, ne pouvant dire ce qu'il est ni ce que l'on désigne ainsi, on a réuni sous ce nom la plupart des souffrances humaines.

Pour combattre utilement les *douleurs dites si faussement rhumatismales,* il faut s'élever, par un examen minutieux et par une interrogation attentive, à la connaissance de leur siège, des circonstances qui y ont donné lieu, des agents qui ont pu les produire, etc. ; c'est dire que leur étude, au point de vue pratique, exige les recherches cliniques les plus approfondies et l'instruction la plus complète.

Je n'entrerai pas ici dans les détails que comporte cet immense sujet, je ne parlerai que de quelques notions générales qui pourront s'appliquer soit à la plupart des nombreuses variétés de souffrances dites rhumatismales, soit à l'indication de moyens simples et inoffensifs, applicables à la curation de la plupart d'entre elles.

269. Douleurs dans les muscles et les ligaments (myosalgies syndesmalgies), produites par l'humidité froide.

Le froid humide, agissant d'une manière continue, paraît donner lieu à des douleurs dans les muscles, les ligaments, etc. ; c'est contre cette cause que l'on prescrit, avec raison : les bains de vapeur, les eaux thermales, les applications chaudes, les frictions, l'emmaillotage des parties douloureuses avec le coton recouvert de taffetas gommé, quelquefois le massage et même l'exercice. Ces moyens n'enlèvent pas, il est vrai, la cause froid humide, qui n'agit que momentanément, mais ils peuvent modifier ses effets organiques. Ceux-ci consistent en changements assez inconnus qui surviennent dans les tissus où les douleurs ont lieu, douleurs qui se reproduisent fréquemment à l'occasion d'un refroidissement nouveau (1). Ces souffrances sont tout

(1) La même cause, agissant de nouveau, doit nécessairement donner lieu aux mêmes effets ; c'est ainsi que s'explique naturellement la reproduction du mal, et cela sans qu'il soit nécessaire d'admettre un rhumatisme dont rien ne prouve l'existence.

au plus calmées par les narcotiques et les anti-spasmo-
diques de toutes sortes.

270. Douleurs rhumatismales des anciens militaires.

Revenons sur quelques-unes des annotations précédentes.

Le plus souvent on attache à l'action de la cause
froid humide, des douleurs musculaires qui sont les
suites de la fatigue que produit l'exercice des muscles,
surtout alors qu'il est longtemps prolongé ; on ne cesse
de rapporter au refroidissement, au rhumatisme, les
douleurs des reins et des membres que ressentent les
anciens militaires, qui, dans leurs campagnes, ont fréquemment bivouaqué ; or, parmi les *soldats dits rhu-
matisants*, il en est beaucoup qui n'ont amais été soumis à l'action de cette cause et qui ne souffrent pas
moins de ces douleurs. Il est cependant certain que les
marches forcées, *surtout que la station prolongée,* que
les exercices musculaires continuels et excessifs donnent lieu à des douleurs de muscles qui, dues à une
altération dans la structure de ceux-ci, se reproduisent
facilement à l'occasion de mouvements et même du
refroidissement. Les militaires sont assujettis à ces
marches, à ces exercices, et les gardes nationaux qui
font une faction de deux heures ou qui assistent à des
revues, peuvent dire si la station prolongée rend les
muscles endoloris et malades. Les cavaliers qui ont été
longtemps en selle, peuvent avoir, à la longue, altéré
les muscles adducteurs de la cuisse, ainsi qu'il en ar-

rive pour les personnes qui montent à cheval, quand ils n'en ont pas l'habitude. Il se peut donc faire qu'un grand nombre de souffrances, dites rhumatismales, éprouvées par les anciens soldats, soient les résultats de telles causes. S'il en était ainsi, comme tout me porte à le croire, ce ne serait pas à des médicaments dirigés contre l'*agent rhumatismal qui n'existe pas,* mais contre la lésion suite de l'action musculaire exagérée (hypermyosismie) qu'il faudrait agir, et cela : par le repos, alternant avec de légers exercices ; par le massage, par les douches, par l'électricité et par les eaux thermales. Dans les cas chroniques, la gymnastique, convenablement dirigée, peut avoir beaucoup d'utilité.

271. Ruptures des muscles, douleurs musculaires par compression, par distension, ou par d'autres lésions traumatiques (traumamyosalgies) (1).

La plupart des douleurs qui, à l'occasion d'un effort, se manifestent brusquement et avec une grande intensité dans les membres et dans toutes les parties charnues du corps, sont les résultats de la rupture ou de la distension forcée des muscles.

Depuis longtemps on a observé ce fait dr us le mollet, et l'on a assigné, pour siége à l'accident dont il s'agit, le petit faisceau musculaire connu sous le nom de plantaire grêle.

(1) Voyez le n° 40 du *Courrier médical,* rédigé par mon secrétaire particulier, M. Adolphe Ramond.

J'ai constaté que, dans bien des cas, la rupture dont il s'agit a lieu dans les muscles jumeaux, comme l'ont démontré pour moi, d'une part, l'écartement notable qui survient entre leurs fibres charnues déchirées (phénomène qui s'observe surtout pendant leur contraction), et, de l'autre (dans quelques cas), une ecchymose considérable, et même de la fluctuation que l'on saisit dans l'écartement dont il vient d'être parlé (1).

Ce qui a lieu pour les muscles du mollet se passe exactement de la même façon, et, dans une multitude de cas, pour ceux de la région des reins. Là aussi j'ai parfois reconnu : un écartement notable entre les extrémités rompues des fibres charnues lombaires, une ecchymose, une fluctuation manifeste dans le sang épanché entre les masses divisées, et même un son hydrique obtenu au moyen du plessimétrisme.

Lorsque, après quelques jours ou quelques semaines, la cicatrice s'opère, la douleur cesse; mais celle-ci reparaît fréquemment à l'occasion d'un mouvement, même léger, de la masse lombaire, survenant lors du redressement ou de l'abaissement rapide du tronc, et même de contractions musculaires exécutées pendant le sommeil.

Ces phénomènes ont reçu les noms de lombago, douleur de rein, rhumatisme dans les reins ; et, loin d'être dus au prétendu principe ou vice rhumatismal, ils sont les résultats de causes physiques on ne peut pas plus matérielles.

(1) Voyez l'observation n° 1 dans le *Bulletin clinique*, 1834.

C'est à des circonstances du même genre que l'on
doit rapporter certaines douleurs, parfois très-vives,
dont le début est souvent instantané, et qui, à la suite
des quintes de toux, se font sentir chez les phthisiques
ou chez des gens atteints de coqueluche, de bronchite
aiguë, etc.

Ces souffrances se déclarent : 1° dans les muscles
des côtés de la poitrine (pleurodynie des auteurs) ;
2° du ventre ; 3° dans le triangulaire du sternum ou
dans le diaphragme (1).

Le *torticolis* est une affection du même genre, qui a
pour siége les muscles du cou et souvent le sternomas-
toïdien. Des douleurs musculaires ont lieu encore chez
des individus qui, ayant monté à cheval, ont ainsi comprimé les muscles adducteurs de la cuisse, etc., etc.

Contre les accidents dont il s'agit, les médicaments
ont fort peu d'utilité. Il serait tout aussi absurde de les
prodiguer alors, que d'employer, pour remédier à une
fracture des os, l'emplâtre *contra fracturam*. Ne comptez
donc en rien, dans les douleurs de reins récentes ou le
lombago (que vous attribuez au *rhumatisme*, et qui
sont les résultats de ruptures ou au moins de disten-
sions musculaires), sur les bains de vapeurs sulfureuses, sur l'eau-de-vie camphrée, sur les liniments
opiacés ou narcotiques de toutes sortes ; n'ayez pas
plus de confiance dans ces médications alors qu'il s'a-
gira de toutes les affections analogues ; soyez bien per-

(1) *Bulletin clinique*, n° 1, 1834.

suadés que le repos, qu'une situation des parties blessées ou distendues telles qu'elles ne soient pas tiraillées,
mais au contraire qu'elles soient aussi rapprochées que
possible, sont, dans des cas semblables, les principaux
moyens d'être utiles. Quelques applications émollientes
peuvent cependant avoir une efficacité palliative; et si
le déplacement du corps ne cause pas trop de douleur,
des bains tièdes peuvent encore calmer les souffrances :
tels sont les moyens simples et utiles qui conviennent
dans les myosalgies dont il vient d'être parlé, lesquelles
en général, ont peu de durée.

S'agit-il de douleurs existant depuis longtemps dans
un muscle, et qui ont tout à coup succédé à quelque
effort ou à quelque distension? Ce n'est pas là encore
un rhumatisme, mais bien une lésion matérielle qui
s'est déclarée dans les fibres musculaires à la suite
d'une rupture ou d'une distension, et qui, ne pouvant
guère céder aux médicaments, exige une médication
tout aussi matérielle que les causes qui produisent les
douleurs.

**272. Cas remarquables de guérison de douleurs musculaires obtenues
par la rupture d'anciennes cicatrices.**

Un ouvrier entra, en 1860 (1), à l'hôpital de la Charité, pour une douleur ayant son siége à la partie interne et moyenne de la cuisse droite. Des pressions
faites avec le doigt, puis le dessin, me permirent de

(1) *Gazette des hôpitaux*, 1860; *Courrier médical* (1863) Clinique
de la Faculté de Paris.

constater que le mal existait dans le muscle grand ad-
ducteur, et que la direction qu'elle présentait était
transversale à la longueur de cet organe ; il me sembla
même sentir une légère dépression sur les points où la
souffrance se prononçait. Il y avait près de deux ans
que la douleur persistait ; elle s'était déclarée brusquement et avec une violence extrême, puis elle avait continué sans interruption depuis ce temps ; bien que, devenue moins intense, elle avait empêché le malade de
vaquer à ses travaux et même de marcher. Je pensai
que la souffrance était due à quelque lésion matérielle
du tissu cicatriciel, à quelque dégénérescence des fibres
musculaires, ou à une altération profonde de quelques
fibrilles nerveuses. J'admis que, lors des mouvements,
ces parties devaient être tiraillées et qu'elles produi-
saient ainsi la douleur. Dans ces idées, je fis porter la
cuisse en dehors, de manière à tendre fortement le
muscle malade, et, dans cette position, je donnai de
suite sept ou huit coups assez secs, avec le bord cubital
de ma main droite, sur le point malade.

Il en résulta une très-vive douleur, mais, un moment
après, cet homme put se lever et en boitant à peine ; il
suffit de réitérer trois fois la même manœuvre pour que
la guérison fût complète et pour que ce malheureux fût
capable de reprendre ses travaux.

Depuis le temps où j'ai recueilli cette observation,
j'ai eu plusieurs fois l'occasion d'obtenir des résultats
avantageux de la même pratique. Loin que les douleurs
ainsi combattues fussent les suites de rhumatismes,

elles étaient dues à d'anciennes lésions traumatiques, lesquelles n'avaient en rien cédé aux innombrables médications internes qui avaient été longtemps et inutilement employées.

Les exercices gymnastiques, les douches, les bains, le massage, les frictions profondes pratiquées sur les muscles endoloris, les applications de courants électriques, peuvent encore, dans les cas de myosalgie, avoir un avantage marqué.

Pour se faire une idée de l'importance qu'il y a d'étudier attentivement les causes des myosalgies, avant de déclarer qu'elles sont rhumatismales, il est bon de citer un cas dans lequel je remédiai à une douleur de l'avant-bras en faisant cesser la circonstance matérielle qui produisait la souffrance.

273. Observation relative à une douleur de l'avant-bras déterminée par l'action de jouer du violon.

Depuis quinze ans, alors qu'il avait maintes fois reçu des contusions sur le nerf cubital au coude, un médecin était sujet à un très-léger tremblement des muscles de l'avant-bras (myopallie), qui n'avait guère lieu que dans certains mouvements d'abduction qu'exige l'action de se faire la barbe. Le nerf cubital, surtout à la hauteur du coude, devenait parfois douloureux.

Il y a trois mois, une souffrance très-incommode, que bien des gens n'auraient pas hésité à considérer comme rhumatismale, se déclara dans l'avant-bras, et elle s'y manifesta surtout à l'occasion des mouvements ou de

la pression de cette partie du membre. Pendant longtemps la cause de cet accident resta entièrement inconnue; mais il arriva qu'une nuit, lorsque, le soir précédent, ce médecin avait longtemps joué du violon, la
douleur de l'avant-bras devint infiniment plus vive, et
il se rappela alors que très-ordinairement il se livrait,
le soir, à cet exercice; alors il le suspendit pendant
plusieurs jours, et la souffrance disparut; il le reprit :
la douleur revint, et à quatre ou cinq reprises, la même
relation entre cette cause et cet effet fut constatée; il ne
s'agissait donc pas ici d'un rhumatisme imaginaire,
mais bien de l'influence très-positive de certains mouvements névro-musculaires sur une névo-myosalgie.

274. Faiblesse dans l'action musculaire (hypomyosismie). Diminution
dans le volume des muscles (hypomyotrophie).

Depuis quelques années, on a beaucoup étudié les
maladies des muscles, qui, pendant fort longtemps,
avaient été négligées, et l'on s'est principalement occupé de leur affaiblissement d'action (hypomiosismie)
et de leur diminution de volume ou atrophie musculaire des auteurs (hypomyotrophie). Les études pathologiques sur ce sujet sont d'une haute importance. Je
me bornerai à faire ici quelques réflexions relatives à
la thérapeutique de ces états pathologiques.

275. Amaigrissement, débilité des muscles résultant de leur défaut
d'action.

Quand un homme robuste à muscles puissants et volumineux a le malheur de se fracturer la cuisse, il arrive

que le membre est, pendant plusieurs mois, condamné à un repos absolu. Ce membre, lorsqu'il sort de l'appareil où il a été si longtemps maintenu, a considérablement diminué de volume, et parfois les muscles y sont réduits à une dimension fort petite. Ce n'est pas seulement la cuisse et la jambe comprimées et soustraites au contact de l'air et de la lumière qui ont éprouvé cette hypotrophie, car le membre du côté opposé a aussi considérablement perdu de son volume. Bien que le blessé ait été nourri convenablement, partout les chairs sont molles et faibles, partout elles ont perdu de leur dimension et de leur poids. Il en arrive encore ainsi dans les affections aiguës ou chroniques alors qu'elles ont forcé le malade à garder le repos au lit et à rester immobile.

Ce n'est pas d'une façon directe que, dans les altérations des nerfs, les muscles auxquels ces nerfs transmettent l'influence psychismique (vitale) ou névraxiques maigrissent; c'est parce que les fibres musculaires cessent d'agir qu'elles s'hypotrophient et finissent par être réduites aux plus minimes proportions.

276. Augmentation dans le volume et dans l'action des muscles à la suite de l'exercice.

Tout au contraire, les fibres charnues qui se livrent à des mouvements habituels plus ou moins énergiques et non portés jusqu'à la fatigue, se nourrissent davantage et acquièrent plus de volume qu'elles n'en avaient auparavant. Ce fait est entré dans le domaine vulgaire.

Les athlètes devenaient démesurément musculeux à la suite de leurs exercices soutenus; nous sommes étonnés de voir les énormes cuirasses de nos anciens chevaliers, les pesantes épées des paladins de Charlemagne, et nous nous demandons comment il se trouvait des hommes capables de les porter ou de s'en servir. Mais nous oublions que leur existence se passait à exercer continuellement leur corps et leurs membres. Les danseurs ont des mollets volumineux ; le boulanger qui pétrit est remarquable par le développement de ses bras, et tel qui se livre à l'escrime voit aussi grossir ses membres supérieurs.

Les viscères n'échappent pas à cette grande loi de l'influence des mouvements sur le volume de la fibre charnue.

Dans les rétrécissements des orifices du cœur, de l'estomac, du rectum, de l'utérus. etc., les tissus musculaires de ces organes, agissant d'une manière exagérée, à l'effet de déterminer la progression du sang, du chyme ; des scories, etc., acquièrent un développement exagéré et une énergie d'action nécessaire pour surmonter la résistance des obstacles qui s'opposent à la progression de ces diverses substances.

Ces faits s'expliquent facilement par cette réflexion : que la circulation, devenant plus active lors de la contraction du muscle, doit y faire parvenir plus de sang et donner, en conséquence, plus de matériaux à la nutrition.

277. Moyens de remédier à l'hypotrophie et à la diminution des muscles.

Les remarques précédentes sont éminemment applicables aux indications curatives propres à remédier à la diminution du volume des muscles due à une insuffisance de nutrition (hypomyotrophie), et à la faiblesse de ces organes (hyposthénismie myosique). Dans de tels cas, on augmente l'énergie de l'action musculaire en la provoquant surtout par l'exercice volontaire. A son défaut, l'électricité peut le remplacer jusqu'à un certain point, et elle a quelquefois été utile dans la curation de l'hypotrophie musculaire. Les frictions, le massage (1), ont encore ici une efficacité incontestable. Il en est ainsi des douches froides employées en même temps que l'on donne au malade une nourriture réparatrice. Ce sont là les principaux moyens qui, dans des cas pareils, peuvent être utilement employés. Ils sont mille fois plus utiles que la strychnine, la brucine, dont l'emploi est si dangereux, et que les nombreux remèdes que l'on a proposés.

278. Utilité extrême de l'exercice musculaire dans la paralysie générale. Observation de guérison.

Des considérations du même genre sont aussi applicables à la faiblesse et à l'hypotrophie myosique, qui sont dues à une affection cérébrale ou myélique, c'est-à-dire à l'ensemble de phénomènes désignés sous le nom

(1) Voyez l'article *massage* du *Dictionnaire des sciences médicales*, par M. Piorry (1819).

de paralysie générale, de paralysie atrophique, etc.

J'ai été assez heureux pour obtenir d'excellents résultats de l'influence d'un régime réparateur, des exercices réguliers, de plus en plus énergiques et d'une sorte d'*éducation donnée aux muscles des extrémités inférieures,* éducation qui consistait à faire faire des pas de plus en plus étendus. En même temps, j'avais recours aux autres moyens dont il a été fait mention (page 386) Des personnes âgées, atteintes de faiblesse générale dans des membres pelviens, ont, dans ces cas, repris de la force et pu se livrer de nouveau à une marche régulière et continue.

Il en a été ainsi de notre illustre maestro R...; et depuis plus de six ans la progression s'est tellement rétablie chez lui qu'ayant suivi, m'a-t-il dit, les conseils que je lui ai donnés dans une consultation étendue, il se livre encore actuellement à de longues et continuelles promenades.

D'autres malades, affaiblis à ce point qu'ils faisaient quatre-vingts petits pas pour traverser un salon circulaire de six mètres, parvinrent, après un mois d'exercice et d'un régime réparateur, à parcourir en dix pas la même distance. La santé générale, le volume et la force des autres muscles, l'intelligence, s'étaient en même temps améliorés.

279. Observation très-remarquable du même genre.

Un ouvrier peintre, atteint d'une entérie et d'une encéphalie causées par le plomb, après plusieurs mois

de souffrance entra, en 1862, dans mon service; il était
exsangue, et les muscles des membres, ceux mêmes du
tronc, avaient considérablement diminué de volume.
Ce malade, réduit à un état de maigreur presque sque-
lettique, pouvait à peine se mouvoir; cependant il
n'était pas paralysé, car il parvenait encore à exécuter
de très-faibles mouvements. *On disait qu'il était atteint
d'une cachexie saturnine;* pour moi, je ne voyais dans
l'état de ce pauvre homme qu'une émaciation extrême
des muscles et un défaut de sang entretenus par le
manque d'exercice et par l'abstinence. Ce malheureux,
depuis longtemps, se tenait immobile dans le lit, et ne
voulait point manger. Il me fallut le menacer de le
nourrir par force (en injectant par une sonde œsopha-
gienne de la nourriture dans l'estomac) pour surmonter
la répulsion absolue que lui inspirait une alimentation
quelle qu'elle fût. La pâleur était excessive; la peau
présentait un peu cette coloration mate et jaunâtre en
rapport *non pas avec une cachexie fantastique,* mais
bien avec l'absence du sang dans les capillaires cuta-
nés, absence d'où résultait une teinte blême et cadavé-
reuse de la peau. Il fallut me céder; le malade se dé-
cida à prendre des aliments, qui, d'abord donnés dans
de faibles proportions, furent ensuite largement administrés.

**280. Appareil très-simple pour faire exécuter aux malades alités des
mouvements énergiques.**

Je voulus faire exécuter au malade une gymnastique
quelconque dans le lit; mais comment parvenir à faire

faire des mouvements à un malheureux incapable de se livrer d'une manière suivie au moindre exercice ? J'établis un lien circulaire au bas de chaque jambe ; le milieu d'une bande fut passée au-dessus de la barre de fer qui, dans les hopitaux, et vers le pied du lit, supporte les rideaux. — Les deux extrémités de cette bande furent ensuite attachées aux liens circulaires qui, au-dessus des malléoles, entouraient les jambes, et, de cette façon, toute traction exercée par l'un de ces membres soulevait celui du côté opposé. Alors je recommandai au malade d'exécuter le plus souvent possible des mouvements alternatifs d'élévation et d'abaissement de ces parties, ce qu'il exécuta ponctuellement. En très-peu de temps, cet homme prit tant de goût à cette manœuvre qu'il s'y livra d'une manière assidue. Quelques semaines s'étaient à peine écoulées que le malade devint moins pâle, que le pouls se releva, que les membres inférieurs reprirent du volume et de la force, mais les supérieurs restaient très-minces et privés de mouvement. Un appareil semblable à celui qui avait été appliqué aux jambes fut employé pour les bras et eut pour support le barreau de fer du milieu du lit. Ce barreau servit d'appui et de poulie pour exécuter des mouvements du même genre qui furent promptement suivis d'une guérison presque complète, à laquelle contribua, dans les derniers temps, un courant d'électricité que M. Courant dirigea avec ce zèle et ce dévouement dont il a donné tant de preuves dans mon service.

281. Autres cas analogues aux précédents.

Je pourrais citer un bien grand nombre de faits de
ce genre, et par exemple celui d'un homme qui ne
pouvait marcher, et qu'un jury de concours avait considéré comme atteint d'une inflammation de la moelle.
Cependant, ce malheureux n'avait autre chose qu'une
hypotrophie musculaire, suite du repos continué pendant six mois, repos auquel il avait été soumis pour
une fracture de la jambe; il me fut impossible de trouver chez lui une lésion de la colonne vertébrale ou des
signes de souffrances myéliques. Des exercices, d'abord
pris dans le lit, puis une marche modérée, des
frictions, le massage et un régime réparateur rendirent en deux mois cet homme à la santé et à ses travaux.

Les exemples précédents, choisis parmi un si grand
nombre d'autres, suffisent pour faire voir que les
moyens hygiéniques les plus simples réussissent, dans
l'hypotrophie musculaire, beaucoup mieux que les médicaments.

Peut-être aurai-je plus tard à citer plusieurs cas
dans lesquels l'exercice des membres dans le lit a été
très-utile.

282. Ataxie locomotrice.

Il règne en ce moment, parmi les médecins, une
sorte d'*épidémie scientifique*, qui conduit un grand
nombre d'entre eux à considérer quelques symptômes

réunis, ou même un phénomène isolé et variable,
comme une maladie. C'est elle qui a enfanté le goître
exophthalmique et l'ataxie locomotrice. Qu'à la suite de
quelques lésions chroniques de diverse nature, ayant
pour siége le cerveau ou la moelle rachidienne; que
consécutivement à une altération quelconque dans la
structure des muscles ou des nerfs qui s'y distribuent,
les mouvements ne soient plus entièrement soumis à
l'influence normale de la volonté aidée par la vue, et
que des faisceaux musculaires autres que ceux qui devraient volontairement agir, entrent en action (ce qui
est nécessairement la cause de mouvements désordonnés), voici que, pour cette sorte de paralysie ou plutôt
d'anomonervismie, on imagine et l'on admet l'existence
d'une maladie spéciale !

Chose déplorable, on ne se borne pas à donner,
contre cette entité fantastique, l'opium, le datura, la
belladone, la strychnine, etc.; mais on ne craint pas
d'administrer intérieurement, même à de jeunes personnes, le nitrate d'argent. Le moindre inconvénient
de ce médicament, ainsi administré, est de donner à la
peau une coloration bronzée qui rappelle assez bien la
teinte des tristes habitants de certaines îles de la Poly-
nésie ! Arrive-t-il qu'après plusieurs mois de traitement,
et sous l'influence de l'action organique, ou de quelque circonstance accidentelle, les mouvements se rétablissent plus ou moins, comme cela se voit à la suite
des paralysies symptomatiques, ou des hémorrhagies cérébrales, alors qu'un travail réparateur se fait autour du

caillot, on ne manque pas d'attribuer au médicament-
poison l'effet observé. On recommande alors cette *drogue*; celui qui l'a administrée le premier a des imita-
teurs qui la prescrivent d'après la parole du maître et
qui mettent tout autant de légèreté que lui dans l'examen du malade!

Ce n'est pas ainsi qu'il faut faire de la médecine; ce
n'est pas là de la pratique raisonnable : c'est se livrer
à un empirisme irréfléchi et dangereux, condamné
par le bons sens et que la conscience n'approuve
point !

Le devoir du médecin digne de ce nom est, dans des
cas analogues comme dans tous les autres, d'interroger
avec soin l'organisme, de rechercher dans le névraxe,
dans la moelle, dans les nerfs, dans les muscles, dans
les circonstances commémoratives, quels peuvent être
le siége primitif, la nature du mal, et d'agir en conséquence. Sans doute, il arrivera trop souvent de ne pas
pouvoir s'élever à la connaissance précise des causes
et des effets des accidents observés; mais alors il faut
se rappeler que, dans les cas douteux, la règle pratique,
dictée par l'honneur et par le bons sens, est de n'avoir
recours qu'à des moyens hygiéniques, ou, du moins,
de n'employer que des médications qui ne peuvent pas
nuire. C'est donc alors l'exercice provoqué avec prudence, dirigé autant que possible par une ferme volonté
du malade, une véritable éducation des muscles, aidée
de l'influence du rhythme (mouvements mesurés par le
son du tambour, de la voix ou de quelque instrument);

ce sont les frictions, le massage, les douches, etc., qui
seuls peuvent réussir à régulariser une locomotion dite
ataxique.

283. Règles pratiques relatives à l'exercice musculaire.

Dans les considérations qui précèdent, j'ai souvent
parlé pour des cas particuliers de l'exercice et de son
utilité; mais il est une importante remarque à faire, au
point de vue clinique, sur la manière dont il doit être
généralement pratiqué. Cette remarque, la voici :

Dire à un malade, dont les muscles sont exténués ou
affaiblis : Prenez de l'exercice, est, sans doute, donner,
si ce malade peut l'exécuter, un excellent conseil; mais
ce conseil est presque toujours mal interprété. Loin
d'en tirer parti, le patient s'en trouve parfois fort mal.
*Les mouvements continués malgré la fatigue sont plutôt
préjudiciables qu'utiles.* Rappelons-nous que les bes-
tiaux surmenés sont bientôt atteints de fièvres graves,
et que les chevaux qui habituellement travaillent outre
mesure, bien qu'ils mangent énormément d'avoine,
finissent par n'avoir plus que des muscles hypotrophiés
et débiles. L'exercice musculaire, pour être utile, doit
alterner avec le repos, et c'est le sentiment de lassitude
qui exige ce repos, auquel le mouvement doit succéder
alors que la fatigue a cessé. C'est en se conformant à
cette pratique que, dans bien des cas où il s'agissait
de faiblesse des membres à la suite de lésions myéliques anciennes, de cicatrices qui avaient succédé à des
hémorrhagies du cerveau, d'hypotrophies musculaires,

suites d'un repos trop continu , etc., j'ai vu de nombreux malades présenter un prompt et heureux changement dans le volume de leurs chairs et de leurs membres.

Il est enfin un moyen utile à employer pour augmenter l'action des muscles, pour faire que leur nutrition devienne meilleure et qu'ils acquièrent de l'énergie : c'est de mettre un léger obstacle à leur action, de sorte qu'ils aient à se contracter activement pour le surmonter. Cette petite manœuvre m'a surtout réussi dans le cas de paralysie des muscles des doigts, causée par les oxydes ou les sels de plomb.

Un médecin distingué pensait qu'un enfant de douze ans était atteint d'une *atrophie progressive* du muscle opposant du pouce. Ce muscle avait été condamné à une longue inaction par une inflammation de la jointure voisine. Or, ce même muscle prit tout d'abord du volume et de la force, alors que, d'après mon conseil, on empêcha, à maintes reprises, le pouce d'exécuter le mouvement d'opposition et en n'y cédant qu'après un effort continué.

CHAPITRE XV

MALADIES DES OS ET DE LEUR MEMBRANE D'ENVELOPPE
(OSTÉOPATHIES OU OSTÉIES; PÉRIOSTÉIES).

Loin de vouloir parler ici avec quelque détail des
maladies des os et du périoste, mon intention est de
faire seulement quelques annotations pratiques sur
diverses lésions de ces parties, annotations qui, dans
les opinions reçues, sortent du domaine de la médecine
proprement dite.

284. Généralités sur les os, sur leur composition, leur consistance et
sur le plessimétrisme de ces organes.

Les os sont formés de deux éléments principaux :
1° leur partie vivante, organisée, leur trame vasculaire, fibro-cellulaire et nerveuse; 2° les substances
crétacées, calcaires, presque complétement constituées
par du phosphate de chaux, qui se déposent dans ce
parenchyme primitif, lequel s'accroît lui-même par le
périoste, ainsi que l'a vu Duhamel du Monceau, et
comme l'a si bien démontré M. Flourens dans de ma-
gnifiques expériences.

Or, les proportions relatives de l'élément vivant et de l'élément calcaire varient considérablement l'un par rapport à l'autre, soit dans les divers os, soit dans des régions différentes de chacun d'eux, et elles diffèrent non moins suivant des circonstances organiques nombreuses en rapport avec les dispositions de l'organisme en général et des os en particulier.

Depuis les travaux de Ribes, on sait que le phosphate de chaux, chez les gens qui avancent en âge, est, en proportion relative, beaucoup moins considérable que chez l'adulte, fait contraire à tout ce que l'on croyait auparavant.

Dans les circonstances pathologiques, telles que les fractures, les intumescences de l'os ou exostoses, dans les maladies du périoste dites périostoses, les proportions du phosphate de chaux par rapport à la trame organique diminuent sensiblement, et il peut arriver que tantôt ce soit un chiffre moins élevé dans la masse de la substance calcaire qui soit la cause du mal, et que tantôt ce soit la lésion de la trame organique qui donne lieu à cet état organopathique. On ne saurait croire combien est grande l'importance pratique de ces réflexions s'appliquant aux fractures (ainsi que l'a prouvé **M.** le professeur Gosselin), au ramollissement des os (ostéomalaxie), à leur induration (ostéosclérosie ou éburnation), aux déviations osseuses liées au ramollissement (dysorthostéies), etc.

Les innombrables modifications survenues normalement ou anormalement dans les proportions du phos-

*phate calcaire contenu dans les os, doivent inévitable-
ment se traduire au doigt et à l'oreille par le plessimétrisme de ces parties,* et tous les faits, toutes les expérimentations démontrent l'exactitude de cette proposition.

**285. Plessimétrisme des divers os; différences très-marquées entre les
résultats qu'il donne.**

Percutez sur la plaque d'ivoire : le cou-de-pied, le
poignet, les condyles du fémur et du tibia, la rotule, etc.,
vous verrez tout d'abord que ces os donnent une résistance et une élasticité médiocre au doigt, et produisent
à l'oreille un son assez obscur (1). Que, si vous explorez
ensuite par le plessimétrisme la partie moyenne du
fémur, du tibia, du radius, etc., vous constatez que ces
organes présentent une grande dureté, une sécheresse,
une sonorité extrêmes, en quelque sorte élastiques; tandis que, si l'on vient à percuter le crâne, il y a, soit par
le toucher, soit par l'ouïe, une résistance très-marquée,
accompagnée profondément d'un défaut absolu d'élasticité. Ces caractères du plessimétrisme du crâne sont
en rapport avec la présence du cerveau, organe mou
et situé derrière une plaque osseuse. Les os de la face,
du bassin, les vertèbres, etc., donnent aussi des bruits
et des impressions acoustiques et tactiles variés.

On peut même affirmer que chaque os produit, par
le plessimétrisme, des sensations qui lui sont propres

(1) Voyez le *Traité de plessimétrisme*

et qui sont composées, d'une part, des résultats en rapport avec la structure, l'épaisseur, etc., de l'os; et, de l'autre, des sons et des impressions tactiles dus au retentissement des parties qui entourent l'organe solide.

Toutes les fois qu'un os augmente de volume, les proportions de sels calcaires qui entrent dans sa composition sont modifiées tantôt en plus (ce qui est rare), comme il en arrive lors de l'éburnation et des exostoses éburnées (ostéosclérosie, sclérostéocélie), tantôt en moins, ce qui est fréquemment observé : 1° dans les intumescences des jointures (arthromégalies), réputées ou non rhumatismales, scrofuleuses, etc.; 2° dans les exostoses et les périostoses syphiosiques (célies syphiostéiques et périostéiques); 3° dans le ramollissement osseux dit rachitisme (ostéomalaxie). Le plus ordinairement, dans cette dernière lésion, il n'y a pas de tuméfaction. Non-seulement, dans les cas précédents, le phosphate de chaux varie de proportions, mais celle des éléments organiques de la trame vivante est loin de rester la même, et elle est modifiée dans ses principes constituants, dans sa vascularisation, etc. Il y a donc, dans les ostéopathies, deux circonstances principales dont il faut tenir compte : l'élément organique et l'élément calcaire.

286. Augmentation dans les parties molles ou liquides des os.

Lorsqu'un os perd de sa consistance, il contient moins de phosphate de chaux, et souvent sa trame organique a également diminué, bien qu'en même temps la proportion de liquides séreux ou de graisse puisse avoir augmenté. De ces combinaisons variées entre les diverses quantités relatives des éléments constituants des os, peuvent résulter des augmentations de volume avec diminution de consistance, des ramollissements, des indurations, des tumeurs, etc.

Les considérations générales précédentes sur le plessimétrisme des os et sur les variantes qu'ils peuvent présenter dans leur composition, étaient indispensables pour motiver les annotations thérapiques qui vont suivre.

287. Rachitisme; ramollissement des os (ostéamalaxie) (1).

Le ramollissement des os, d'où résulte leur déformation, a reçu le nom de rachitisme, expression qui porterait à croire que la colonne vertébrale peut seule être atteinte de cette lésion, et cependant on l'observe fréquemment dans le bassin, les tibias, les fémurs, etc. On a été plus loin : on a considéré les cas dont il s'agit comme des phénomènes symptomatiques, comme la *manifestation d'une maladie interne dite rachitisme, et dont tout l'organisme serait le siége.* Dans ces idées, on a cherché à combattre cette affection dite générale : soit par des médicaments dits spéciaux, toniques, antiscrofuleux, etc., qui, largement prônés dans les livres,

_____

(1) Voyez l'article *ostéomalaxie* du *Dictionnaire des sciences médicales,* par M. Piorry. Cet article a-t-il été pour quelque chose dans l'idée ultérieure du pathonomisme ?...

réussissent peu dans la pratique; soit par des moyens hygiéniques, qui sont ici bien autrement utiles.

C'est par suite d'une diminution dans leur consistance que les os se courbent et s'infléchissent. Ces accidents ont lieu, en général, sur des individus de divers âges, mais d'une faible constitution, mal nourris et dont l'organisme est plutôt au-dessous (hyporganisme) qu'au-dessus de l'état normal. Dans de tels cas, non-seulement la partie vivante de l'os éprouve une déperdition, mais encore les proportions du sel qui donne de la solidité aux os, c'est-à-dire du phosphate de chaux, diminuent considérablement. Les recherches auxquelles je me suis livré ne laissent pas de doute à ce sujet, et le plessimétrisme vient surtout à l'appui du fait dont il s'agit. Si l'on vient à percuter la partie moyenne d'un os long, tel que le tibia, partie dont la solidité est grande, on trouve qu'elle donne à la fois un son clair et une dureté élastique. Si, comme il a été dit, on explore par le même procédé les extrémités spongieuses de ce même tibia ou le pied, on constate tout d'abord que les sensations acoustiques et tactiles sont beaucoup moins sèches et accompagnées d'un retentissement moindre. Que si, d'un autre côté, l'on vient à explorer, avec le plessimètre, le crâne, le sacrum, les os iliaques ou la face, on voit que ces organes résonnent et impressionnent le doigt chacun d'une manière spéciale.

Or, les os des rachitiques sont sensiblement moins durs et moins sonores que ceux d'un individu du même

âge, de même sexe, et qui se trouve dans des circonstances normales. Moins les proportions de phosphate
de chaux qu'ils contiennent sont grandes, moins la
trame organique est consistante, et moins sont marquées la dureté et la sécheresse de ces parties observables par la percussion médiatisée. Il arrive même
que, dans des cas extrêmes, les os ramollis sont à
peine élastiques et ne donnent qu'une résonnance très-
obscure.

*Il résulte de tout ceci que le pléssimétrisme fournit en
quelque sorte la mesure approximative de la proportion
de sels calcaires contenus dans les os,* et que si, par la
suite et sous l'influence du traitement ou de toute
autre circonstance, les proportions du phosphate de
chaux augmentent ou diminuent encore, on pourra
constater, par les résultats tactiles ou acoustiques que
donne la percussion médiate, les changements survenus dans l'os ramolli. De là, comme il est si facile de
le concevoir, d'importantes applications à la thérapeutique.

288. Utilité du phosphate de chaux porphyrisé dans le rachitisme
(ostéomalaxie).

C'est en procédant ainsi, c'est en ne m'en rapportant
pas à des opinions préconçues, c'est en demandant
sans cesse à l'expérimentation d'éclairer les questions
en litige, que je suis parvenu à constater, de la manière
la plus certaine, qu'*en administrant aux rachitiques
des doses abondantes de phosphate de chaux, on ne tarde*

pas à observer que les os ramollis deviennent plus durs et contiennent, par conséquent, des sels calcaires dans des proportions de plus en plus grandes (1). Bien entendu qu'en même temps les malades atteints de rachitisme (ostéomalaxie) sont soumis à un régime réparateur composé de viandes grillées, rôties, et de toutes les substances que l'hygiène apprend être les plus propres à convenablement nourrir. La dose de phosphate de chaux, que l'on administre d'ailleurs en poudre impalpable, et que l'on mélange avec une substance pâteuse, telle que du riz au lait, une crême, des marmelades (2) etc., a été, dans les cas que j'ai observés, de cinq à dix grammes par jour; et comme ce sel n'est en rien dangereux (si ce n'est chez les gens âgés et qui portent des concrétions dans le cœur ou dans les artères), on peut, sans inconvénient, augmenter les quantités de ce médicament pour les enfants en bas âge.

289. Utilité du phosphate de chaux dans la grossesse, chez certains pneumo-phymiques et dans les fractures.

Ce n'est pas seulement alors qu'il existe un ramollissement des os bien constaté et suivi de déformations, qu'il convient de faire prendre au malade et même aux gens bien portants du phospate de chaux, mais c'est toutes les fois que les circonstances d'organisation où

(1) Voyez le mémoire de M. Souligoux sur ce sujet.
(2) M. Leroy, pharmacien, rue d'Antin, a composé une dissolution de phosphate de chaux, qui est d'une administration avantageuse et commode.

se trouvent les individus exigent l'emploi de ce sel en proportion plus grande qu'à l'ordinaire, comme cela a lieu : 1º pour les femmes enceintes depuis le troisième mois jusqu'à l'époque de la parturition, époque durant laquelle la mère et l'enfant en consomment alors beaucoup pour la nutrition des os du fœtus ; 2º pour certains pneumo-phymiques chez lesquels on peut espérer la *guérison des tubercules par induration crétacée ;* 3º chez les gens atteints de fractures, comme il résulte des expérimentations intéressantes de M. le professeur Gosselin, etc., etc.

290. Utilité extrême du phosphate de chaux dans les affections dite mal de Pott.

Ainsi que je l'ai démontré dans le mémoire et dans les quatorze observations que j'ai lus à l'Académie des sciences, la maladie de la colonne vertébrale, dite mal de Pott, est, dans une multitude de cas, très-heureusement traitée par le phosphate de chaux, le repos et un régime réparateur. *J'ai largement réussi dans de tels cas, sans faire appliquer de cautères, de moxas ou de vésicatoires à demeure.* Depuis lors, de nombreux succès sont venus confirmer mes premières expériences, et j'affirme que la très-grande majorité des malades atteints de *mal vertébral* que j'ai traités par le phosphate de chaux et un régime réparateur ont été rendus à la santé (1).

(1) Voyez le *Traité de plessimétrisme.*

291. Abcès par congestion (pyoïes étiostéiques) guéris par le phosphate de chaux et les injections de teinture d'iode iodurée au tiers.

Parmi les cas que je pourrais citer, il en est plus de dix dans lesquels le mal de Pott ou rachisocélie, avait donné lieu à des pyoïes étiostéiques (abcès par congestion), abcès qui ont cédé aux irrigations abondantes faites avec l'eau tiède et aux injections réitérées plusieurs fois par jour, et composées du mélange d'un tiers de teinture d'iode iodurée, avec deux tiers d'eau.

292. Moyens simples de redressement des os.

Les os, dont la dureté semblerait exclure la mollesse, sont très-susceptibles de se modifier dans leur forme et dans leur direction. C'est ainsi que les dents mal rangées, soumises à des pressions fréquentes et médiocrement fortes, pressions convenablement dirigées, finissent par se redresser ; souvent une mère attentive est parvenue ainsi à régulariser les arcades dentaires plus ou moins difformes que portaient ses enfants. C'est au moyen d'appareils mécaniques que les dentistes habiles parviennent, par une compression continue, à donner aux dents cette régularité de forme tant recherchée.

C'est par de semblables procédés que l'habile M. Preterre parvient, avec le temps, à faire supporter des pièces qui remédient parfaitement aux accidents que causent des perforations congénitales ou accidentelles des os du palais, etc. En cherchant à redresser un très-grand nombre de fois par jour les jambes torses, on finit par les ramener quelquefois mieux que par des bandages à leur disposition naturelle. On agit alors en sens inverse de ces nourrices peu soigneuses qui, portant sans cesse leur enfant sur un bras et du même côté, rendent difformes ses extrémités inférieures.

292 *bis.* Chute journalière (chez un diabétique,) d'une couronne de dent pendant huit jours de suite. Administration du phosphate de chaux; dès le lendemain, il ne tombe plus de nouvelles dents.

En 1866, un adulte, dans la force de l'âge, était atteint, à l'Hôtel-Dieu, salle Ste-Agnès, d'un diabète sucré très-intense. Il arriva que pendant une semaine il perdit chaque jour la couronne d'une dent, qui se détachait spontanément de sa racine en laissant à la place une surface rugueuse; cet homme conservait ses débris dentaires, et à chaque visite il montrait aux élèves une nouvelle dent qui s'était détachée. Me rappelant les innombrables faits que j'avais recueillis sur l'efficacité du phosphate de chaux, je pensai à administrer le jour même, à ce malade, 10 grammes, matin et soir, de ce même phosphate. Chose vraiment extraordinaire, dès le lendemain et les jours suivants, les dents qui restaient ne tombèrent plus, et il en fut ainsi pendant plus de deux mois, durant lesquels ce diabétique resta à l'hôpital.

293. Mouvements permanents et habituels de redressement du tronc empêchant le corps de se courber en avant.

Ce que l'on observe dans le jeune âge a tout aussi bien lieu à une époque même avancée de la vie. La

tendance du corps à se courber en avant, tendance qui
dépend en très-grande partie : du poids de la tête, de
l'hypotrophie des muscles du dos, de la diminution du
phosphate de chaux des vertèbres, est combattue avec
le plus grand avantage par des mouvements habituels
de redressement du tronc. Tel vieillard qui se courbe
de plus en plus au grand détriment de ses organes, de
leurs fonctions et de ses formes, parviendrait peu à
peu à se tenir tout aussi bien qu'auparavant si la volonté
persévérante de redresser le rachis et de rapprocher
les épaules en arrière, ne lui faisait pas défaut. Cette
gymnastique de tous les moments est plus utile, à coup
sûr, que bien des manœuvres orthopédiques et prévient
cet abaissement gradué et successif de la tête, qui,
inévitablement suivi d'une déformation des côtes, d'une
difficulté dans la dilatation de la poitrine, dans l'abaissement du diaphragme, finit par exposer le vieillard aux
affections les plus graves des voies aériennes et par
tenir dirigés habituellement vers la terre ses regards
que l'intelligence lui recommande d'élever vers le
ciel.

294. Utilité de veiller à l'attitude du corps.

La nécessité de faire une attention extrême à l'attitude que l'on prend ordinairement est évidente ;
tel qui s'habitue à se mal tenir, à incliner la colonne
vertébrale dans un sens toujours le même, s'expose
dans un court espace de temps à se déformer complétement.

Le plus grand nombre des bossus n'ont d'autres déviations que celles qui sont l'exagération des courbures naturelles du rachis. Celui-ci présente sur tous les hommes,·au niveau du dos, une convexité très-légère à droite, et une concavité proportionnée à gauche (1).

Par contre, et pour que le centre de gravité du corps puisse se conserver, la région des reins ou lombaire présente une inclinaison à convexité gauche et à concavité droite, ce qui est un peu en rapport avec la présence de la masse du foie de cé côté. Eh bien! alors que l'on abandonne à lui-même le poids du corps, et qu'on ne le maintient pas dans sa rectitude normale, pour peu surtout que les os éprouvent une diminution dans leur trame organique, ou dans leur élément phosphato-calcaire, pour peu encore que les muscles du dos et des lombes soient moins développés ou moins énergiques qu'à l'ordinaire, voici ce qui arrive : le corps s'infléchit dans le sens des courbures naturelles d'abord légèrement, puis 'davantage, puis plus encore. Après un' temps parfois assez court, la déviation devient extrême et d'autant plus que la tendance à la flexion est plus marquée et que la courbure qui s'opère augmente la longueur du levier à l'extrémité duquel la tête est placée. Dans de tels cas, le rachis finit à la longue par prendre la forme d'un S dont la convexité supérieure est en haut et à droite.

_____

(1) Cette concavité est probablement le résultat de la position du cœur qui correspond plus à gauche qu'à droite.

295. C'est surtout chez les gens débiles que le rachis a de la tendance
à se dévier.

C'est surtout chez les individus d'une constitution
détériorée (hyporganisme), chez ceux qui sont soumis
à un mauvais régime ou à des pertes habituelles de
liquides, qu'il en arrive ainsi.

Encore une fois, on a fait de cette triste disposition
de l'organisme, et sous le nom de rachitisme, une
maladie particulière. Cette manière d'individualiser le
mal est si peu exacte et satisfait si peu l'esprit, que
tous les degrés possibles d'incurvation du rachis se font
observer, sans transition aucune, depuis la plus légère
courbure compatible avec une taille encore bien prise
jusqu'à une déformation portée à l'extrême.. Très-peu
de personnes, en effet, ont un rachis à peu près droit,
et sur vingt individus il y en quinze ou dix-huit de plus
ou moins déviés.

On peut jeter un coup d'œil sur l'ensemble des sque-
lettes de la Faculté pour s'assurer de ce fait; mais on
le constate également pendant la vie. Sans doute il
arrive, à cause du mouvement de torsion des vertèbres,
que M. Guérin et moi avons observé si fréquemment,
à l'hospice des vieilles femmes, que les épines rachi-
diennes sont ordinairement situées sur la ligne médiane, de sorte que l'on croirait tout d'abord que le rachis est rectiligne; mais si l'on vient à percuter et à
dessiner la colonne vertébrale, on trouve très-ordinairement que la rangée dorsale des vertèbres est située à
droite de la ligne moyenne du corps.

296. Pour éviter de commettre de graves erreurs sur le diagnostic des tubercules ou de la pneumonite, il est utile de percuter la colonne vertébrale.

Il faut bien connaître le fait dont il s'agit, alors que l'on veut explorer la poitrine par la percussion, car, sur les points où correspond la colonne vertébrale un peu déviée, se rencontre, par le plessimétrisme, une résistance et une obscurité de son que les gens peu expérimentés prennent trop souvent pour une altération de son et d'impressions tactiles dues à des tubercules (1). De là de graves erreurs possibles en diagnose et en thérapisme. Que de fois n'ai-je pas été consulté par des personnes, traitées comme phthisiques, et qui n'avaient autre chose qu'une déviation du corps des vertèbres, avec bronchites successive et coïnciden te!

Le moyen d'éviter une aussi grave erreur est de percuter et de *dessiner* avec soin la colonne vertébrale; il suffira d'être prévenu de la possibilité d'une aussi grossière méprise pour ne jamais la commettre.

297. Moyens d'éviter la déviation des vertèbres (dysorthorachisie).

Les moyens d'éviter que la colonne vertébrale se dévie consistent, d'une part, dans la médication propre à combattre le ramollissement des os telle qu'elle va

(1) Je suis même récemment parvenu, en percutant très-profondément la poitrine en avant, à dessiner, au moyen du plessimétrisme, et par un certain degré de matité éloignée, la déviation de la colonne vertébrale.

bientôt être exposée, et, de l'autre, dans les mouvements habituels et volontaires propres à redresser le rachis. Ces mouvements consistent à courber l'ensemble des vertèbres en sens inverse de ce qui a lieu chez le rachitique. On fait imiter à celui-ci la *position d'un homme qui serait bossu du côté opposé à celui où la colonne vertébrale s'infléchit*. Dans cet exercice gymnastique on fait exécuter au corps des vertèbres une torsion dans une direction contraire à celle qui avait lieu, et l'on ramène la masse vertébrale non-seulement à la ligne médiane derrière les apophyses épineuses, mais, si le cas n'est pas très-grave, on parvient même à la porter vers le côté du thorax opposé à la déviation. Des exercices gymnastiques spéciaux, des appareils bien faits, peuvent aussi contribuer à ce résultat, mais infiniment moins que ne le font les contractions volontaires des muscles, soit de la gouttière vertébrale, soit de la poitrine et même du tronc. C'est une chose curieuse que de voir combien, sous l'influence de l'action énergique de ces muscles, se redressent immédiatement des tailles déformées. En même temps que la colonne rachidienne vient se placer derrière les épines vertébrales, *la hauteur du corps du rachitique s'élève de trois ou quatre et même de six centimètres, comme il est facile de s'en convaincre en faisant tenir le dos appuyé sur un mur, et en mesurant l'élévation de la tête avant et après l'exécution du mouvement dont il s'agit.* Reste à l'habitude, soutenue par une volonté ferme, à continuer cette manœuvre. Sous l'influence de ces moyens, après un certain temps et après des efforts persévérants, des tailles, même très-déformées, reprennent, au moins en grande partie, leur direction naturelle. Je pourrais citer plusieurs faits de ce genre, mais je pense qu'il suffit d'affirmer ce que je viens de dire.

Une lanière de gomme élastique légèrement tendue depuis la nuque jusqu'au sacrum, et maintenue soit en haut par un collier ou des brassières, soit en bas, par une ceinture fixée au bassin, ajoute utilement, chez des gens affaiblis, chez des vieillards, etc., son action de redressement à celle des muscles extenseurs du tronc.

298. Les vêtements et les corsets déforment souvent la taille de ceux qui les portent.

Les vêtements mal disposés contribuent infiniment à déformer le corps, et cela est vrai pour les corsets de la femme et pour les habillements des hommes.

Les corsets semblent faits tout exprès pour mettre obstacle à l'action régulière des organes de la poitrine et du ventre. Ils empêchent les côtes de s'écarter de l'axe du thorax; ils font que le diaphragme s'abaisse difficilement et que la paroi abdominale, retenue, comprimée par un lien circulaire, ne peut se dilater; de là une gêne habituelle à respirer, un *refoulement des vicères par en haut, et de l'utérus par en bas; ces circonstances exposent aux affections du cœur et des poumons, et sont pour beaucoup dans la production des abaissements de l'utérus.*

Malgré tous les essais qui ont été faits pour rendre

les corsets moins dangereux, il y a encore bien des perfectionnements à y apporter.

299. Corsets et brassières pouvant présenter de l'utilité.

Une double brassière, servant à porter les épaules vers le rachis et fixée en arrière, près de la ligne médiane, à une ceinture, est infiniment préférable à un corset quel qu'il soit; mais si la mode, infiniment plus écoutée que la raison, exigeait impérieusement l'usage de ce vêtement, il faudrait au moins le rendre le plus inoffensif possible. A la place de cette tige droite et aplatie faite avec de la baleine ou de l'acier, il serait, par exemple, utile de faire courber une plaque solide de façon à laisser en avant sur le corset, au niveau de l'épigastre, une large ouverture où se placerait facilement l'estomac alors qu'il serait distendu par la nourriture, par l'eau ou par des gaz.

J'ai fait fabriquer de tels corsets, qui font, en très-grande partie, disparaître les inconvénients attachés à ce genre de vêtements; mais il vaudrait mieux encore s'en passer que d'en porter d'une forme quelconque.

On peut tirer quelque parti des brassières, à l'effet de coopérer au redressement de la colonne vertébrale; il suffit, en effet. de faire porter une de ces brassières sur l'épaule opposée à la flexion, pour que l'action lente et facile à graduer qu'elle exerce tende à ramener peu à peu le rachis incurvé vers le centre de gravité.

300. Inconvénients de certains vêtements portés par les hommes

Les vêtements des hommes sont, pour la plupart, disposés d'une manière fort peu conforme à l'accomplissement régulier des fonctions. Il faudrait un volume pour exposer ce qu'il serait utile de dire sur ce sujet. Je me bornerai ici à exposer de simples annotations.

La ceinture du pantalon, très-serrée, gêne les mouvements, refoule (comme le fait le corset pour les femmes) les viscères de bas en haut, tend à augmenter a concavité de la région lombaire en arrière, et, par conséquent, à faire courber davantage les vertèbres dorsales en avant. Joignez à ceci que cette compression du ventre par la ceinture empêche la respiration (qui exige l'abaissement du diaphragme) de s'accomplir régulièrement.

Mais c'est surtout la manière dont le pantalon est retenu qui influe d'une manière fâcheuse sur la colonne vertébrale.

Si l'on porte ce pantalon serré à la taille, dans l'intention de prévenir la chute de ce vêtement, on tombe dans les inconvénients de la ceinture dont il vient d'être parlé ; si l'on se sert des bretelles ordinaires, il en résulte encore de véritables dangers.

Lors, en effet, que les courroies dont il s'agit sont fixées en avant et à peu près au niveau des mamelons, il se trouve que la tête se trouve tiraillée en avant et en bas par ce lien antérieur, et que la tendance à la flexion du cou et de la colonne dorsalé, due en très-grande partie au poids du cerveau, augmente de toute l'influence qui résulte de la traction que causent sans cesse les bretelles antérieures.

De là un immense inconvénient pour les gens dont les os sont grêles, peu solides, et dont les muscles ne sont pas vigoureux, comme cela a lieu chez les personnes qui ont perdu du sang ou qui ont été soumises à d'autres causes d'exténuation.

301. Manière de fixer les bretelles faisant redresser la colonne vertébrale.

Pour prévenir les inconvénients dont il s'agit, pour forcer les épaules à se rapprocher, et pour relever la tête en redressant la colonne dorsale, il suffit tout simplement de déplacer les boutons qui retiennent en avant les bretelles du pantalon, et de les attacher tout à fait en arrière et près de ceux auxquels sont fixées les extrémités postérieures de ces mêmes bretelles. Une petite courroie en caoutchouc, maintenant rapprochées en arrière les lanières de ces supports, est aussi très-utile pour rapprocher les épaules. Ces remarques, en apparence de si peu d'importance, en ont cependant une tellement grande que les précautions dont il s'agit ont, sur le maintien, une immense influence et concourent infiniment à conserver ou à augmenter la rectitude du tronc, à favoriser le développement de la poitrine, l'amplitude de la respiration et l'accomplissement régulier des fonctions. *Il n'y a pas en médecine de petites choses : il n'y a que des gens qui voient petitement les choses.*

Toutes les précautions précédentes prises chez les personnes dont les os sont généralement ou partiellement plus mous qu'ils ne doivent l'être, doivent coïncider avec l'emploi des moyens propres à donner à ces mêmes os le degré de solidité qui leur manque. Or, d'après les considérations précédemment établies, *et que je ne crains pas de répéter, à cause de leur utilité,* ces moyens sont de deux ordres.

302. Moyens de rendre aux os leur consistance normale.

Les uns sont appelés à augmenter, autant que possible, la nutrition de la trame organique qui entre dans la structure osseuse, et ils consistent dans une nourriture réparatrice, fortement animalisée, telle que des viandes succulentes, du poisson, des œufs, du laitage, auxquels, pour varier la nourriture, on ajoute quelques végétaux consistant en herbages, fruits très-mûrs, etc., et ce régime réparateur sera secondé, d'ailleurs, par l'exercice modéré au grand air et à la lumière.

Les autres ont pour but d'augmenter la proportion des sels calcaires indispensables à la solidité des organes osseux, et il est évident que c'est de l'emploi du phosphate de chaux qu'il s'agit ici. Ce sel qui, *chez les jeunes sujets,* n'a aucun inconvénient, peut être donné, sans qu'il en résulte de danger, à des doses assez fortes, et, par exemple, à celle de 5 à 10 grammes à chaque repas. C'est à l'état de poudre impalpable (porphyrisée) qu'il faut l'administrer, et le lait contenant du riz ou de la fécule, un potage épais, etc., sont les meilleurs ex-cipients pour l'incorporer. A peine s'aperçoit-on de la présence de ce sel dans les aliments, car il est insipide. M. Gobley en a fait faire des pastilles qui n'ont rien de désagréable. On a longtemps pensé que le phosphate de chaux était insoluble, ne devait pas être absorbé dans le tube digestif ou angibrôme. On sait maintenant, à n'en pas douter, que les acides contenus dans l'es-tomac suffisent pour le dissoudre et pour permettre son introduction dans l'organisme. La chimie le prouve et l'expérience clinique le démontre ; car , très-peu de jours après l'administration de ce médicament, on constate facilement que les os ramollis deviennent plus durs et plus sonores ; que ceux qui sont tuméfiés par suite de leur ramollissement diminuent de volume et que les fractures chez les animaux qui prennent des sels phosphato-calcaires se consolident beaucoup plus vite que chez des individus de même âge et de même espèce, placés dans des circonstances analogues.

303. Inconvénients du phosphate de chaux chez les vieillards et chez les goutteux.

Le phosphate, le carbonate de chaux, peuvent avoir, chez les gens âgés et chez ceux surtout qui sont dispo-sés à la goutte ou oxurémie, de très-grands inconvé-nients, car de tels individus sont très-sujets à la formation de concrétions dans les parois artérielles, dans la membrane interne du cœur et autour des articulations; et il serait à craindre qu'en leur faisant prendre en abondance des sels calcaires, ceux-ci, loin de se porter sur les os dont la trame cesse d'être constituée pour s'en imprégner, ne vinssent à encroûter les vaisseaux, le cœur et les jointures, et ne donnassent lieu à des troubles de circulation, à des ruptures vasculaires dans le cerveau ou ailleurs, à des déformations articulaires, etc. Tout au contraire, ainsi qu'il a été dit, chez le jeune enfant, chez la femme qui porte un fœtus dont les os s'endurcissent, l'utilité des sels calcaires, administrés comme aliments, est évidente, et je crois qu'il en est ainsi chez quelques phthisiques dont les tubercules pulmonaires peuvent passer à l'état d'induration.

Quelques recherches sur l'efficacité du phosphate de chaux pour favoriser l'induration des tubercules, m'ont conduit à des résultats qui me paraissent utiles, mais il faut bien du temps et bien des occasions d'expérimenter, pour acquérir une opinion fixe sur ce sujet. Les faits dont je vais parler viennent à l'appui de ces idées.

304. Curation des exostoses et des périostoses (ostéocélïes, périostéocélies).

La mollesse, le peu de sonorité des os au plessimétrisme, alors que les organes ou leur membrane sont partiellement tuméfiés et malades, m'a conduit à administrer, dans de tels cas, du phosphate de chaux à des doses plus ou moins fortes (de cinq à quinze grammes par jour).

J'ai agi ainsi, même dans des cas où les accidents antérieurs, les états organopathiques coïncidants, me portaient à croire que le syphiose était l'agent primitif qui avait causé le mal.

Chose remarquable : dans presque tous les cas de cette sorte que j'ai eu l'occasion d'observer, une amélioration très-prompte, suivie presque constamment de la guérison, a été obtenue.

Il faut avouer cependant que, dans la plupart de ces faits, j'ai administré, en même temps que le sel phosphato-calcaire, de l'iodure de potassium, et que, dans quelques autres, j'ai fait prendre aux malades, matin et soir, deux ou trois centigrammes de proto-iodure d'hydrargyre.

Il n'est pas impossible qu'une partie de l'honneur de cette curation doive être rapportée à l'iode ou au mercure ; mais, dans d'autres cas analogues où *je n'avais prescrit que du phosphate de chaux, j'ai encore obtenu des succès.*

305. Ulcères des os (elcostéies); abcès par congestion (pyoïes elcostéiques); mal de Pott (rachisocélie, rachisophymie).

Plusieurs fois j'ai vu des ulcérations superficielles, ayant pour siége des os dénudés ou recouverts de téguments perforés eux-mêmes par des fistules, se cicatriser sous l'influence du phosphate de chaux et de l'iodure de potassium administrés dans l'intérieur, et cela tandis que j'avais recours, à l'extérieur, aux applications de teinture d'iode étendue d'eau.

Il en a surtout été ainsi d'une elcosie de sternum observée chez un homme de quarante ans, et présentant un diamètre de près de trois centimètres.

Dix ou douze malades atteints d'abcès par congestion ou symptomatiques, suites d'ulcérations de la surface antérieure des vertèbres, ou de tubercules ramollis du corps de ces os, ont vu, sous l'influence du traitement dont je vais parler, leur santé se rétablir complétement. Les cas de ce genre que je me rappelle le mieux sont les suivants : 1° l'enfant d'un pharmacien et chimiste distingué, M. Leroy, qui, frappé des résultats du traitement que j'avais prescrit, se livra *plus tard* à des travaux intéressants sur la propriété que présente l'iode de prévenir la putréfaction du pus ; 2° un jeune homme, inutilement traité pendant longtemps pour un abcès, suite d'une carie vertébrale, par un chirurgien du plus haut mérite ; 3° une jeune fille dite scrofuleuse, qui eut successivement deux abcès, dont la source était une tumeur ramollie de la colonne vertébrale et une suppuration de l'extrémité inférieure du radius (droite?); 4° un crémier de la rue Sainte-Anne, atteint d'un énorme abcès par congestion ; 5° sa belle-sœur, jeune fille atteinte du même mal ; 6° un homme de trente ans, qui, entré dans mon service il y y quelques mois, portait une tumeur de la colonne vertébrale aux lombes. Le plessimétrisme fit reconnaître, à droite de cette légion, une collection purulente que, pendant huit jours, on put suivre dans le côté par l'extension successive de l'espace occupé par la matité.

Cette pyoïe étiòstéique vint enfin faire saillie, *en moins de deux mois*, à l'aîne. *Cet homme guérit parfaitement, etc., etc.* (1).

Il y a bien peu d'années encore, tous les cas de ce genre étaient invariablement suivis de la mort. Ni les cautères, ni les moxas, ni les sétons avec lesquels on torturait les malades, n'entravaient en rien la marche réputée inévitable et fatale de la maladie. La pyémie, la paralysie de la moitié inférieure du corps, les escarrhes de la région sacrée, étaient les circonstances qui amenaient le plus fréquemment une terminaison funeste. Maintenant, je ne crains pas d'affirmer que, sous l'influence de l'ensemble du traitement *très-simple* dont je vais parler, la plupart des malades dont il est ici question guérissent.

Je crois utile de résumer en quelques mots l'ensemble du traitement que j'emploie dans les abcès par congestion.

Ainsi que dans les cas de rachisocélie sans abcès, je fais prendre, lors des pyies éliostéiques, la limaille d'os frais ou le phosphate de chaux, réduits en poudre impalpable et administrés dans du riz au lait ou dans tout autre potage ou encore la dissolution de ce même phosphate calcaire. La dose en est, matin et soir, de trois ou de cinq grammes; en même temps je donne

(1) Voyez d'autres faits consignés dans le Traité du plessimétrisme.

de cinquante centigrammes à un gramme d'iodure de potassium, et cela trois fois par jour. Je fais pratiquer, dans le trajet fistuleux, des injections abondantes et très-réitérées avec l'eau pure, de façon à bien nettoyer l'abcès, dont on a soin d'évacuer le pus au moyen de pressions et d'une position convenable. Après avoir ainsi lavé les surfaces sur lesquelles le pus stagne, on fait toutes les douze heures, dans les foyers d'où ce même pus est sorti, des injections avec la teinture d'iode étendue de deux fois son poids d'eau; parfois même il m'est arrivé, pour prévenir la putréfaction des liquides contenus dans les cavités où ils séjournent, de renouveler, à cinq ou six reprises dans la journée, les injections alco-iodiques. Les malades sont en même temps soumis à un régime très-réparateur. Les vins de Bordeaux et même de Malaga ne leur sont pas épargnés. J'y ajoute souvent du vin de quinquina. Loin de condamner ces personnes à un repos absolu, je cherche à faire prendre de l'exercice, tout en évitant la moindre fatigue et en faisant soutenir les épaules par des béquilles. La propreté et le changement fréquent de position dans le lit, des soins extrêmes pour prévenir les escarrhes (dermo-nécrosies) de la région sacrée (page 52), sont ici des précautions de premier ordre pour conserver la santé et la vie.

306. Emploi du phosphate de chaux dans les tubercules pulmonaires.

Ce sont les succès que j'ai obtenus par les moyens précédents, dans les cas de *maladie de Pott* (qui, évi-

demment, n'étaient autres que des rachisophymies),
qui m'ont conduit à tenter, comme je l'ai déjà dit,
l'emploi du phosphate de chaux dans les cas de tubercules peu nombreux, et où l'on peut raisonnablement
espérer que le mal est susceptible de se terminer par
une incrustation calcaire.

**307. Emploi de la limonade chlorhydrique dans les cas d'incrustations
calcaires ayant leur siége dans les vaisseaux et dans le cœur.**

C'est encore dans la même série d'idées que j'ai
cherché à prévenir et même à guérir par l'emploi d'une
limonade légère prise abondamment et acidifiée par l'a-
cide chlorhydrique des concrétions survenues dans le
cœur ou dans les vaisseaux. Cet acide, largement étendu, a, en effet, la propriété de dissoudre,
après la mort, les sels des os, et de mettre ainsi à nu
leur trame organique. Mon but était, en agissant ainsi,
de rendre soluble le phosphate de chaux contenu dans
les aliments, et peut-être d'agir utilement sur celui qui
se dépose anormalement dans les organes. Il m'a
semblé avoir quelquefois réussi dans cette tentative. Il
faudrait de nouveaux faits, pour se prononcer sur l'efficacité d'une telle méthode.

CHAPITRE XVI

MALADIES DU NÉVRAXE OU CENTRE NERVEUX
(NÉVRAXIES).

Le centre nerveux (cerveau, cervelet, moelle allongée
et rachidienne), ensemble d'organes dont les fonctions
si importantes et si variées touchent à la vie elle-même,
est susceptible d'un grand nombre de lésions que,
pour indiquer les moyens simples et hygiéniques par
lesquels on peut les soulager ou y porter remède, il
faudrait consacrer à leur exposition d'innombrables
pages. Je me bornerai à établir ici quelques annotations relatives aux cas principaux qui les concernent,
et surtout à ceux dans lesquels les médications peu
compliquées peuvent être utiles.

Avant de parler des affections névraxiques, qu'il me
soit permis de dire quelques mots sur les douleurs de tête
qu'on attribue trop fréquemment à l'encéphale lui-
même, et auxquelles on a donné, en conséquence, le
nom de céphalalgies, de céphalées, etc., tandis qu'elles
ont pour siége les nerfs qui, placés sous la peau du

front ou le cuir chevelu, ne sont autres : que les branches frontales ou temporales de la cinquième paire, ou encore, le nerf sous-occipital et ses divisions, etc. (1).

308. Douleurs de tête ou céphalalgies frontales et sus-orbitaires, névralgies sous-occipitales.

Dans le plus grand nombre des cas de douleurs de tête, c'est dans le nerf frontal que le mal existe; l'organographisme (2) prouve ce fait de la manière la plus évidente. Si l'on presse avec le doigt, ou mieux encore avec un corps mince, les points endoloris, et si l'on marque avec le crayon ceux où la souffrance est le plus vive, on dessine bientôt la branche nerveuse dont il s'agit, ou les filets qui sont spécialement atteints. On parvient, de cette façon, à tracer, pendant la vie la disposition anatomique de ces ramifications de la cinquième paire, et l'on peut, en procédant ainsi, tracer la figure entière et les rapports de la plupart des autres nerfs douloureux superficiellement placés.

La névralgie frontale, considérée isolément, est très-rarement due à quelque lésion appréciable du nerf lui-même ; mais elle est le symptôme ou l'expression de quelque souffrance d'organes ou de nerfs plus ou moins éloignés ; de là vient que, pour connaître les

(1) Les os du crâne ou leur membrane, les muscles épicraniens, la peau elle-même, peuvent être le point de départ des souffrances de la tête, de sorte qu'il faut se donner garde de rapporter au cerveau, comme on le fait trop souvent, toute souffrance aiguë dont la partie supérieure de la tête est le siége.

(2) Mémoire lu à l'Académie des sciences en 1854.

moyens de remédier à une céphalalgie frontale, ou mieux à une pentanévralgie, il faut être médecin instruit et versé dans la triple étude de l'anatomie, de la physiologie et de la diagnose. Tel mal de tête, purement névralgique, sera le résultat d'une indigestion ou dyspepsie, et réclamera l'emploi de vomitifs; tel autre encore, *reparaissant à des heures fixes, coïncide presque constamment avec une augmentation dans le volume de la rate, qui, au lieu de présenter au plessimétrisme les dimensions de l'état normal* (4 centimètres de haut en bas sur 8 d'arrière en avant), *en offre cinq, six ou sept dans la première direction, et dix, douze ou quatorze dans la seconde : ici le sulfate de quinine, l'extrait de berberis ou les douches froides, sur le côté gauche, sont les principaux et je dirai même presque les seuls moyens de guérir la céphalalgie.*

Il résulte évidemment de ce qui précède que les maux de tête ne peuvent être traités convenablement : qu'après avoir élucidé, au moyen d'un examen attentif, le caractère de la souffrance, son point de départ, les circonstances où se trouve le malade, et qu'en dirigeant une médication appropriée au cas particulier qui se présente. On en peut dire autant des autres douleurs dont la tête est fréquemment le siége.

309 Migraine ophthalmique, ou mieux névropallie ommique.

La migraine ophthalmique, si l'on veut, la névro-

pallie ommique (1), occupe ordinairement un seul œil.
Elle se manifeste, d'abord par la vue d'une image
bleuâtre, d'un arc lumineux le plus souvent disposé en
zigzags, oscillant avec rapidité, grandissant avec lenteur, et auquel succède une douleur frontale du même
côté (2). C'est une de ces vibrations de nerfs, de ces
nevropallies (appréciables ici à la vue), qui, partant
d'un point du système nerveux, s'étendent de proche en proche, passent successivement, par des
communications dites anastomoses, d'un nerf à un
autre. Dans ce trajet, ces vibrations causent soit des
douleurs, soit des accidents convulsifs, soit des paralysies ou d'autres troubles fonctionnels, phénomènes divers qui sont en rapport avec les actions départies aux
organes où ces nerfs se distribuent, ou encore avec
l'organisation de chacun de ces nerfs. Dans le langage
généralement reçu, *la migraine* dont il s'agit et que
j'ai appelée d'abord irisalgie, puis névropallie ommique, est une névropathie qui, partant de l'œil, s'étend
au nerf frontal, où elle cause d'atroces souffrances,
se propage à la huitième paire (nerf qui se distri-
bue à l'estomac) et donne lieu alors à des nausées, à des vomissements; quelquefois, bien que
rarement, elle se reproduit, sous la forme d'os-

---

(1) Voyez le Mémoire sur la migraine ophthalmique dans le procédé opératoire de la percussion, dans la *Clinique médicale de la
Pitié* et dans le *Traité de médecine pratique.*

(2) Je reviens ici sur l'étude de la migraine ophthalmique, parce
que son histoire éclaire celle des névropallies en général.

cillations, dans les doigts, les avant-bras, etc. (1).

310. Action nerveuse réflexe dont la connaissance est faussement at-
tribuée à Marshall Hall. — Travaux, de beaucoup antérieurs, de
M. Piorry sur ce sujet. Névropallies prosasiques.

En vérité, l'on a bien raison de dire que nul n'est
prophète dans son pays. Dès 1826 ou 1827, ayant étudié
sur moi-même la névropallie ommique ou irisalgie,
n'ayant que trop vu le demi-cercle oscillant dont il
vient d'être parlé, ayant suivi la marche de la vibration fibrillaire qui le constitue vers le ganglion ophthalmique, le nerf frontal, puis la huitième paire, jusqu'à l'estomac, et son extension dans les membres, et
cela sans que le névraxe fût atteint de ces phénomènes; ayant ensuite retrouvé exactement les mêmes accidents chez un grand nombre d'autres personnes, je
publiai ces faits; d'abord dans divers *Mémoires sur les
névralgies et sur les névroses,* puis dans la *Clinique médicale de la Pitié* (1833), dans les *Traités de diagnostic (1832) et de médecine pratique* (numéros 11,551,
11,519, 11,630). Tout d'abord je vis que des faits tout
à fait analogues avaient lieu dans l'épilepsie, l'hystérie,
le tétanos, la rage, l'angine de poitrine, etc., etc., en
un mot, dans la plupart des affections dites névroses,
dans la fièvre intermittente, etc., etc., et je déduisis

(1) Dans des cas très-rares, d'ailleurs, le point de départ des oscillations névriques, donnant lieu à des douleurs de tête, à des nausées
et à des vomissements, n'est plus l'œil lui-même, mais bien le nez ou
l'oreille.

de ces études que certains états névropathiques, *consistant pour moi en des oscillations nerveuses* (névropallies), *naissaient sur certains point périphériques du système nerveux, et se propageaient non pas jusqu'au cerveau, mais soit à la moelle, soit à des plexus, soit à des ganglions,* soit à d'autres nerfs, et déterminaient dans ce trajet des symptômes en rapport avec les filets que les vibrations parcouraient, ou avec la structure des organes où ces filets se distribuaient. Je vis même à la Pitié, en 1836 ou 1837, un cas qui fut publié dans la *Gazette des hôpitaux,* et dans lequel existait une destruction complète de la moelle devenue entièrement puriforme et diffluente, et cela à la hauteur de la dernière vertèbre dorsale et dans l'étendue de plus de trois centimètres. Or, sur ce même point et un peu au-dessous de lui, il y avait des sensations perçues qui tenaient à ce que des nerfs en communication avec l'encéphale portaient au névraxe les impressions dont les tissus sous-jacents à la lésion étaient le siége; mais plus bas : aux lombes, au bassin, dans les membres inférieurs toute sensibilité était absolument anéantie.

Chose remarquable, cependant : s'il arrivait que l'on excitât les membres inférieurs et surtout que l'on chatouillât la plante des pieds, des contractions très-bien ordonnées dans les muscles de ces membres avaient lieu, de telle sorte qu'ils se rétractaient précisément de la même façon que si la volonté avait décidé de ce mouvement instinctif et comme si un nouveau centre nerveux, formé au-dessous de la lésion, avait présidé à des contractions destinées à faire éviter le mal par les parties excitées (1).

Ainsi, tous ces phénomènes que l'on dit constituer *l'action réflexe dont l'étude est si bien rapportée, en France et à l'étranger, à Marshall Hall, ont été recon- nus et décrits en France, bien des années auparavant, par M. Piorry, qui a été plus loin que l'illustre médecin anglais, puisqu'il a prouvé que cette action consiste dans une vibration, une oscillation, une pallie névrique et ex- tensive (prosasique), qui, sans passer par l'encéphale, suit la direction de filets, de branches, de troncs, de plexus, de ganglions nerveux, de sections de la moelle,* pour s'étendre de là à des nerfs de sentiment ou de mouvement, en déterminant des phénomènes en rap- port avec les fonctions de ces organes.

Mais reprenons ici l'étude des moyens simples et utiles qu'il convient d'employer pour combattre la né- vropallie ommique ou migraine de l'œil.

311. Petits moyens thérapeutiques à employer contre la migraine ophthalmique.

Les moyens pharmaceutiques que l'on a employés pour remédier à la migraine ophthalmique ne réussis-

---

(1) Cette action involontaire, irréfléchie, rappelle la corde de violon que l'on rapproche du feu et qui se retire comme si elle fuyait la cha- leur. Ce fait mérite à coup sûr les réflexions du physiologiste et du penseur. C'est bien là, en effet, la contractilité du tissu de Bichat, où plutôt le racornissement; mais il faut avouer que la rétraction de la corde se rapproche infiniment de la contraction dirigée par la volonté.

sent presque jamais; l'opium et la morphine donnés à l'intérieur, ou en frictions à l'extérieur, sont sans efficacité. J'ai cru d'abord obtenir de la belladone quelques résultats avantageux; mais plus tard, cet espoir ne s'est pas réalisé. Les seuls moyens qui aient présenté dans ces cas une véritable efficacité sont entièrement du domaine de l'hygiène.

Les causes qui donnent le plus souvent lieu à la migraine ophthalmique sont l'éblouissement et l'action de lire, de travailler des yeux, de fixer un corps lumineux soit après le repas, soit lorsque l'on souffre de la faim. Le premier soin à donner ici est donc d'éviter ces causes pour que leur effet n'ait pas lieu.

312. Aliments excitants arrêtant à son début la migraine ophthalmique.

Tout aussitôt que l'image initiale du mal (arc lumineux, apparence électrique, simples lueurs oscillantes, éblouissements) vient à se déclarer, il suffit de porter dans l'estomac quelques aliments excitants, tels que du vin avec un biscuit ou du pain, etc., pour arrêter la progression de la névropallie ou oscillation nerveuse, et pour empêcher qu'elle ne s'étende au front et aux autres nerfs. En agissant ainsi, on ne fait pas cesser, il est vrai, le travail pathologique qui donne lieu à la sensation de l'image, mais ce travail ne se continue pas au delà de l'œil. L'obscurité et le sommeil, quand il est possible de s'y livrer, sont encore d'utiles moyens que les gens atteints de migraine sont conduits spon-

tanément à employer contre cette douloureuse affection.

**313. Congestions sanguines cérébrales aiguës (encéphalémies); hémor-
rhagies cérébrales ou apoplexies (encéphalémies).**

Les congestions cérébrales aiguës, ainsi que les hémorrhagies dans le cerveau, résultats trop fréquents de
ruptures de vaisseaux, ne peuvent guère être utilement
combattues par des médications pharmaceutiques. En
général, c'est en ayant recours à des précautions hygiéniques, à des moyens plus ou moins simples, sans
danger et à la portée de tous, que l'on peut prévenir,
pallier ou guérir les états pathologiques dont il vient
d'être parlé.

**314. Moyens propres à empêcher les congestions sanguines vers la
tête.**

Le trop de sang rapidement porté vers le cerveau
réclame, avant toute chose, que la tête soit placée sur
un plan élevé, autant que possible, au-dessus des autres
parties du corps (1).

A ce moyen de premier ordre, il faut ajouter les suivants :

1° Tenir les pieds et les jambes pendants, c'est-à-dire
non posés sur le sol;

(1) La plupart des considérations qui vont suivre sont extraites de
mes expériences et de mes recherches sur les pertes de sang, sur l'a-
poplexie et la syncope, etc., etc. (procédé opératoire de la percussion
médiate et collections de Mémoires, 1832); *Traité de médecine pratique*, t. VIII.

2° Placer les membres supérieurs dans une position analogue;

3° Établir en même temps des ligatures fortement serrées au-dessus des coudes et au-dessous des genoux; tenir les membres pendants, c'est-à-dire sans appui, à l'effet de retenir le sang dans les veines et dans les capillaires des extrémités, de sorte qu'une très-grande proportion de liquide soit momentanément soustraite à la circulation et, par conséquent, soit en moins portée vers le cerveau;

4° Entourer de corps chauds les membres pour que les vaisseaux s'y dilatent;

5° Placer, sur les parties latérales du cou, des corps très-froids, à l'effet que les artères carotides, revenues sur elles-mêmes, reçoivent peu de liquide et en portent moins vers l'encéphale;

6° Si le temps permettait d'avoir recours à des ventouses de forte dimension appliquées sur les membres, ce serait encore là un moyen d'une grande efficacité;

7° Les respirations suspirieuses profondes et réitérées coup sur coup, pendant quelques minutes, favorisant la circulation pulmonaire et, par suite, le cours du sang dans le cerveau, sont encore des manœuvres aussi simples qu'avantageuses pour remédier à la congestion cérébrale et à ses tristes conséquences;

8° Les évacuations de matières ou de gaz au moyen de purgatif sont aussi extrêmement utiles, en ce sens que, vidant les intestins, elles diminuent le volume du ventre, et que, rendant ainsi plus facile l'abaissement du diaphragme, il en résulte une expansion plus facile des poumons et une activité plus grande de la respiration.

L'ensemble des moyens précédents est bien autrement actif que les sinapismes, les vésicatoires et les autres moyens douloureux que l'on emploie d'une façon banale, et sans que l'on se soit demandé, avant leur emploi, si la sensation pénible qu'ils causent, si l'impression qui en résulte pour l'encéphale, n'ont pas plus d'inconvénient pour cet organe que n'ont d'avantages le trouble d'innervation et de circulation qu'ils déterminent localement.

315. Utilité de la saignée dans les congestions cérébrales et au moment où se font des hémorrhagies encéphaliques.

Le moyen par excellence, dans les congestions cérébrales bien caractérisées et dans les hémorrhagies encéphaliques, *au moment même où elles viennent de se faire, est la saignée, et non pas la saignée pratiquée par une main que dirige un esprit pusillanime,* mais portée aussi loin que l'état actuel de l'organisme et les proportions du sang en circulation permettent de le faire.

On ne s'explique, en effet, les appréhensions qu'un grand nombre de médecins de notre temps ont relativement à la saignée que par le peu d'habitude qu'ils ont de la pratiquer, ou par la crainte puérile de ne pas plaire au public en y ayant recours. Son extrême utilité, *dans les cas où elle est véritablement indiquée et où le plessimétrisme démontre que les organes contiennent beaucoup de sang, est un fait scientifique absolu et contre lequel l'entêtement ou des préventions ridicules peuvent seuls s'élever.*

316. Les congestions cérébrales, étant de natures très-diverses, réclament chacune des traitements qui diffèrent entre eux.

Les congestions sanguines du cerveau sont, du reste, de différentes sortes, et les moyens qui conviennent pour les combattre sont loin d'être applicables dans tous les cas. Ainsi, les unes sont dues à un accroissement dans la circulation cérébrale; d'autres à une stase veineuse de l'encéphale, suite elle-même de ce que le cours du sang est difficile dans le cœur ou dans les poumons. Un grand développement du ventre par des matières, des gaz, de l'eau, etc., occasionne aussi une dilatation des vaisseaux dans la cavité du crâne. Des poisons, portés par la circulation dans la substance cérébrale, y déterminent un afflux de liquides, et cet afflux survient encore à la suite des impressions morales et de certaines affections névropathiques, telles que l'hystérie et l'épilepsie. Les lésions chroniques de l'encéphale, telles que celles qui succèdent aux foyers hémorrhagiques, telles encore que des ramollissements, des tubercules, peuvent être les causes des congestions vers la tête.

Chacune de ces circonstances exigeant des modifications particulières dans le traitement, il en résulte qu'il est impossible d'établir ici les moyens hygiéniques plus ou moins simples qui conviennent à chacune des variétés de congestion cérébrale dont il vient d'être question.

La conséquence logique de ce qui précède est que pour remédier à la congestion cérébrale, il faut faire cesser l'action des causes qui la déterminent, ce qui exige, de la part du médecin, une étude approfondie et de la science et du malade. — Ces études ne peuvent être faites dans un ouvrage de la nature de celui-ci.

317. Moyen de prévenir la rechute d'une hémorrhagie encéphalique ou d'une attaque d'apoplexie.

Lorsqu'un homme a été atteint d'une hémorrhagie encéphalique (encéphalorhémie), il y a tout lieu de craindre qu'après un nombre variable de jours, de mois ou d'années, le mal ne se reproduise avec une intensité nouvelle et ne compromette encore plus que la première fois la vie du malade. Ce fait est généralement connu : mais ce qui l'est moins, ce sont les moyens de prévenir une aussi fâcheuse catastrophe.

Le premier de tous est la sobriété, et surtout d'éviter d'introduire à la fois dans l'estomac et dans l'intestin une grande proportion d'aliments, et surtout de ceux qui dégagent des gaz. Si cette précaution est utile pour un seul repas, elle l'est non moins pour la vie habituelle, et il est certain qu'un régime très-substantiel et très-abondant, donnant lieu à la formation d'une proportion très-considérable de sang, dispose singulièrement à la congestion et à l'hémorrhagie cérébrale. De plus, l'ingestion habituelle d'une nourriture copieuse, surtout alors qu'elle est composée de farineux, de fécules, de graines potagères, de corps graisseux, doit être rangée, ainsi que la rétention habituelle des matières et des gaz, parmi les circonstances qui favorisent le plus le développement du ventre. Ce grand développement de l'abdomen, gênant démesurément la respiration et refoulant le cœur, est une cause puissante d'embarras dans la circulation du cerveau. Il est donc très-utile, pour celui qui est disposé à la rechute d'une hémorrhagie encéphalique, d'être réservé sur la proportion des aliments qu'il prend, et de se nourrir particulièrement de substances qui, sous un petit volume, peuvent le nourrir suffisamment, telles que les viandes, le poisson, les œufs, etc.

Le second moyen est de ne prendre des boissons fermentées, et surtout de celles qui contiennent beaucoup d'alcool, qu'avec la plus grande modération.

Le troisième, d'après ce qui vient d'être dit de la stase des matières et des gaz, et du volume du ventre, est d'avoir fréquemment recours à des purgatifs légers qui, tels que de petites doses de rhubarbe ou de scammonée, provoquent un certain nombre d'évacuations par jour et empêchent la stase des scories et le dégagement des fluides élastiques.

Le quatrième moyen est de se soustraire autant que possible aux impressions morales vives, aux efforts violents et surtout à ceux de la défécation.

Le cinquième est d'éviter aussi de se trouver dans des appartements étroits, mal aérés, et dans ceux surtout où la respiration d'un grand nombre d'hommes a altéré l'atmosphère.

Le sixième est, pour peu que l'on éprouve la sensation d'une gêne à la circulation vers la tête ou de la peine à respirer, de pratiquer coup sur coup des inspirations suspirieuses.

318. Utilité de la limonade chlorhydrique dans le cas de concrétions dans les artères du cœur et dans les vaisseaux.

Les gens qui présentent du côté du cœur des accidents chroniques que l'on peut rapporter à des concrétions dans les vaisseaux, concrétions qui sont parfois appréciables aux artères du bras, de la cuisse, etc., feront bien, d'après quelques faits dont j'ai été témoin, d'avoir recours, pour prévenir la formation de ces concrétions ou pour y remédier jusqu'à un certain point, de prendre, le matin et le soir, une verrée de limonade chlorhydrique légère, et destinée à agir sur les sels calcaires en les dissolvant.

Enfin les saignées, dont la quantité doit être proportionnée à l'état des organes et obtenues au moyen de la lancette ou des sangsues, pourraient, avec avantage, être pratiquées de loin en loin.

Je puis affirmer qu'en ayant recours à l'emploi des

moyens précédents, j'ai vu des gens qui avaient été frappés d'une première et même d'une seconde attaque d'apoplexie, vivre six ou huit ans sans récidive, et que madame H..., de Versailles, qui a été dans ce cas, n'a péri, dix ans après une seconde attaque, qu'à la suite d'un ramollissement hypotrophique du cerveau.

349. Peut-on espérer ramener un paralytique, devenu tel à la suite d'une hémorrhagie encéphalique, à un état convenable de l'intelligence et des mouvements? Moyens les plus convenables à employer dans de tels cas.

Rien n'est désespérant comme de voir les infirmités physiques et intellectuelles de l'homme qui a été atteint d'une hémorrhagie cérébrale. A coup sûr, dans des cas pareils, les médicaments n'ont aucune efficacité. Heureusement que, peu à peu et à mesure que s'éloigne le temps où l'attaque a eu lieu, l'intelligence altérée s'améliore et le mouvement se rétablit jusqu'à un certain point. Ces heureuses modifications survenues dans l'état morbide sont les résultats de l'organisme lui-même, que l'on est convenu d'appeler la *nature*. Seulement, quelques moyens ont, sur le retour des facultés intellectuelles et sur le rétablissement des mouvements, lesquels d'ailleurs restent toujours incomplets l'un et l'autre, une influence heureuse. Ces moyens sont d'exciter la volonté des malades, d'engager ceux-ci à agir le plus possible avec les membres paralysés, de pratiquer des frictions et le massage sur ces mêmes membres, et de diriger exclusivement dans leur étendue; en se donnant

garde de lé porter vers les centres nerveux, un courant
d'électricité par induction; c'est, de plus, de faire exécuter tous les jours des mouvements gymnastiques de
plus en plus étendus; c'est encore de faire exercer,
autant que possible, l'intelligence et de recommencer
une éducation nouvelle, comme s'il s'agissait d'un enfant que l'on élève; car j'ai vu M. Vatel, (père de l'ancien directeur des Italiens,) qui, à la suite d'une hémorrhagie encéphalique, avait perdu la possibilité de
lire, tout en ayant conservé la faculté d'écrire, et qui,
reprenant des leçons de lecture, finit, après quelques
mois, par lire couramment et ses écrits et les journaux.

320. Aphasie, aphémie, etc. Cas remarquables d'oubli de la mémoire
de certains mots (amnémononie, ce qui signifie perte de la
mémoire des noms.

On a beaucoup parlé, dans ces derniers temps, d'un
symptôme de souffrance encéphalique, dont on a
presque fait une *maladie* : je veux parler de l'impossibilité où se trouvent quelques personnes atteintes de
lésions cérébrales, persistantes ou passagères, de dire
certains mots, certains membres de phrase, tandis
qu'elles peuvent facilement prononcer d'autres paroles.
Des médecins, qui sont très-loin d'adopter le pathonomisme (nomenclature conçue d'après les idées médicales modernes) et qui se sont élevés, avec plus d'ani-
mation que de raison, contre l'admission d'un langage
utile et expressif, se sont évertués à donner au symptôme dont il s'agit une dénomination convenable et

faite d'après les principes qu'il est souvent indispensable d'adopter dans la plupart des cas pathologiques.

Eux, qui s'élèvent avec une ténacité singulière contre l'emploi, dans notre langue, des racines grecques, ont cherché à former un mot, de source hellénique, qui soit propre à exprimer nettement leur idée sur le caractère même du phénomène dont il s'agit.

C'est ainsi qu'il ont proposé, pour désigner le symptôme dont il est ici question, les dénominations : aphémie, aphasie, etc., etc. Il y a même eu dans les journaux, sur le terme le meilleur à adopter dans ce cas, des discussions auxquelles on a accordé beaucoup trop d'importance ; et cependant ces mêmes personnes cherchent à faire croire qu'il est inutile de désigner les lésions d'organes par des mots significatifs! Ainsi est fait l'esprit humain alors qu'il écoute la prévention, la rivalité ou l'esprit de parti !

Ces termes mêmes que l'on a proposés sont surtout mauvais, parce qu'ils ne désignent pas la nature du symptôme que l'on veut dénommer. Ce n'est pas, en effet, la faculté d'émettre les sons vocaux nécessaires pour articuler un mot, une phrase, etc., qui manque au malade : c'est bien la mémoire de ce mot. La preuve en est que, si l'on vient à prononcer devant lui ce terme ou cette phrase alors qu'il les a longtemps et inutilement cherchés, ils les prononce plusieurs fois de suite tout à coup et avec volubilité. C'était ce qui avait lieu pour le vieux prêtre Perrier, que j'ai vu dans les premiers temps de ma carrière médicale et dont j'ai tracé l'histoire dans les traités de diagnostic et de médecine pratique. Ce vieillard avait oublié les noms *de tous les substantifs*, et se servait, pour exprimer ce qu'il voulait dire, de périphrases dans lesquelles n'entraient que des verbes, des adjectifs, des pronoms ou des prépositions. Ainsi, si son intention était de demander un *chapeau*, il se servait d'une locution comme celle-ci : Donnez-moi ce qui sert à se couvrir en haut. Arrivait-il qu'on proférât devant lui le mot chapeau, il le répétait plusieurs fois coup sur coup, et, un instant après, il avait de nouveau complétement oublié de pouvoir le dire. J'ai vu, depuis bien des années, plusieurs faits analogues, *et je serais désolé d'avoir pu les rapporter à une maladie.*

Des phénomènes de ce genre sont si bien des symptômes, que le vieux prêtre Perrier comme M. Vatel (p. 439) portaient des lésions organiques consécutives à des hémorrhagies, et qui, pour le premier de ces malades, furent constatées sur le cadavre, car *je trouvai dans l'un des corps striés de l'ancien ecclésiastique plusiers petits kystes séreux, résultats de l'hémorrhagie encéphalique dont je l'avais traité un an auparavant.*

Si l'on voulait donner un nom juste au symptôme dont il est ici question, il faudrait l'appeler *amnémonomie*, ce qui signifie défaut de la mémoire des noms, et cette absence de mémoire se prononce dans un grand nombre de cas et à des degrés très-divers, depuis cet oubli des noms propres, qui a lieu soit d'une manière accidentelle chez tant de gens soit âgés, ou

même jeunes, soit alors que l'on est affaibli, jusqu'aux
phénomènes nettement accentués de la perte de mémoire des mots, tels qu'on les observe à la suite des
hémorrhagies et de l'atrophie cérébrale, etc.

Il en est du trouble fonctionnel précédent comme
d'une foule d'autres : il peut dépendre d'une lésion persistante et de durée, comme cela arrivait dans le cas
du vieux prêtre Perrier, et alors le symptôme amnémonomie persiste aussi ; ou il est le résultat d'une modification *momentanée* de texture analogue aux névropallies, aux altérations du sang, etc. ; et quand il en
arrive ainsi, comme il paraît que cela a eu lieu chez
M. le professeur Lordat, le phénomène symptomatique
cesse quand l'état organique qui lui a donné lieu s'est
dissipé.

Tout ce qui a été dit précédemment des moyens
d'exercice et d'éducation applicables à la curation des
paralysies, suites des lésions encéphaliques, est applicable à celle de l'amnémonomie.

320 *bis.* Cas remarquable et guérison incomplète d'amnémononie.

Tout récemment, à l'Hôtel-Dieu, salle Saint-Bernard,
j'ai observé à la clinique un cas de guérison incomplète
d'amnémonomie, qui me paraît être des plus remarquables et qui prouve bien que ce phénomène maladif
est le résultat d'une lésion encéphalique dont il suit la
marche :

Une jeune femme fut atteinte à la fois d'une paralysie
du membre, supérieur droit, *et d'une perte de la mémoire*

des mots; la connaissance était intacte, mais la malade ne pouvait en aucune façon se rappeler le nom des choses, et la manifestation de ses idées était on ne peut pas plus difficile. Les jours suivants, le mouvement se rétablit peu à peu dans le bras droit, et j'en déduisis la conséquence que l'amnémonomie étant liée à la même lésion du cerveau à gauche que celle qui avait donné lieu à l'anervismie du membre supérieur droit, il devait arriver que la mémoire se rétablirait, puisqu'il en advenait ainsi du mouvement. C'est en effet, ce qui eut lieu, bien que d'une manière incomplète : la jeune femme, qui se désespérait de l'impossibilité où elle était de dire le nom des objets qui l'entouraient, parvint d'abord à les prononcer, alors qu'on les répétait plusieurs fois devant elle ; dès lors, je lui fis faire des exercices de parole ou plutôt de mémoire répétés tout le jour ; et l'amélioration fut assez rapide ; mais ce qui réussit le mieux, fut de lui faire voir un *mot qui devint un signe suffisant pour la faire tout d'abord se ressouvenir du terme que ce nom signifiait.*

Lorsque je perdis de vue cette jeune femme, le mouvement du bras et sa mémoire étaient en très-grande partie rétablis.

Les soins que les sœurs et les gens de service ont pris de cette femme, sont au-dessus de tout éloge.

321. Défaut d'abord du sang vers le cerveau (hypocéphalémie, acéphalémie). Syncope, évanouissement.

Le cerveau et très-probablement le moelle vertébrale souffrent peut-être plus souvent par défaut que

par excès de sang, et l'on n'a pas toujours tenu assez
compte de ce fait capital. *Pour peu que l'on éprouve des
étourdissements ou des vertiges, on ne manque pas de se
croire atteint d'une congestion cérébrale, et malheureusement trop de médecins partagent cette croyance.* Or, il
s'en faut bien que, dans une foule de cas, ils soient, à
cet égard, dans le vrai; des symptômes analogues à
ceux qui produisent la congestion sanguine, ou les
premiers phénomènes d'une hémorrhagie encéphalique, se déclarent alors que le sang n'arrive plus au
cerveau ou n'y parvient pas en proportion suffisante.

L'évanouissement ou syncope est l'expression extrême de ce défaut de sang, ou d'un arrêt de circulation dans la tête; ce même défaut de sang présente
bien des degrés, dont les plus faibles sont marqués: par
des étourdissements, des éblouissements, des tintements d'oreilles, etc., tandis que, dans les cas les
mieux dessinés, ont lieu : la perte de connaissance,
des vomissements et même des convulsions. J'ai publié,
sur ce sujet, des travaux qui ont eu pour matériaux
soit des expériences sur les animaux, soit des faits observés sur l'homme sain, soit des observations recueillies, pendant de longues années, dans les hôpitaux.

*Il suffit de tenir, pendant quelque temps, la tête d'un
animal qui a perdu beaucoup de sang élevée sur un plan
supérieur aux autres parties du corps pour voir survenir les symptômes dont il vient d'être parlé, et ces
phénomènes cessent de se manifester alors que l'on abaisse
le cerveau.* Il semble parfois, dans le premier cas, que

l'animal soit mort, et qu'il ressucite dans le second. Les mêmes faits sont observés chez l'homme (1).

322. Cas remarquable de retour momentané à la vie chez un homme qui paraissait mort.

J'ai cité ailleurs le cas d'un courtier en diamants, M. Achard, qui, en 1825, avait été atteint par un coup de pied de cheval porté sur le ventre (2). Une hémorrhagie abdominale était survenue. On avait tenu le malade assis sur une chaise. Depuis cinq minutes il n'avait plus de connaissance ; la respiration ne s'exécutait pas ; les battements du cœur et du pouls étaient inappréciables ; les assistants croyaient que ce malheureux n'existait plus. Je fis étendre le malade sur un plan horizontal, la tête étant placée un peu plus bas que le tronc. Un instant après, quelques soupirs eurent lieu, le cœur battit, la connaissance revint, des phrases trèslucides furent proférées ; malgré mes exhortations et même malgré mes ordres, on souleva la tête de cet agonisant, qui, *presque subitement, perdit alors connaissance et périt.* Certes, si la tête fût restée élevée, l'attitude assise étant conservée, il n'y aurait pas eu cette sorte de résurrection dont il vient d'être parlé, et Achard eût été, dès lors, frappé d'une mort définitive (3),

(1) Mémoire sur les pertes de sang, sur la syncope et l'apoplexie. *Procédé opératoire de la percussion,* pages 208, nos 351, 444, etc.; *Traité de médecine pratique,* nos 11,814; 11,816, etc.

(2) *Procédé opératoire,* n° 404.

(3) On peut comparer ce retour momentané à la vie à ce qui a lieu chez certains animalcules desséchés, qui sont animés de mouvements alors que l'eau et la chaleur les pénètrent.

qui, plus tard, fut le résultat d'un défaut absolu de
l'abord du sang dans les vaisseaux du cerveau, dû à ce
que la faible proportion de ce liquide qui circulait
encore ne pouvait, à cause de son peu de volume et
de la faiblesse du cœur, surmonter l'influence de la
pesanteur et être lancé dans l'encéphale.

**323. Extrême utilité, dans la syncope, de tenir la tête plus ou moins
abaissée.**

Que de fois, depuis cette époque, soit en ville, soit à
l'hôpital, dans l'agonie par défaut de sang et par faiblesse du cœur, ne suis-je pas parvenu, en tenant
abaissée, ou de niveau avec le corps, la tête du mori-
bond, à retarder de quelques minutes et même de quelques heures la terminaison fatale ! Dans combien de
cas, chez des femmes atteintes de pertes utérines, surtout à la suite de l'accouchement, ou chez des hommes
qui avaient perdu beaucoup de sang, n'ai-je pas remédié ainsi aux éblouissements, aux vertiges, à la perte
de connaissance, aux convulsions même, etc., qui
étaient dus au défaut d'abord du sang vers le cerveau !
Que de fois le moyen si simple dont il vient d'être parlé
n'a-t-il pas contribué à conserver la vie des malades ou
de nouvelles accouchées ?

C'est donc une loi en thérapisme, et une loi absolue,
que de maintenir de niveau avec le tronc et parfois
abaissée, la tête des malades qui perdent ou qui viennent de perdre une grande proportion de liquide sanguin. Cette proposition est tout aussi applicable au cas

d'hypémie (peu de sang) survenue à la suite des pertes de liquides causées par la diarrhée, les sueurs, la nourriture insuffisante, l'abstinence, etc., que dans ceux où une hémorrhagie a fait un vide dans les vaisseaux. Telle jeune fille qui, dans une soirée, *se trouve mal;* telle femme enceinte chez laquelle le sang, se portant vers le produit de la conception, cesse d'être suffisamment dirigé vers la tête ; tel malade exténué par un régime trop sévère qu'on lui a fait ridiculement tenir ; tels hommes qui se nourrissent mal ou ayant éprouvé des privations, sont atteints de vertiges, de tintement d'oreilles, de nausées, de tendance à l'évanouissement, etc., ne devront être soumis, pour ces accidents, à des moyens pharmaceutiques et surtout à des saignées, que si l'on a essayé d'abord de faire disparaître les symptômes dont il s'agit par une position convenable de la tête.

321. Moyen simple de distinguer la syncope de la congestion cérébrale et de l'apoplexie.

L'étude et la constatation des faits qui viennent d'être exposés m'ont conduit à trouver, dans la position de la tête par rapport au corps, un moyen physique précieux pour distinguer les cas de congestion ou d'hémorrhagie cérébrale de ceux où il s'agit du défaut d'abord du sang vers le cerveau (1).

Quand un malade, *pâle ou non,* mais qui ne présente

(1) Mémoire sur le diagnostic de la syncope et de l'apoplexie dans le procédé opératoire, n° 444.

pas cette coloration de la face, cette turgescence des
vaisseaux, cette rougeur des capillaires, cette énergie
du pouls de l'avant-bras et surtout du cœur, qui ne
permettent pas de se méprendre sur le fait d'une congestion vers la tête; quand, dis-je, il arrive que ce
malade est atteint d'éblouissement, de tintement d'oreilles, de vertiges suivis de nausées, de vomissements, de
troubles dans l'intelligence, et *même de mouvements
convulsifs*, il convient de faire placer, *pendant quelques
instants*, la tête sur un plan situé plus bas ou au moins
placé de niveau avec celui des autres parties du corps.
S'il s'agit, chez cet individu, d'une absence de sang
vers le cerveau, presque à l'instant même les accidents
se dissipent.

325. Élévation du bras suivie de l'affaiblissement du pouls, faisant
voir qu'un malade a peu de sang ou que les battements du cœur
ont peu d'énergie.

Pour bien constater, sur un malade présumé atteint
de congestion cérébrale, que la faiblesse de la circulation et les autres accidents sont dus au peu de sang
contenu dans les vaisseaux, il suffit de palper l'artère de
l'avant-bras dans diverses positions de celui-ci. S'il
arrive qu'étant située horizontalement, cette artère ne
donne pas une sensation de résistance; puis, si l'on
élève le bras de telle sorte que la main soit placée plus
haut que la tête, et si alors le pouls radial disparait, on
a ainsi la preuve que la circulation est très-languis-
sante, que les vaisseaux sont presque vides, ou que

l'action du cœur n'est pas assez énergique pour porter le sang jusqu'au cerveau. Cette remarque est applicable à beaucoup d'autres cas d'affections dans lesquelles le médecin, conservant des doutes sur les proportions de liquides contenus dans l'appareil circulatoire, ou sur la force des contractions cardiaques, veut dissiper toute incertitude à cet égard.

326. Moyens rationnels à employer dans le cas de ramollissement du cerveau, de la moelle (encéphalo ou myélomalaxie) et dans la paralysie générale.

Sous le nom de ramollissement du cerveau et des centres nerveux, on a désigné des cas très-divers et qui se rapportent à des affections aiguës ou chroniques différentes les unes des autres. Parmi ces affections, il en est d'inflammatoires, et il n'entre pas dans mon plan d'en parler ici. D'autres, au contraire, sont très-lentes dans leur marche, et on les a souvent étudiées sous le nom de paralysie générale. Ces déplorables lésions sont presque toujours abandonnées à elles-mêmes, parce que les médecins les plus habiles savent bien que les excitants de la peau, les exutoires, les traitements pharmaceutiques, sont, dans de tels cas, entièrement dépourvus d'efficacité.

Les symptômes dont il s'agit, souvent en rapport avec une vieillesse anticipée (il est des gens qui sont vieux dans le jeune âge), d'autres fois consécutifs à des états pathologiques dont l'aliénation mentale est l'expression, consistent très-fréquemment en une véritable hypotrophie des éléments constituants du névraxe, et ils peuvent être heureusement ralentis dans leur marche funeste, ou combattus avantageusement par des moyens tirés de l'hygiène. Des faits assez nombreux ont démontré pour moi la réalité de cette proposition.

327. Matière nerveuse donnée comme aliment aux malades atteints d'hypotrophie névraxique.

Quand un organe se nourrit mal, il diminue de volume; c'est ainsi que l'abstinence et l'alimentation insuffisante sont suivies d'hypotrophie. Quand les matériaux qui entrent dans la trame organique ne se trouvent pas en assez grande proportion dans le sang pour la nourrir, il faut bien qu'elle dépérisse; c'est d'après ces faits ou ces idées que l'on donne une nourriture abondante, et composée surtout de chairs saignantes, aux gens dont les muscles sont exténués. La fibrine, en effet, bien que modifiée par les organes digestifs, ne peut être inutile pour rétablir des gens atteints de marasme musculaire. D'un autre côté, il est incontestable, comme nous l'avons vu, que le phosphate de chaux est une substance très-propre à rendre aux os leur solidité, etc. Or , très-probablement, une nourriture principalement composée de matière nerveuse provenant du cerveau, de la moelle ou des nerfs d'animaux, de laitance de poisson a quelque chance d'être utilement administrée dans le ramollissement de la trame névraxique. Ces aliments contiennent évidemment les mêmes principes organiques que ceux qui entrent dans la composition chimique des

parties névriques atrophiées. Or, s'il est vrai, comme
Dumas et Liebig l'ont admis, que la graisse et que les
huiles dont on fait usage comme nourriture fournissent
au moins une partie des substances adipeuses qui entrent dans la composition de l'homme et des animaux,
il y a tout lieu de penser qu'une alimentation formée
en grande partie de matière nerveuse peut mieux réparer le névrosystème hypotrophié que toute autre
espèce de nourriture.

*Je ne pense pas, à coup sûr, que la matière nerveuse
ingérée puisse aller de toute pièce réparer un encéphale
profondément lésé dans sa structure intime,* et que des
vaisseaux, des fibres, des cellules, des tubes, détruits
dans cet organe, puissent se reformer sous l'influence
de matériaux nutritifs analogues à ceux qui, primitive-
ment, avaient constitué la structure encéphalique ;
mais soit qu'il s'agisse de retarder l'émaciation successive des parties qui s'atrophient, soit que l'on cherche à arrêter ce mouvement d'exténuation, *rien n'est
plus raisonnable que de donner aux malades atteints de
ramollissement chronique du névraxe, des aliments qui
recèlent plus que d'autres les matières entrant normalement dans la composition de cet important organe.*

Il faut que certains critiques plus que malveillants
n'aient pas lu ou aient voulu oublier ces annotations
pour avoir attaqué d'une façon qui leur a fait plus de tort
qu'à moi-même, l'emploi de la matière nerveuse dans
les cas de ramollissement du cerveau ou de la moelle ;

ces gens-là qui, très-probablement ne craindraient
pas de proposer un affreux poison : le phosphore, pour
tonifier des gens affaiblis, ne savent donc pas que la
matière cérébrale en contient sous une forme et à un
tel état qu'il peut, sans aucun danger, être donné comme
nourriture.

328. Régime, exercice, éducation dans la névraxo-malaxie ou ramollissement de l'axe nerveux.

Mais quand la matière nerveuse, donnée comme aliment, n'aurait pas une utilité en rapport avec sa trame
organique et ses éléments spéciaux, elle en aurait au
moins comme substance nutritive. C'est, en effet, au
moyen d'un régime animal et réparateur, joint à un
exercice proportionné aux forces et augmenté graduel-
lement; c'est en cherchant journellement, par l'éducation, à rendre la volonté plus active au point de vue de
son influence sur le mouvement musculaire et sur les
fonctions intellectuelles, que l'on peut obtenir quelques
succès dans les cas d'encéphalo ou de myélo-malaxie
(ramollissement du cerveau ou de la moelle). Des douches et des courants électriques, dirigés vers les nerfs
et les muscles des membres affaiblis, peuvent aussi
concourir à améliorer la position des malades atteints
de paralysie générale. Les propositions que je viens
d'émettre ne sont pas des théories gratuites : elles ont
été consacrées, dans ma pratique, par les heureux
résultats que j'ai obtenus, chez quelques malades,
d'une médication analogue à celle qui vient d'être exposée.

329. Troubles dans l'exercice de l'intelligence (dyspsychismie-anomopsychismie). Délire, folie ou aliénation mentale.

A Dieu ne plaise que je veuille agiter dans cet ouvrage la grande question philosophique relative à l'âme et à ses rapports dans l'encéphale.

Que le principe qui nous anime et auquel convient si bien le mot psychatome, soit, comme je l'admets (1), le point de départ de toute organisation, que l'on suppose au contraire que les facultés intellectuelles soient les résultats d'une action primitive de l'organisme, du système nerveux et de la matière (ce qui me paraît inacceptable), toujours est-il qu'il faut bien convenir que le cerveau est tellement lié à la manifestation de la pensée que les plus légères lésions dont il est atteint sont suivies de modifications considérables dans l'intelligence. C'est ce que l'étude du délire et de l'aliénation mentale ne permet pas de mettre en doute.

Il est fort difficile de distinguer le délire de l'*aliénation mentale, qui n'est en définitive qu'un délire prolongé* (2).

On a voulu assigner pour caractère au délire d'être accompagné de fièvre, ainsi qu'il en arrive dans les affections dites fièvre typhoïde, variole, etc; mais on

(1) *Dieu, l'âme et la nature*, poëme par M. Piorry, 1856. Une seconde édition de cet ouvrage paraîtra en 1868. Elle sera précédée d'études philosophiques, et suivie de quelques autres productions littéraires.

(2) Mémoire sur le délire lu à l'Académie de médecine, par M. Piorry, sur la folie et le délire.

a oublié alors que l'altération du sang que causent l'alcool, l'opium, le haschich, la jusquiame, etc., donnent
lieu à un trouble intellectuel dit *délire*, sans qu'aucun
phénomène fébrile se manifeste, et qu'il en arrive ainsi
pour les aberrations d'idées qui parfois ont lieu à la
suite : soit du défaut de sang, de l'abstinence, de l'asphyxie incomplète ou hypoyémie; soit de l'empoisonnement du sang par les gaz du charbon en combustion;
soit des impressions morales et des passions portées à
un degré extrême.

Ce n'est pas davantage le défaut de lésions anatomiques qui différencie l'aliénation mentale du délire;
car, des deux côtés, tantôt on peut constater l'existence de modifications organiques, et tantôt on est
inhabile à prouver matériellement leur présence. Cette
dernière proposition, dont on ne peut révoquer en
doute l'exactitude, n'implique en rien l'idée que de
telles lésions font réellement défaut; la raison veut
même qu'elles existent dans le cas où l'on ne les rencontre pas. D'ailleurs, depuis que le microscope a
permis de mieux étudier l'encéphale, il y a fait trouver
des altérations de structure dans certains cas où,
jusqu'alors, on n'avait constaté aucune modification
morbide dans la trame de l'axe nerveux ou névraxe.

L'aliénation mentale, en définitive, n'est donc, encore
une fois, qu'un délire prolongé, et ne peut guère en être
séparée par des caractères tranchés. Ce qui va suivre
est en très-grande partie applicable à l'un et à l'autre
de ces états de l'intelligence.

330. Les médicaments ne remédient pas directement au délire ou à la folie.

Ce n'est pas par des médicaments que l'on remédie directement au délire, et il n'y a pas d'agent spécial par lequel on puisse utilement le combattre ; mais, comme certaines substances, portées par le sang vers l'encéphale, agissent à la façon des poisons et troublent ainsi l'intelligence, il se peut faire qu'en rejetant ces poisons au dehors, en modifiant leur composition, en les décomposant, en détruisant ainsi la cause matérielle qui, blessant le cerveau, amène le délire, on fasse cesser celui-ci. C'est dans cette intention, sans doute, que beaucoup de médecins ont recours, dans le narcotisme causé par l'opium, la belladone, le datura, le hacshich, etc., à divers agents dont les effets thérapiques, dans de tels cas, ne sont pas bien démontrés. Souvent le succès dont leur emploi est suivi peut être rapporté à l'eau qui leur sert de véhicule.

Cette eau, en effet, pénétrant dans la circulation, entraîne hors de la trame encéphalique, l'agent toxique qui la modifiait d'une manière funeste. C'est donc encore dans ce genre d'empoisonnement, comme dans ceux dont les autres organes sont le siége, à un moyen bien simple, je veux dire à l'administration de l'eau en abondance donnée en boisson, en injections, en bains, en vapeur, qu'il convient surtout d'avoir recours.

331. Utilité de l'ammoniaque dans le délire de l'ivresse et dans le *delirium tremens*.

Les réflexions qui précèdent et qui sont relatives à la destruction ou à la modification de la cause matérielle du mal, sont en partie applicables au délire de l'ivresse (état aigu) et à cette aliénation mentale avec tremblement musculaire qui a reçu l'absurde nom de *delirium tremens* (état chronique). L'agent chimique qui produit ces deux séries de phénomènes n'est autre que l'alcool, et l'action toxique de celui-ci sur l'encéphale est combattue avec succès par l'ammoniaque, administrée à la dose de 10 à 20 gouttes dans une verrée d'eau, ou par l'acétate d'ammoniaque donnée dans les proportions d'un gramme dans le même véhicule. *C'est une chose remarquable que de voir la promptitude avec laquelle se dissipe l'ivresse* (alcocéphalie) *alors que l'on a fait prendre au misérable qui en est atteint, le médicament dont il s'agit*, médicament dont il est bon de renouveler la dose à quelques minutes de distance.

J'ai réussi, par ce moyen inoffensif, et d'une manière vraiment remarquable, dans plusieurs cas de délire chronique avec ou sans troubles de locomotion, et qui me paraissaient dus à l'action de l'alcool.

332. Cas d'encéphalie alcoolique guérie promptement par l'ammoniaque.

La première fois que j'obtins un résultat aussi heureux fut celui du baron de X..., qui me fut recommandé par le prince de la M. X.... était, depuis huit jours, dans un état comateux ou dans un délire furieux; ses membres se livraient à des mouvements désordonnés. On le croyait atteint d'une méningo-encéphalite, et d'abord mon opinion ne différa pas de celle des autres médecins; mais ayant eu connaissance des excès d'alcool auxquels le malade se livrait habituellement, je proposai l'emploi d'une boisson avec addition d'ammoniaque, et ce conseil fut suivi. Quelques heures après, le délire ou plutôt l'aliénation mentale et le tremblement musculaire avaient complétement cessé pour ne plus reparaître.

Depuis lors, à l'hôpital ou dans ma pratique particulière, j'ai eu recours, dans un très-grand nombre de cas analogues, au même traitement, et des succès rapidement obtenus en ont été la suite. Espérons que le temps et l'expérimentation feront découvrir des agents d'une utilité semblable pour remédier aux accidents cérébraux causés par les autres poisons narcotiques.

On a proposé de guérir l'empoisonnement par un narcotique au moyen d'une intoxication avec un autre narcotique : c'est là une de ces idées bizarres que la clinique ne consacre pas.

333. C'est la cause physiologique et la lésion anatomique que, dans le délire, il faut avant tout combattre.

Pour remédier à la plupart des aberrations morbides de l'esprit, qu'elles soient aiguës ou qu'elles soient chroniques, c'est, d'une part, la cause qui les a pro—

26

duites et les entretient, et, de l'autre, la lésion organique qui leur donne lieu, qu'il s'agit de faire cesser
ou de détruire.

334. Agents toxiques causant le délire. Traitement dans de tels cas.

Le délire, dans les maladies aiguës, est souvent le
résultat de l'action d'un agent toxique qui blesse le
cerveau. Il en est ainsi dans la variole, dans la rougeole, etc. On ne connaît aucun contre-poison des
virus ou des agents animés qui causent ces maladies ; en
conséquence, il n'y a ici aucun conseil à donner autre
que ceux qui ont trait à la curation du délire produit
par les narcotiques (page 455).

Les phénomènes cérébraux qui se manifestent dans
les affections dites typhoïdes, sont, en général, les résultats de l'action de l'agent septique (septiose). Or, la
rénovation de l'air, les boissons abondantes, peut-être
les inspirations d'iode ou de chlore, sont alors les médications les plus indiquées, et ce sont encore là des
moyens presque hygiéniques.

Quand le foyer des matières putrides qui empoisonnent le sang et, par suite, font délirer, est dans l'intestin ulcéré et rempli de matières fécales, évidemment il
faut, par des purgatifs et des irrigations anales, faire
évacuer ces matières.

L'abstinence prescrite par le médecin ou exigée par
les symptômes, et à laquelle les malades atteints de ces
affections sont souvent soumis, le défaut de sang (hypémie), qui rend la circulation encéphalique peu active,

sont souvent les causes de l'espèce de délire auquel on
a donné le nom de typhomanie. Dans de tels cas, ce
sont les aliments réparateurs, des doses modérées
d'excellent vin, sur lesquels il faut le plus compter;
cette proposition est éminemment applicable aux aliénés très-affaiblis et dont le délire est entretenu par la
faiblesse due à l'hypémie, etc., etc.

Les causes morales, c'est-à-dire les sensations, les
impressions, les passions, les événements de diverses
sortes qui viennent à frapper l'intelligence, peuvent
produire des délires momentanés ou l'aliénation mentale. Il est évident ici que le principal moyen thérapique est de soustraire le malade à l'action de ces
causes puissantes. De là l'extrême avantage, dans
beaucoup de cas, de l'isolement et même de la séques-
tration. Je ne puis insister sur les détails que compor-
terait ce sujet; mais il n'est pas douteux que les médicaments ne soient ici que des moyens très-accessoires,
et que l'éloignement des circonstances sous l'empire
desquelles le mal s'est déclaré est, dans des cas semblables, la précaution la plus utile à prendre

335. Délire ou folie dont les causes matérielles existent dans le cerveau et dans les autres parties de l'axe nerveux.

Le délire ou l'aliénation mentale sont, dans bien des
cas, les résultats d'une *cause matérielle appréciable* qui
tantôt existe dans l'encéphale lui-même, tantôt dans les
organes autres que le névraxe. C'est ainsi qu'à la suite
des inflammations des membranes du cerveau, surtout

alors que le mal a son siége vers la voûte du crâne, survient un *trouble aigu des facultés intellectuelles,* trouble qui s'élève quelquefois jusqu'à la fureur, et qui rend le malade si déraisonnable, qu'il se précipite par la fenêtre, veut se pendre, cherche à assassiner ses gardiens ou même ceux que d'ordinaire il aime le plus. De tels cas exigent évidemment un traitement éner· gique, dont l'exposé ne rentre pas dans le cadre de cet ouvrage, et ce traitement se compose : 1° de celui qui remédie aux causes de l'inflammation cérébrale ; 2° de celui qui convient contre cette phlegmasie elle-même. On n'a que trop souvent, dans les hôpitaux, l'occasion de constater, sur les cadavres, les causes matérielles d'un tel délire, et la médecine fondée sur la diagnose parvient quelquefois à les reconnaître pendant la vie.

À l'état chronique, on voit des aliénations mentales être la conséquence de troubles circulatoires à marche lente (stases sanguines, congestions, etc.), d'épaississements, de couches plastiques développées dans les membranes du cerveau, de ramollissements superficiels entourant ou non des kystes hémorrhagiques, de dégénérescence ou de tumeurs variées dont cet organe est le siége. Dans ces cas malheureux, les moyens simples, autres que ceux qui ont été indiqués (page 432) et qui ont trait à la position du malade, réussissent peu. Toutefois, une alimentation réparatrice, principalement composée de viandes, de gelées, *et surtout de substance nerveuse, l'albumine de l'œuf (qui entre en si grande proportion dans la composition du névraxe),* m'ont paru avoir, dans le ramollissement encéphalique causant la démence, une efficacité réelle. J'ai pu même, par des exercices gymnastiques, en faisant marcher par des pas de plus en plus grands, améliorer le mouvement. J'ai même rendu à la langue un peu d'énergie alors que des aliénés paralytiques, d'après mes conseils, avaient, pendant un certain temps, inutilement cherché à exercer cet organe.

336. Aliénations mentales causées par des lésions autres que celles du cerveau.

Des lésions de parties autres que le cerveau donnent quelquefois lieu au délire ou à l'aliénation mentale. L'explication de semblables faits est loin d'être facile et doit varier suivant la partie affectée et l'espèce d'altération organique qui sont les points de départ des accidents.

337. Troubles de la vue et de l'ouïe suivis de délire.

A la suite de modifications variées survenues dans l'état physique de l'oreille, se déclare fréquemment un tintouin, un bourdonnement, qui, pendant le sommeil, provoquent des rêves pénibles, et, pendant la veille même, si de telles sensations se prolongent, sont suivis d'*hallucinations*. Or, ces rêves, ces hallucinations, comme celles dont les troubles de la vue sont parfois les causes physiologiques, sont, chez les gens prédisposés, et surtout chez les personnes faibles d'esprit et impressionnables, des causes réelles de délire. Les

26.

aliénés de ce genre sont d'autant plus enclins à déraisonner que les tintements d'oreille, les altérations de la vue qui persistent, leur font croire à la réalité des faits que leur imagination leur fait supposer exister. Dans de tels cas, c'est donc par des sensations dues à des causes anatomiques que l'aliénation mentale se déclare et persévère. Il est évident que, dans ces mêmes cas, pour guérir la folie, ce sont les troubles organiques et physiologiques qui causent le mal qu'il s'agit surtout de faire cesser.

338. Délire pendant la fièvre de lait.

Ailleurs, une femme délire à la suite de la fièvre de lait et des modifications matérielles qui surviennent soit dans la glande mammaire, soit dans la composition du sang par la présence de quelques principes du lait, soit encore dans la trame organique des ovaires ou de l'utérus. Ce qu'il convient de faire ici, c'est de remédier, autant que possible, à l'état des parties dont la structure et les fonctions sont altérées; c'est encore d'avoir habituellement recours à quelques purgatifs doux et inoffensifs, à l'effet de combattre sa galactémie (page 169), que l'on pourrait supposer être la cause primitive de l'encéphalie; mais ce qui réussit le mieux, c'est, il faut l'avouer, d'attendre avec patience (en préservant les malades contre les accidents auxquels expose le délire de la fièvre de lait) que les organes mammaires et génitaux reviennent peu à peu à leur état normal.

339. Délire ou folie, suites d'affections intestinales.

Esquirol avait pensé qu'un déplacement de l'intestin dit colon transverse, pouvait causer la manie. L'observation ultérieure n'a pas vérifié cette assertion; mais ce qui est plus positif, c'est que la présence habituelle des matières dans la dernière portion du tube digestif dispose aux idées tristes, et qu'il est de règle pratique d'avoirs recours, chez les aliénés, à des évacuants et à des lavements purgatifs, ce qui contribue à les soulager et à les guérir.

340. Délire ou folie, suites de maladies de la rate et des fièvres intermittentes.

On voit souvent survenir, lors des fièvres intermittentes, un délire aigu, porté, parfois, jusqu'à la manie. Dans les affections chroniques de la rate, la raison est dans certains cas, altérée; ici, c'est presque toujours d'une façon périodique que l'aliénation mentale se manifeste par accès. Dans l'un et l'autre cas, c'est évidemment à cette même rate qu'il faut rapporter la cause organique du trouble de l'esprit. J'ai plusieurs fois remédié, d'une manière presque subite, à la folie, en administrant aux malades 1 gramme de sulfate de quinine dissous dans 30 grammes d'eau acidulée avec 4 gouttes d'acide sulfurique. C'est qu'alors j'avais constaté, chez ces aliénés, une augmentation plus ou moins considérable dans le volume de la rate (splénomégalie). J'ai longtemps eu sous les yeux un jeune malade

de Puerto-Ricco, qui dans la maison de mon confrère
et ami M. le docteur Rota, rue de Picpus, n° 90, fut
guéri en très-peu de jours, par le sulfate de quinine,
d'une manie périodique survenue à la suite de fièvres
d'accès contractées en Amérique. La rate, volumineuse,
reprit son état normal.

Parmi les cas de ce genre, je citerai surtout celui qui
se rapporte à l'un de mes élèves et confrères, devenu
depuis l'un de mes meilleurs amis, et qui, depuis un mois,
délirant toutes les nuits, d'une manière très-violente,
présentait une rate de 9 centimètres. Je le soignai
dans la maison de M. Pinel neveu, alors à Chaillot. Le
malade fut rendu à la santé vingt-quatre heures après
le jour où, sous l'influence du sulfate de quinine,
cet organe avait repris son état normal. M. le docteur X..., depuis quinze ans, jouit de la meilleure santé
physique et morale, et habite une ville voisine de
Paris, etc.

Dans mon opinion, il arrive, dans des cas de ce
genre, qu'il se porte de la rate vers le cerveau une oscillation nerveuse (névropallie) analogue à celle qui
constitue le frisson fébrile, et que cette oscillation parvenue aux organes des sens et à l'encéphale, cause
ainsi le délire, qui disparaît quand l'organe splénique
cesse d'être malade.

341. Délire et folie, suites d'attaques d'épilepsie et d'hystérie.

C'est de cette façon encore que, dans le mal dit
épilepsie, le point de départ des accès *véritables* est

évidemment la rétine ou membrane interne de l'œil,
et bientôt survient le délire. Ces accidents paraissent résulter d'une névropallie (oscillation nerveuse) partant de
ce même point et s'étendant par le nerf optique vers la
base du cerveau aux tubercules quadrijumeaux et à la
moelle allongée. On voit alors survenir, par l'extension de cet état morbide aux autres parties de l'encéphale, un assoupissement, puis un trouble de la raison,
qui, plus tard, persiste et est suivi d'une aliénation
mentale. Des faits du même genre ont encore lieu dans
l'hystérie, avec cette différence que la névropallie primitive part ici de l'angiove (appareil génital) pour de
là se porter vers l'encéphale. Bientôt je vais encore dire
quelques mots sur les névropallies. Ce qu'il importe
d'établir actuellement, c'est que, pour remédier à des
aliénations mentales de cette sorte, il faut commencer
par prévenir, ou du moins par éloigner les attaques
épileptiques ou hystériques. Voici deux faits remarquables à l'appui de cette proposition.

342. Guérison momentanée d'une aliénation mentale obtenue par
l'éloignement et par la palliation d'attaques d'épilepsie.

Un jeune artiste du Conservatoire, qui avait sur le
violon un remarquable talent et dont l'intelligence était
du reste assez peu développée, éprouva des attaques
d'épilepsie commençant par un éblouissement, un ver-
tige, dus à une névropallie névrommique, c'est-à-dire
à des oscilliations de la rétine et du nerf optique. Elles
étaient caractérisées par un regard fixe, une chute

précédée d'un cri, la perte de connaissance, les convulsions, l'écume à la bouche, la morsure de la langue, le
coma, l'oubli complet de ce qui avait eu lieu pendant
l'accès, et bientôt par le délire. Le mal revenait d'abord
à des distances assez éloignées, et l'altération de la
raison persistait peu; après un certain temps, les attaques se rapprochèrent, et d'une telle façon, que tous
les deux jours un nouvel accès survenait; chacun d'eux
durait dans son ensemble plus d'une heure, et parfois il
y en avait deux par jour; alors le trouble de la raison
persista entre chaque attaque, et le malade *devint complétement aliéné et parfois furieux.* Ayant remarqué
que les accès se reproduisaient presque constamment
aux mêmes heures et d'une façon périodique (je ne te-
nais pas assez de compte à cette époque du volume de
la rate pour l'examiner), j'administrai en une seule
fois, un gramme de sulfate de quinine dissous dans
l'eau acidulée par l'acide sulfurique, et, chaque jour,
pendant plusieurs semaines, ce médicament fut administré. En même temps, je fis éviter tout travail des
yeux. Presque immédiatement les attaques s'éloignèrent, et bientôt, elles ne se reproduisirent plus que tous
les huit ou quinze jours; alors le délire cessa, l'intelligence redevint très-lucide, et pendant plusieurs semaines il en fut ainsi; mais les accès ne tardèrent pas à se
rapprocher de nouveau, et alors les délires qui sui-
vaient chacun d'eux se continuèrent jusqu'à l'attaque
suivante. Le mal, ne cédant en rien à diverses médications, l'aliénation mentale reparut avec persistance,

et il fallut placer le malheureux artiste dans une maison consacrée au traitement de la folie.

Chez une femme *en démence* (hypopsychismie), atteinte d'attaques d'hystérie épileptiforme des auteurs, j'obtins, il y a bien des années, des résultats analogues. Sous l'influence de l'éloignement des accès, la raison se rétablit presque complétement ; mais lorsque, depuis un mois, elle était dans le meilleur état, une entrevue avec son mari ramena le retour des attaques et la perte à tout jamais de la raison.

343. États organopathiques du cerveau troublant la raison.

On naît sans doute avec des prédispositions à la folie ; tel ou tel état anatomique, telle ou telle modification de structure, de volume, de forme, survenus dans l'encéphale, etc., influent considérablement, ainsi que Gall et les physiologistes modernes l'ont démontré, sur les inclinations, les goûts, les aptitudes, le caractère, etc., de l'homme et des animaux (1).

L'expérience journalière prouve la vérité de ces propositions ; et quand la présence de l'alcool, du hachich, de l'opium dans le sang, agissant sur le cerveau ou sur telle partie de l'encéphale, modifient avec tant de force les déterminations instinctives, intellectuelles et affectives ; quand une hémorrhagie, des ramollissements encéphaliques ou des altérations organiques qui les

---

(1) J'ai cherché à démontrer ailleurs que les animaux sont, en effet, sujets aux mêmes passions que les hommes. Voyez mon poëme sur *Dieu, l'âme et la nature*.

suivent, lésions dont l'étendue est très-peu considérable, émoussent la sensibilité, ôtent l'énergie, rendent
pleureur ou irascible, détruisent la mémoire, annihi-
lent la volonté, etc., il est impossible de mettre en
doute que les changements matériels survenus dans le
cerveau puissent porter une atteinte énorme aux facultés intellectuelles, et partant à la raison.

**344. Certaines impressions morales agissent avec force sur les aliénés
et sur les gens en délire.**

D'un autre côté, la clinique prouve aussi que, sous
l'influence de causes morales, telles qu'un discours fortement accentué, des représentations faites ou des ordres donnés avec autorité, on agit sur les gens qui dé-
raisonnent, et cela soit à l'état aigu (délire), soit à
l'état chronique (folie). Il faut donc en conclure que
l'on peut agir utilement sur les aliénés en s'adressant
directement à l'intelligence, ce qui ne peut se faire
sans la médiation des organes des sens. Que de fois,
en effet, ne m'est-il pas arrivé, au grand étonnement
des élèves, de faire cesser brusquement le délire de fébricitants, délire que rien, depuis bien des heures,
n'avait pu calmer, en leur parlant à voix très-haute et
en leur donnant avec autorité l'ordre de se taire!

Je n'agissais pas autrement, et je ne réussissais pas
moins, ainsi que cela m'est arrivé bien des fois dans
des réunions ou des rassemblements qui se livraient à
des emportements ou à des passions violentes. *L'influence d'un homme à volonté énergique, exercée sur des*

*individus ou sur des masses, est grande et prouve, à n'en
pas douter, que, dans la curation des troubles de l'esprit,
il faut largement tenir compte de l'action exercée par la
parole et par l'autorité de la raison sur l'intelligence de
l'aliéné.*

345. Ce n'est pas en général par les médicaments que l'on peut combattre le délire et l'aliénation mentale (p. 455).

Les considérations et les inductions pratiques précédentes ont dirigé, depuis longtemps, la conduite des
médecins aliénistes dans la curation de la folie. En
vérité, on ne peut guère compter sur les médicaments
alors qu'il s'agit de ramener un fou à la raison. Les
purgatifs exercent sans doute, par l'évacuation des
matières (car la constipation dispose à la tristesse), une
influence heureuse sur la disposition de l'esprit ; mais
c'est peut-être plutôt en enlevant une cause de malaise
que par une autre action que ces substances ont de
l'utilité. L'ellébore, *fût-ce celui d'Anticyre, célébré par
les poëtes anciens,* a été abandonné, et il en a été ainsi
de beaucoup d'autres drastiques. Les prétendus antispasmodiques, les narcotiques, n'ont qu'une efficacité
temporaire ; bientôt rejetés au dehors par l'urine, ces
remèdes n'ont qu'une bien faible influence sur le délire
et la folie (1).

Je ne pense pas qu'un médecin de notre temps, mal-

(1) Voyez mon Mémoire sur le délire et la folie, lu à l'Académie
impériale de médecine et publié dans son Bulletin.

27

gré les excentricités de tant de gens, propose un
spécifique contre l'aliénation mentale. D'ailleurs, j'ai
établi avec beaucoup de soin, dans mon *Traité de médecine pratique*, t. VIII, numéros 12,321 et 12,386, la
pathologie et le thérapisme des troubles de l'intelligence,
si variés et si nombreux, auxquels on a donné le nom
de folie ou aliénation mentale; et je me garderai bien
d'entrer ici dans de plus grands détails sur ces importants sujets.

**346. Influence d'une bonne éducation pour prévenir l'aliénation men-
tale.**

Je ferai seulement encore une remarque relative
à l'influence très-grande que peut avoir l'éducation
soit sur le développement de la folie, soit sur sa guérison.

Tels parents qui cèdent au caprice de leurs enfants,
qui ne savent pas y résister, qui les adulent sans mesure, qui flattent leurs petites passions, etc., ne savent
pas ce que leur faiblesse ménage à ces jeunes êtres et
à eux-mêmes de chagrins pour l'avenir! Ils ne voient
pas que ces petites colères dont ils rient deviendront
plus tard des accès de fureur; que les désirs impérieux,
à trois ans, seront, à vingt et un, de la tyrannie; que
ce petit espiègle, qui accapare pour lui seul le gâteau
ou le joujou qu'on lui donne, sera, à trente ans, égoïste,
ingrat, avare et oublieux de ses parents; ils ne savent
pas que, s'il existe la moindre prédisposition fâcheuse,
que si les événements secondent celle-ci, ces enfants,

devenus des hommes, seront des aliénés de la pire
espèce, ou, au moins, que leur détestable caractère
fera le malheur de tous ceux qui auront des rapports
habituels avec eux. Ces petits défauts du très-jeune âge
grandiront avec les organes et feront avec le temps, si
l'on n'y remédie, de mauvaises passions ou de déplorables vices.

347. Moyens à employer contre l'aliénation mentale dont on ne connaît
pas la cause organique.

C'est à l'hygiène bien entendue, c'est à la philosophie
qu'il faut demander les moyens de rémédier à l'a-
liénation mentale qui n'est pas causée et entretenue
par les causes organiques appréciables. Le plan de
cet ouvrage ne comporte pas les détails qu'exige ce
grave sujet.

348. Névrose, épilepsie, hystérie, tétanos, rage, etc.

Est-il quelques moyens simples, quelques médications hygiéniques par lesquels on puisse combattre,
prévenir ou pallier certaines affections, en très-grande
partie encéphaliques ou myéliques, auxquelles on a
donné le nom de névroses, telles que l'épilepsie,
l'hystérie, le tétanos et la rage? Pour résoudre cette
question, il est indispensable de remonter à la théorie ou pathogénie des phénomènes névriques dont il
s'agit.

On a appelé névroses des troubles de sensations, de
mouvements, d'intelligence, qui se manifestent pen-

dant la vie, sans que l'on ait pu constater de lésions cadavériques qui soient assez constantes pour expliquer la production et la succession de ces accidents. Je viens de me servir du mot *cadavérique*, et non pas de l'adjectif *anatomique*, parce que, si la mort n'a pas permis de reconnaître dans ces cas des altérations de structure, au moins pendant la vie il a été souvent facile d'en déterminer la présence, et que l'analyse et l'interprétation des symptômes de ces affections complexes conduisent à les faire admettre comme positives.

De ce qu'une lésion, une modification dans les tissus ne persiste pas; de ce qu'elle est passagère, momentanée, elle n'en est pas moins matérielle et organique; car les vibrations *moléculaires* qui donnent lieu, soit au son, soit au frémissement électrique, soit à la lumière, bien qu'étant seulement temporaires, sont à coup sûr des phénomènes physiques et essentiellement matériels.

349. Idée du névrisme, du névropallisme et des oscillations physiologiques.

Or, des recherches extrêmement nombreuses et des plus variées, des observations multipliées recueillies pendant trente ans, m'ont conduit à penser que l'action nerveuse qui constitue la vie, le *névrisme* pour les organiciens, le biosisme pour les vitalistes, consiste dans une série, une succession d'oscillations qui, parties soit du névraxe, soit de la périphérie, se propagent par les

nerfs, en portant, dans le premier cas, vers les muscles
l'influence motrice, et, dans le second, l'action sensitive;
tandis que, dans le centre nerveux, ce même névrisme,
mis en jeu par l'agent vital (psychatome), y donne lieu
à l'instinct, à l'intelligence, à la mémoire, etc. Ces mêmes vibrations, bornées aux ganglions et aux nerfs qui
leur correspondent, constituent, dans l'hypothèse précédente, l'influence exercée par ces parties sur les organes nutritifs.

Ce n'est pas ici de la supposition de Reil, dans laquelle il comparait les nerfs à des cordes tendues et
vibrantes, qu'il s'agit; mais d'une oscillation dont les
tissus les plus mous peuvent être le siége, car l'eau,
lorsqu'elle reçoit une impulsion, s'agite en ondes successives et vibrantes.

350. L'hypothèse du névropallisme concorde avec celles qui sont relatives aux vibrations des corps inpondérables.

L'oscillation nerveuse physiologique serait donc la
vie, comme la vibration de la matière dans l'univers
serait le *mens agitat molem* de Virgile. J'aurai d'ailleurs, je l'espère, l'occasion de développer plus au long
cette pensée, et certes ce n'est pas ici le lieu de le
faire; je ne parle ici de ces idées que pour exposer
ma théorie relative aux *névropallies, qui, suivant moi,
donnent les seules explications possibles* de l'action réflexe, dès affections dites névroses, théorie qui permet
de s'élever jusqu'à leur thérapeutique rationnelle.

351. Théorie des névropallies.

Le névropallisme étant supposé être l'action vitale elle-même (1), le biosisme, les névropallies sont, dans mon opinion, des modifications pathologiques survenues dans les vibrations nerveuses, vibrations qui, comme il a été dit, se propagent : dans les nerfs du sentiment, de la périphérie vers le névraxe; dans les nerfs du mouvement, du centre vers la périphérie, et qui parcourent, dans les directions variées, les nerfs, les plexus et les ganglions nerveux nutritifs. Ces oscillations, dans une foule de cas, passent des filets du grand sympathique dans les rameaux sensitifs et moteurs; ailleurs leur direction est parfois opposée.

352. Les névroses sont des névropallies extensives ou prosasiques qui souvent s'étendent à quelque portion de l'axe nerveux, et deviennent alors des névraxopallies.

Ces névroses, ou du moins la plupart d'entre elles, consistent, d'après ce qui vient d'être exposé, dans des névropallies extensives (*prosasiques*) qui peuvent avoir pour point initial :

(1) Le tintouin que l'oreille fait entendre, l'arc bleuâtre et oscillant que l'on voit dans la migraine ophthalmique, la crampe survenant dans les muscles, la sensation de frémissement qui résulte de la compression du nerf cubital au coude, l'engourdissement qui survient aux membres placés dans une position incommode, les sensations d'oscillation que détermine un courant électrique par induction, etc.; donnent une idée juste de l'action vibratile à laquelle j'ai donné le nom de névropallisme pour désigner l'état normal, et de névropallie pour exprimer l'état pathologique.

1° Les extrémités périphériques des nerfs encéphaliques, myéliques ou ganglionnaires; et c'est de cette
façon que s'expliquent : les *auras*, c'est-à-dire ces sensations, ces mouvements, ces troubles fonctionnels qui
précèdent de quelques secondes, de quelques minutes,
de quelques heures l'épilepsie, l'hystérie, etc., et que
l'on se rend compte de la progression du mal qui, dans
le tétanos et la rage, a lieu depuis la blessure du pied
ou la morsure faite par un chien enragé, jusqu'au névraxe lui-même.

2° Les centres névriques, comme cela arrive : soit
pour les *attaques d'épilepsie (sans aura) qui semblent
provenir des tubercules quadrijumeaux ou des nerfs
optiques ;* soit pour les mouvements convulsifs et
involontaires qui, consécutivement à l'affection encéphalique ou myélique, se déclarent dans les muscles.

3° La continuité d'un nerf, ce qui est beaucoup plus
rare.

Si la névropallie persiste dans le cerveau, elle y cause
le délire, la folie, etc., et si elle est portée dans l'encéphale, la moelle ou les nerfs, à ce point qu'elle diminue
ou suspende le névropallisme (vibration nerveuse physiologique), il en résultera des paralysies, qui cesseront
lorsque la névropallie s'arrêtera ou sera transportée
ailleurs.

Telle est la théorie très-simple et tout à fait rationnelle des névropallies et des névroses, et voici quel
ques-unes des applications thérapiques très-utiles auxquelles elle conduit.

353. Moyens simples et hygièniques applicables à la curation des névroses.

Toutes les fois qu'il est possible de reconnaître le
point initial d'une névropallie extensive ou prosasique:
soit qu'il s'agisse de l'épilepsie, qui commence dans
diverses régions du corps et qui, prenant alors le nom
d'*aura*, s'étend ensuite à la membrane nerveuse de
l'œil ou nerf optique et aux tubercules quadrijumeaux,
ou de l'hystérie, qui a pour point de départ l'appareil
ovarique (angiove), y compris la portion du névro-sys-
tème qui y est affectée; soit encore du tétanos ou de la
rage, dans lesquelles des blessures ou des nerfs empoi-
sonnés par le virus rabique (sialocyniose) sont les
points de départ de l'oscillation morbide se propageant par divers filets névriques à la moelle rachidienne ou vers la tête et le pharynx; toujours est-
il que les moyens les plus propres à prévenir les
accès, et par conséquent à guérir le mal, doivent principalement agir sur les parties où commence la névropallie.

354. Moyens d'arrêter les névropallies, les auras, à leur point initial.

Il est certains cas où il est possible d'agir avec un
avantage réel sur le point initial de ces névropallies :
1° en évitant les causes dites hygiéniques qui peuvent
agir sur lui (et dans l'hystérie, c'est là le principal moyen
curatif); 2° en le modifiant, en le narcotisant par divers
agents thérapiques (et l'on parvient quelquefois, en

agissant de cette façon, à être utile dans l'épilepsie);
3° en le détruisant par l'instrument tranchant, par les
caustiques ou le fer rouge, et une telle méthode cura-
tive conviendrait peut-être contre la rage, et pourrait
peut-être heureusement être appliquée contre le tétanos.
Je n'ai à parler ici que de quelques médications hygiéniques dont j'ai tiré parti.

355. Cas remarquables d'épilepsie et d'hystérie dans lesquels la gué
rison a pu être obtenue).

J'ai été, dans deux cas, assez heureux pour prévenir
des accès ultérieurs d'épilepsie, en faisant porter par
des malades chez lesquels la névropallie partait de l'œil,
des lunettes appropriées à l'état maladif de celui-ci.
Ailleurs, j'ai réussi à éloigner des attaques analogues,
en remédiant à l'état de la rate augmentée de volume,
et qui paraissait être le point de départ d'accès analogues. Dans un cas de tétanos succédant à une fièvre
tierce présentant des redoublements chaque matin, la
lésion splénique était évidente (9 centimètres de dimension verticale); j'ai administré la quinine à haute
dose, et le tétanos cessa complétement (1). Il m'est arrivé de remédier à des attaques d'hystérie soit en faisant enlever un pessaire, soit en calmant avec des
bains, des cataplasmes, des injections, diverses souffrances de l'utérus et des ovaires, etc., etc. Dans le tétanos traumatique, il serait tout à fait raisonnable de

(1) *Traité de Médecine pratique*, n° 8,852.

27.

modifier la blessure qui a été le point de départ des accidents ; et l'expérience comme la théorie démontrent
qu'il faut, pour prévenir ces accidents, détruire la partie où existe la plaie qu'aurait empoisonnée le sialocyniose ou virus rabique (1), etc., etc.

Je ne puis qu'énoncer ici ces propositions, qui sont
largement développées dans le huitième volume de
mon *Traité de médecine pratique*, n° 12,126 et suivants.

356. Moyens d'arrêter les névropallies, les auras, dans le trajet qu'ils
font de leur point initial jusque vers le névraxe.

Quand une névropallie, quelle qu'elle soit, s'étend
de son point initial vers la portion du centre nerveux
auquel elle aboutit, il est possible, comme cela m'est
quelquefois arrivé, de l'arrêter dans sa marche ascendante, en comprimant fortement ou en refroidissant,
par une application de glace, le nerf par lequel passe
l'oscillation nerveuse. Des narcotiques très-actifs, le
chloroforme, le chlorhydrate de morphine, un courant électrique, appliqués ou dirigés sur la peau, le
sulfate d'atropine injecté au-dessous du tégument qui
recouvre ce même nerf, pourraient aussi avoir de l'u-
tilité ; mais ce n'est pas ici qu'il convient de parler de
ces médications parfois si dangereuses.

(1) Discours sur la rage, prononcé à l'Académie par M. Piorry, en
1863. Mémoire sur les névroses, dans la *Clinique médicale de la Pitié*,
page 82, etc., etc.

357. Traitement des névropallies parvenues au centre nerveux vers
lequel elles se dirigent.

Quand une névropallie, telle qu'un accès d'épilepsie
ou une attaque violente d'hystérie, est parvenue au névraxe lui-même, on ne peut guère arrêter la série d'accidents qui ont lieu, et l'on est réduit à surveiller le malade, à maintenir doucement les membres pour empêcher qu'il ne se blesse, à éviter qu'il tombe soit dans
l'eau, soit dans le feu, dans un précipice, etc., et à
modérer les contractions convulsives auxquelles il se
livre.

Les nombreux moyens de traitement dont il est ici
question ne peuvent être employés qu'avec autant de
circonspection que de savoir.

358. Utilité de la quinine solubilisée et de l'extrait de berberis dans
les cas de névropallies périodiques.

Quand une névropallie quelconque se déclare d'une
façon intermittente et périodique, il est indiqué d'avoir
recours à des doses élevées de sulfate de quinine solubilisé ou d'extrait de berberis, sous l'influence desquels
le mal se calme d'abord et finit quelquefois par ne plus
se renouveler.

Ce n'est pas seulement pour les névropallies qui ont
le cerveau pour point central, mais aussi pour celles qui
se portent vers des plexus ou des ganglions pour de là
se diriger vers d'autres nerfs, qu'il en arrive ainsi.
J'ai promptement remédié, par l'emploi du sulfate de
quinine solubilisé, à des douleurs périodiques du nerf

frontal, dues très-probablement à des névropallies consécutives, à une souffrance de la rate; et M. le docteur
Tamin, l'un de mes meilleurs élèves et amis, vient de
me communiquer un nouveau fait de ce genre. Il en
est arrivé ainsi dans un cas d'angine de poitrine où le
mal existait depuis deux ans, et qu'aucune médication
n'avait pu arrêter, et chez M. le duc de M... (1), qui souf-
frait du nerf maxillaire inférieur à ce point qu'il ne pouvait ni parler ni mâcher sans éprouver des souffrances
telles qu'il n'osait plus proférer une parole ou prendre le
moindre aliment.

356. Maladie de la moelle rachidienne (myélopathies).

Lors de l'étude des petits moyens applicables à la
curation des lésions dont les os sont susceptibles, j'ai
parlé des cas dans lesquels les affections de la colonne
vertébrale déterminent des accidents myéliques, et
j'ai fait voir (page 415) que, sous l'influence de l'administration du phosphate de chaux, d'un régime convenable et du repos alternant avec un exercice qui ne
soit pas porté jusqu'à la fatigue, on arrive le plus souvent à remédier au mal (page 421). Or ce n'est qu'à
l'aide d'une exploration extrêmement attentive et du
dessin très-exact tracé au moyen du plessimétrisme et
du crayon que l'on parvient à déterminer : si les symptômes observés (2) sont les résultats de la compression

(1) Observation rédigée dans le *Courrier médical*, 1864.
(2) Ces symptômes consistent : dans des douleurs de la région lombaire s'étendant aux nerfs sciatiques et aux membres inférieurs : dans

que les vertèbres volumineuses ou déviées exercent sur la moelle et sur les nerfs qui en émanent, ou bien s'ils sont produits par une maladie primitive de cette même moelle.

360. Notions thérapeutiques relatives aux souffrances de la moelle.

Ce serait un très-grand tort que de tracer ici le traitement de telles affections qui exigent, pour être reconnues et combattues avec succès, des études profondes et suivies. La seule chose convenable à faire remarquer ici est que, dans les lésions de la moelle quelles qu'elles soient, les principaux moyens à employer consistent dans une médication hygiénique telle que l'ensemble des précautions que voici.

361. Moyens simples et hygiéniques qui sont utiles et non dangereux dans la curation de la plupart des maladies de la moelle rachidienne.

1° Le repos au lit est le plus souvent, dans le traitement des maladies de la moelle, le premier moyen de curation. Cependant, si l'on ne veut pas qu'il ait parfois des inconvénients, il faut éviter que le malade reste constamment couché sur le dos; la raison en est que dans cette attitude, le canal vertébral étant situé à la partie la plus basse, les congestions sanguines, surtout alors qu'elles sont stasiques, y sont plus intenses, et par

des fourmillements, de l'anomestésie lombaire (troubles de sensibilité) se manifestant à la plante du pied, puis surviennent la paralysie, la faiblesse des extrémités inférieures, de la vessie ou du rectum; des contractions spasmodiques, etc.

conséquent plus difficiles à se dissiper. A plus forte raison en est-il ainsi pour les ramollissements et pour les hydromyélies qui peuvent y avoir lieu. Les inflammations mêmes de la moelle ou de ses membranes doivent aussi être influencées d'une manière fâcheuse par une déclivité constante, il est donc utile de changer fréquemment, alors que cela est possible et qu'*il n'en résulte pas trop de douleur*, la position que les malades atteints de myélies occupent dans leur lit, de les faire placer de temps en temps sur le côté, et cela est d'autant plus indispensable, que l'on peut alors examiner plus facilement la région du siége où se déclarent trop souvent des lésions d'une extrême gravité.

2º Toutes les fois, en effet, que, sur la peau qui recouvre les parties voisines de l'extrémité inférieure de la colonne vertébrale, on voit survenir, chez les personnes atteintes de maladies de la moelle, des rougeurs, des éruptions, etc., (qui sont les résultats de la déclivité, des frottements, de la malpropreté, du défaut de rénovation de l'air), il faut y porter la plus sérieuse attention et les traiter par les moyens précédemment indiqués (pages 52, 421); c'est là un *précepte de haute humanité*, car si l'on n'agit pas ainsi, il en résulte des ramollissements, des congestions, des inflammations, des ulcérations, des abcès tellement dangereux, qu'ils sont suivis de la gangrène et de la mort.

3º Le repos qui, en général, est si utile dans les cas dont il est ici question, aurait cependant de très-graves inconvénients s'il était continuel et absolu ; il faut le faire alterner avec l'exercice, qui, encore une fois, ne doit jamais être porté jusqu'à la fatigue ou à la douleur; *tout aussitôt que le malade ressent les premières atteintes de cette fatigue, il faut le faire remettre au lit. S'il arrive qu'on laisse les membres inférieurs dans une immobilité complète, ils s'hypotrophient par le défaut d'action qu'on leur inflige,* et finissent, s'ils ne sont pas déjà frappés d'une anervismie due à la myélopathie, par être atteints de la *paralysie du repos.* C'est pour éviter cette conséquence fâcheuse du défaut absolu d'action dans les cas dont nous parlons, que j'ai utilisé avec tant de succès l'appareil gymnastique simple dont j'ai donné déjà la description (p. 388).

4° C'est dans la même série d'idées qu'il faut pratiquer fréquemment sur la région des lombes, sur les fesses, les cuisses et les mollets des frictions avec la main, la flanelle, imbibées ou non de liqueurs aromatiques, et avoir recours au massage des muscles de ces parties, massage qui y active la circulation et y provoque le mouvement; à des douches avec de l'eau chaude ou froide, à des courants électriques dirigés de la moelle aux extrémités nerveuses paralysées.

5° Il faut éviter avec le plus grand soin que l'urine s'accumule dans la vessie, et que les derniers intestins et surtout le rectum se remplissent de scories; pour cela il faut explorer ces organes de la manière la plus attentive par la palpation et le plessimétrisme, et cela à l'effet de savoir s'ils contiennent ou non des liquides ou des matières; dans le cas où l'on constate la présence de celles-ci, il est urgent de les évacuer et de ne jamais permettre qu'elles y séjournent longtemps. Cette recommandation est une règle pratique que le médecin et les assistants ne doivent jamais oublier.

6° Dans les myélopathies comme dans toutes les autres affections, il faut avant tout éviter l'action des causes qui leur donnent naissance ou qui les entretiennent, et dans ce nombre sont particulièrement : la station prolongée et fréquemment réitérée; la fatigue extrême et continue; les excès vénériens, et surtout les habitudes vicieuses auxquels les adolescents et les jeunes gens se livrent; la spermorrhée nocturne ou diurne; l'usage des liqueurs fermentées et surtout de l'alcool; l'action des oxydes et des sels de plomb, etc.

Des détails plus étendus sur le traitement des myélopathies me feraient sortir du cadre dans lequel je veux me renfermer; je me bornerai à dire ici que les moyens dont il vient d'être parlé et qui sont éminemment hygiéniques, sont en général infiniment plus utiles que l'emploi de la brucine, de la strychnine et d'autres médicaments dangereux dont on a si souvent usé et abusé.

361 *bis*. Avant de traiter une myélopathie, il faut bien s'assurer qu'elle n'est pas symptomatique d'une lésion de la colonne vertébrale.

Lorsque des symptômes de souffrances de la moelle (myélopathies) viennent à se déclarer, et même quand c'est une sciatico-névralgie double ou même simple, qui a lieu, le premier soin doit être de constater s'il n'existe pas une maladie de la colonne vertébrale (rachisocelies, mégalie ou malaxie, etc.), état pathologique, d'où résulte la compression de la moelle ou des nerfs qui en émanent. Dans une multitude de cas, *que ceux qui ne connaissent pas le plessimétrisme, ne peuvent distinguer* (et cela à l'immense préjudice des malades), c'est seulement par suite de la lésion rachidienne que la moelle est malade. Des malheureux que l'on aurait pu guérir au moyen d'un traitement approprié, si l'on avait su découvrir la cause anatomique du mal, périssent, parce que l'on a cru à une souffrance primitive du cordon rachidien. On peut lire dans le traité de plessimétrisme des faits nombreux qui prouvent jusqu'à l'évidence la vérité de cette proposition.

CHAPITRE XVII

ANNOTATIONS GÉNÉRALES SUR DIVERS MÉDICAMENTS ET SUR DES MÉDICATIONS VARIÉES.

Je ne puis éviter de parler dans cet ouvrage de quelques médications qui ont dans la pratique des avantages marqués, et de faire quelques réflexions relatives à l'usage de l'eau, des boissons ou tisanes, des bains simples ou de mer, et des eaux minérales. Si ces mêmes réflexions peuvent détruire quelques préjugés dangereux et quelques opinions fausses, j'aurai rempli la tâche que je me suis proposée en terminant par cette addition l'ouvrage que je publie, addition à laquelle j'ajouterai quelques mots sur une méthode de pansement des plaies d'armes à feu, qui présente d'incontestables avantages sur les procédés curatifs que, dans de tels cas, on emploie d'ordinaire.

362. Médicaments, formules, potions, remèdes dont les malades et les médecins ne doivent pas se servir.

Une foule de médicaments, d'onguents, d'emplâtres, d'eaux portant des noms de plantes ou de personnes

qui sont plus ou moins intéressées à vulgariser les drogues et les recettes qu'elles proposent, sont beaucoup
plus utiles pour les gens qui les prônent qu'ils ne le
sont pour les malades qui en font usage. Ce sont en
général des remèdes connus de tous, des purgatifs
donnés sous un petit volume, des préparations alcooliques que l'on a rendues odorantes par quelque huile
essentielle; des graisses, des résines, auxquelles on
ajoute diverses substances, parfois actives, tantôt de
nul effet, et qui sont données contre toutes les maladies
possibles. Que le public se laisse prendre à de telles
excentricités mises en vogue par la réclame, cela se
conçoit facilement; ce bon public ne sait en rien ce
qu'il faut entendre par les mots : fièvre, rhumatisme,
goutte, catarrhe (1), et., etc.; et, dans son ignorance, il
donne une confiance banale au charlatan audacieux
qui lui promet de tout guérir; il croit à l'efficacité de
la révalescière du Barry, comme aux granules homœo-
pathiques, comme aux fioles contenant de l'eau colorée en bleu, en rose, en vert, et dont la forme étrange
le flatte.

On lui proposerait la quintessence de la lune en dissolution dans un verre d'eau, qu'il verrait dans celle-ci
un remède à tous maux; il suffirait pour cela d'un
prospectus impudent ou d'une annonce de cures mer-
veilleuses. Mais que des médecins emploient et prescrivent de tels remèdes, qu'ils les fassent entrer dans

_____

(1) Et les médecins ne le comprennent pas beaucoup plus.

la pratique civile, en les recommandant par leur nom,
c'est, en vérité, compromettre leur dignité et leur conscience. C'est à eux, au contraire, à s'élever contre de
hideux trafics; c'est à eux à ne pas indiquer l'eau,
l'élixir, la potion, etc., dits de monsieur tel ou tel, mais
de formuler des substances connues et dont l'efficacité
ne soit pas douteuse, à en déterminer rigoureusement
les doses, à associer convenablement les remèdes, et
surtout à ne rien prescrire qui n'ait la raison organique, pathologique et thérapique de son emploi. C'est à
eux à savoir combiner les médicaments, sans courir
les risques de les décomposer, et, autant que possible,
ils doivent les donner isolés pour mieux en constater
les effets. Que s'ils ne sont pas assez instruits pour associer convenablement dans des formules les substances
actives, qu'ils consultent quelque bon livre, et surtout
celui que le très-regrettable docteur Reveil, agrégé à la
Faculté de médecine de Paris, a publié; ouvrage dicté
par le savoir profond et le bon esprit de son auteur (1).

363. On ne doit se servir qu'avec une extrême circonspection des mé-
    dicaments-poisons et, le plus souvent, il est prudent de s'en
    abstenir.

Que les praticiens soient surtout on ne peut plus
réservés sur l'emploi et les doses des médicaments
toxiques dont on a tant abusé ! Que le souvenir de ces
accidents terribles, dans lesquels plusieurs malheureux
ont succombé dans un hospice à la suite d'erreurs sur

(1) *Formulaire raisonné des médicaments nouveaux et des médications nouvelles*, 1864.

les doses et la préparation de l'acide cyanhydrique, les engage à être très-circonspects relativement à l'administration de ce terrible poison !

Qu'ils se rappellent ces lugubres drames des tribunaux, dans lesquels l'acétate de morphine, la digitaline, l'acide arsénieux, etc., ont causé la mort, et où il a été si difficile de distinguer l'innocent du coupable ! Qu'ils se ressouviennent encore que les plus puissants narcotiques peuvent bien quelquefois pallier ou momentanément dissiper les douleurs, tandis que, ne remédiant presque jamais aux causes de ces souffrances, de tels agents ne font pas cesser le mal, et ils penseront comme moi que les médicaments toxiques, tels que l'arsenic, le plomb, le cuivre, les acides minéraux concentrés, l'opium (1) et surtout la morphine, la belladone et l'atropine, la digitale et la digitaline, la jusquiame, le datura, la vératrine, la strychnine, la brucine, le chloroforme même, etc., etc., ne doivent être employés, même par les praticiens les plus instruits, que le moins possible et avec une extrême circonspection.

364. Utilité des applications locales et générales de l'eau à l'extérieur.

En général, ce qui calme infiniment mieux que les narcotiques, et ce qui, très-souvent, remédie au fond des choses, alors qu'il s'agit de douleurs, ce sont :

---

(1) L'opium *à petites doses*, s'il procure du sommeil, présente parfois de l'utilité, mais son usage est pernicieux ; cet usage devient fréquemment un affreux abus, ainsi que j'en ai actuellement un triste exemple sous les yeux.

1° le repos de la partie souffrante ; 2° l'éloignement des causes physiques, organiques ou physiologiques qui entretiennent le mal ; 3° les cataplasmes, les fomentations, les bains locaux et surtout *les bains généraux prolongés*. Ces derniers, continués pendant deux ou trois heures de suite, à une température fraîche ou tiède, sont, à coup sûr, les *antispasmodiques par excellence ; — les bains prolongés combattent le plus avantageusement l'état dit nerveux des femmes*. Rien n'est plus difficile, en effet, que de remédier à ces souffrances névropalliques (page 477), dont l'angiove est si souvent le point de départ, et qui viennent se reproduire vers les diverses parties du névrosystème, en y produisant des malaises, des *inquiétudes*, une sensibilité exagérée, des douleurs, des mouvements *spasmodiques*, des modifications dans l'intelligence, etc., etc. Les préparations opiacées ne font souvent qu'exaspérer ces malaises, qui sont le supplice des femmes et parfois le tourment de ceux qui les entourent. On donne souvent, dans ces cas, de l'eau de laitue, de l'infusion de tilleul, édulcorées l'une et l'autre avec le sirop de fleurs d'oranger, l'inévitable potion antispasmodique ; autant valent les granules dits homœopatiques : c'est là de ce thérapisme que certaines gens emploient pour calmer des imaginations malades ou *pour faire quelque chose*. J'aime à croire qu'ils ne le font pas dans de plus mauvaises intentions ; mais que l'on sache bien qu'en agissant ainsi, *on ne fait ni bien ni mal*. Or, il y a des moyens actifs dont on ne pourrait pas en dire autant et *qui ne produisent guère de bien, tandis qu'ils peuvent faire beaucoup de mal,* tels sont encore une fois : la belladone, la jusquiame, le datura, le chloroforme, l'alcool aromatisé par des huiles essentielles, actives, etc.; le médecin sage n'emploie ces médicaments qu'avec prudence, et le public ne doit jamais y avoir recours sans consulter des gens instruits.

365. Bains tièdes ou frais prolongés dans des cas divers.

Les bains tièdes ou frais sont, encore une fois, *et je le répète à dessein,* dans les névropathies ou névropallies des femmes, d'une extrême utilité, et je ne connais aucun moyen qui, dans des cas pareils, réussisse autant qu'eux à soulager et à guérir. L'exercice musculaire, les longues promenades à pied (car les jambes n'ont pas plus que les bras été faites pour le repos), les frictions, les distractions, les soins, les conseils affectueux, qui n'excluent pas un peu d'autorité, sont, dans les souffrances *d'ailleurs très-réelles* dont nous parlons ici, des médications extrêmement avantageuses qui doivent être combinées avec l'usage d'aliments réparateurs pris en proportion suffisante.

Les bains tièdes ou frais, et surtout plus ou moins prolongés, sont non moins utiles, dans les névralgies, même chez les hommes, que chez les femmes les plus névropathiques; et les lotions, les douches, les applications de linges humides trempés dans l'eau fraîche ou à 0° de température, les cataplasmes, l'hydrothérapie localement employée, agissent sur les parties

circonscrites de la même façon que les bains prolongés
dont je viens de parler.

366. Inutilité de l'addition aux bains tièdes de diverses substances réputées calmantes.

Un médecin sérieux croira-t-il facilement que l'addition à un bain de substances solides ou visqueuses,
telles que : le son, les fécules, l'eau de graine de lin, la
décoction de guimauve, de riz, d'albumine, de gélatine, de lait, etc., etc., puisse en augmenter l'efficacité ?
La peau, recouverte d'épiderme, n'absorbe pas les corps
en suspension dans l'eau ; il en résulte que c'est par
simple imbibition que ces bains agissent utilement.
L'eau infiltre si bien le tégument, qu'elle le rend plus
mou ; elle pénètre les tissus de telle façon, qu'après une
immersion prolongée dans l'eau tiède, les doigts se
rident, les parois musculaires du ventre se relâchent
au point de permettre facilement de palper les viscères
profondément placés (1), et que l'urine coule bientôt en
abondance. C'est une action semblable de l'eau tiède
qui cause ce calme si grand que les bains généraux et
locaux apportent si fréquemment aux névropathies plus
ou moins étendues.

367. Administration de l'eau par l'estomac.

L'administration de l'eau à l'intérieur est, à coup sûr,
l'un des principaux moyens thérapiques, et l'on ne peut
qu'approuver les travaux et les tentatives des chimistes,
des hygiénistes et des magistrats de nos cités pour que

(1) J'ai tiré, pour la diagnose, un très-grand parti de ce fait.

des eaux pures et salubres soient abondamment four-
nies aux populations ; celles qui sont à la fois claires,
aérées, fraîches, qui ne contiennent que dans de faibles
proportions des sels calcaires carbonatés ou sulfatés,
et qui ne renferment pas de matières organiques susceptibles de décomposition ou déjà décomposées ; celles
qui ne donnent pas au goût de désagréables sensations,
sont, en général, les meilleures. C'est dans les ouvrages
consacrés à l'étude de l'hygiène qu'il faut renvoyer pour
les détails plus étendus que cet important sujet comporte.

L'eau pure et salubre, à doses suffisantes et non pas
exagérées, portée dans l'estomac le matin, à midi et
le soir, est, à coup sûr, dans une infinité de cas, l'un
des moyens les plus utiles que l'on puisse employer.
Un grand nombre de succès, dont on fait honneur à
certaines eaux minérales, sont dus, au moins en très-
grande partie, à ce que les malades prennent, toutes
les demi-heures, toutes les heures, et pendant la mati-
née ou la soirée, une verrée d'eau fraîche. Sans doute
le bicarbonate de soude, le fer, le soufre que cette eau
contient, peuvent avoir une action réelle, mais il ne
faut pas se dissimuler que l'eau elle-même est pour
beaucoup dans les résultats heureux obtenus. Je vais
bientôt revenir sur ce sujet.

368. La plupart des tisanes n'ont d'autre action que celle de l'eau elle-même.

Il faut remonter à Hippocrate pour voir quelle importance on attachait au choix de telle ou telle espèce de *ptisane,* et l'on sait combien était grande sa confiance dans la décoction d'orge. Il est vrai qu'il la prescrivait fréquemment comme un aliment léger, et c'est au même titre que, dans les maladies aiguës, on administre avec avantage les bouillons de poulet et de veau, la dissolution d'albumine, l'eau de riz, etc. Il arrive aussi que certaines substances actives, certains sels qui se trouvent dans la composition des boissons que l'on donne aux malades, telles que les infusions de coquelicot (qui contient un peu d'opium), de camomille (qui renferme un principe amer), de pariétaire (où se trouve de l'azotate de potasse ou sel de nitre), peuvent avoir une efficacité spéciale; mais la plupart des tisanes proprement dites : décoction de chiendent, de réglisse, de guimauve, de graine de lin; infusion de fleurs de tilleul, de sureau, des quatre fleurs, etc., etc., n'ont d'autre action que celle de l'eau, et ne valent pas mieux, comme remède, que les boissons agréables à prendre, et par lesquelles, à la très-grande satisfaction des malades, on peut les remplacer; de ce nombre sont : l'eau sucrée légèrement acidifiée par les sucs de groseille, d'orange, de framboise, ou aromatisée par le suc exprimé de l'écorce d'oranges, par la vanille, la décoction de cerises, de pommes, de pêches, etc., etc., convenablement sucrées. Encore une fois, la plupart

de ces boissons ne sont des médicaments que par l'eau
qu'elles contiennent, et ont plus d'action par leur température et leur humidité que par les quelques principes plus ou moins inoffensifs qu'elles renferment.
Laissons aux simples leur confiance dans les *simples;*
et par cela même que la science reconnaît l'immense
utilité de certains végétaux et des substances actives
qu'ils contiennent, elle établit que la plupart des boissons dites tisanes n'ont d'autre efficacité que celle de
l'eau qui entre dans leur composition. Lorsqu'un médecin vient critiquer le traitement prescrit par un autre
médecin, et qu'il conseille seulement l'usage d'une tisane
différente de celle qui avait été proposée par celui-ci,
soyez assuré que ce n'est pas dans l'intérêt du malade
qu'il agit ainsi, mais dans ce qu'il croit être son intérêt
personnel.

369. Considérations générales sur l'efficacité des eaux minérales. On a
exagéré leur utilité.

Des considérations analogues aux précédentes peuvent
être établies sur les eaux minérales. La mode, les che-
mins de fer, l'entraînement routinier, la facilité qu'elles
donnent de se livrer au plaisir, les succès parfois dus
à tout autre chose qu'à l'action des eaux en elles-
mêmes, ont fini par vulgariser si bien les eaux thermales comme remède, que le public, pour peu qu'il ait
quelque aisance, ne voit plus, en été et contre les maladies chroniques, qu'une seule médication : les eaux
minérales, lesquelles *ont remplacé avec avantage, dans*

l'esprit d'une foule de personnes de la haute société, le travers homœopathique. Les médecins eux-mêmes, oubliant d'étudier avec soin les états organopathiques, ne tenant compte souvent que de l'apparence extérieure des malades, trouvant plus commode de se servir des mots : *diathèses, cachexies, constitution, force, débilité,* etc., que de spécifier, de déterminer les causes anatomiques et physiologiques des effets organiques observés, etc., envoient au hasard, dans les établissements thermaux, des gens qui pourraient fréquemment s'en passer, et qui, parfois, s'en trouvent fort mal.

La preuve de la légèreté avec laquelle on les conseille, c'est que presque jamais on ne pose d'une manière précise, dans une consultation motivée, les raisons pathologiques sur lesquelles on se fonde pour en conseiller l'emploi. C'est là faire de cette médecine banale qui exige peu d'instruction de la part de celui qui l'exerce et qui coûte peu de peine au médecin qui y a recours. Avant de se rendre dans un établissement thermal quelconque, que tous ceux qui veulent y aller consultent des médecins habiles, exercés dans l'art du diagnostic, aptes à reconnaître, par le plessimétrisme, par le dessin sur la peau, par l'auscultation, le spéculum, etc., quel est l'état matériel des organes profonds, et qu'ils demandent, après examen attentif, à ces hommes expérimentés d'établir leur opinion motivée et de leur dire à quelles eaux ils doivent se rendre; alors on ne verra pas commettre, à chaque instant, de ces honteuses méprises dans lesquelles on envoie : à Vichy, comme atteints d'affections du foie, des gens qui portent des tubercules dans les poumons ; à Contrexéville, des individus dont la rate seule est malade ; à Bagnères, à Bourbonne, des malheureux qui sont agonisants par suite d'un rétrécissement des orifices du cœur ; à Kissengen, à Ems, à Bade et surtout à Hombourg, des personnes qui, ne sachant que faire, prenant parfois la passion du jeu pour moyen de traitement de l'ennui qu'elle portent partout, demandent au médecin de leur donner un prétexte pour faire un voyage en Allemagne.

Les eaux minérales peuvent être d'une grande utilité. A Dieu ne plaise que je nie le moins du monde l'efficacité de certaines eaux dont les effets utiles ne peuvent, dans des cas nombreux, être révoqués en doute ; il m'arrive fréquemment aussi d'en prescrire, , mais je ne le fais pas d'une manière banale, je ne les indique pas pour plaire au malade ou au médecin C'est après avoir soigneusement étudié l'organisation, c'est après avoir nettement établi les indications à l'aide des signes physiques et fonctionnels des lésions existantes que je conseille aux consultants, *et alors que je les crois utiles*, telles ou telles eaux minérales ; et quand ces personnes me paraissent pouvoir guérir à Paris ou chez elles, je leur explique, par écrit et avec détail, quel est leur état, ce qu'il convient de faire, et je leur évite ainsi des dépenses excessives et des déplacements qui leur sont souvent très-préjudiciables.

28.

370. Circonstances hygiéniques utiles qui, en général, se rencontrent dans les établissements d'eaux minérales.

Dans l'action des eaux minérales, il y a deux ordres de choses dont il faut tenir un grand compte.

Le premier est l'ensemble des moyens hygiéniques que l'on rencontre aux thermes, c'est-à-dire la pureté de l'air, une nourriture abondante et réparatrice, le lait d'excellente qualité, l'exercice, le changement d'habitation, l'altitude, la distraction, l'éloignement des affaires, des fatigues, des ennuis, et parfois des plaisirs bruyants auxquels on est exposé. Or, la plupart de ces circonstances peuvent être réunies tout aussi bien dans la première campagne venue que dans des pays renommés pour les eaux, et celles d'un ruisseau limpide, aéré, serpentant dans un site pittoresque et salubre, et dans une localité agréable à habiter, réussiront fréquemment à rétablir la santé de gens qu'une hygiène mal entendue a profondément compromise. L'eau pure, prise le matin par large verrée et à doses réitérées, est, à coup sûr, pourvu qu'elle soit d'excellente qualité, un des agents thérapiques les plus puissants et les plus utiles (1). Lorsque les circonstances précédentes

(1) Lorsque l'un de mes élèves lut à l'Académie un mémoire, résultat de mes travaux et d'un voyage que j'avais fait à Forges (Seine-et-Oise), travaux qui constatent l'utilité des eaux prises dans ce pays; on prétendit qu'elles ne pouvaient être de quelque efficacité parce qu'elles ne contenaient pas d'agent chimique. Or, le temps m'a donné raison et l'habitation à Forges, comme mes recherches cliniques l'avaient prouvé, a été si utile aux enfants d'une faible constitution et atteints

viennent à manquer, lorsque l'on vient chercher, dans un établissement thermal, les bals, les plaisirs, les entraînements du jeu, on ne prend plus des eaux utiles, mais on cherche à s'y amuser, et quelquefois on n'y trouve que des causes de maladies.

371. Utilité des substances variées que les eaux minérales contiennent.

Les substances minéralisatrices qui sont dissoutes ou suspendues dans les eaux, et qui souvent peuvent être artificiellement administrées à toutes les doses possibles dans l'eau ordinaire, et par exemple : le bicarbonate de soude, les oxydes et les sels de fer, les hydrosulfures, etc., constituent un second ordre d'agents souvent fort utiles. Je ne puis entrer ici dans des détails qui me feraient sortir du cadre où, dans cet ouvrage, je veux me renfermer.

371 bis. Bains de mer.

La plupart des réflexions qui précèdent sont applicables aux bains de mer, dont l'utilité est souvent incontestable, mais qui ont aussi leur danger. Il faut encore que le malade, avant de les prendre, consulte un mé-

---

d'affections chroniques des ganglions, des os et des jointures que, maintenant, l'administration des hôpitaux envoie à Forges un grand nombre de jeunes malades dits scrofuleux. Mon opinion était fondée sur la comparaison établie, sur un registre, entre l'état déplorable de vingt enfants que, dans cette localité, j'avais constaté au printemps, et l'immense amélioration que je trouvai au mois de septembre dans la santé de ces petits malheureux.

decin habile, et ce médecin doit étudier consciencieusement le malade avant de les prescrire.

372. Dérivatifs, vésicatoires, cautères, moxas, sétons, eau dite sédative (1) pommades et emplâtres stibiés, frictions avec l'huile de
croton, etc.

Il est une opinion systématique d'ancienne date, et
qui a été pour l'homme la cause de bien des douleurs,
qui a mis des agonisants à la torture, et qui, faisant
interpréter certains faits par le caprice et la prévention,
a fait, en définitive, beaucoup de mal; je veux parler
de la théorie à laquelle on a donné le nom de dérivation (2). Cette doctrine repose sur des spéculations
fantastiques relatives aux *humeurs* (doctrine ancienne,
pathologie humorale), aux forces, aux propriétés, à la
vitalité (doctrines anciennes et modernes), toutes choses mal définies, mal comprises, et qui, n'étant que
des bases mal établies, n'ont pu permettre d'édifier
que des opinions sans solidité. Interprétant faussement
l'aphorisme d'Hippocrate : *duobus doloribus simul obor-
tis, vehementior obscurat alterum*, ce qui signifie, par
le mot à mot, un fait positif, c'est-à-dire qu'une forte
douleur rend obscure ou moins appréciable une douleur
moins vive, on en a déduit qu'en causant, sur des
points limités du corps, une souffrance, un afflux d'hu-

(1) Qui, au lieu d'être sédative et de calmer, irrite et enflamme la
peau.
(2) Voyez le mémoire que j'ai lu à l'Académie, et qui a été publié
dans ses Bulletins, décembre 1855 : *De la dérivation et de la révulsion.*

meur, de sang, de vitalité, de force, de douleur, on va,
par *sympathie*, par *dérivation*, déterminer une diminution dans l'afflux d'humeur, de sang, de forces, de douleur qui, pathologiquement, a lieu dans une autre partie. *Quand un médecin, doué de quelque raison, aura
placé un vésicatoire sur la jambe droite pour guérir une
brûlure faite à la jambe gauche, et qu'il aura réussi à
activer ainsi la curation des résultats de l'action du calorique*, on pourra croire à l'hypothèse de la dérivation;
mais, avant d'obtenir des effets salutaires d'un moyen
aussi excentrique, il y a tout lieu de penser que l'on
attendra longtemps.

On ne déplace pas ainsi à sa guise les humeurs, qui
ne circulent pas et qui ne sont autre chose que des
produits du sang, ou que des liquides bientôt versés
dans ce même sang; on n'attire pas de cette façon,
vers un lieu ou un autre, les forces (qui ne sont que
des résultats), la vitalité (que l'on ne comprend pas
divisible et mobile); ces forces, qui sont les résultats
de la manière dont l'organisme fonctionne; l'irritation,
qui n'est qu'un mythe auquel on a donné un nom.
L'hypothèse de la dérivation n'est en rien utile pour
l'explication des faits thérapiques, et ce n'est pas sur
elle qu'il faut se fonder pour appliquer ces innombrables exutoires dont on salit le corps des malades, et
qui laissent, après eux, des *cicatrices difformes que des
médecins soigneux doivent éviter de faire sur la poitrine,
sur les bras, sur le cou, ou les épaules de jeunes femmes*,
tout aussi bien qu'il est de leur devoir de ne pas infli-

ger aux malades des douleurs inutiles et la formation
d'un pus qui se pourrit, devient infect, et dont la résorption est souvent si dangereuse. — Que l'on applique
un vésicatoire, des épispastiques faisant écouler de la
sérosité *(hydrorrhéiques)*, sur la poitrine, sur la région
du péricarde ou d'une articulation, à l'effet d'obtenir,
aux dépens des épanchement sintérieurs, un écoulement
séreux, rien de mieux; qu'on dénude la peau d'épiderme avec l'ammoniaque ou les cantharides, à l'effet
de mettre à nu le tissu sensible et vasculaire pour y
appliquer des médicaments que l'on veut faire absorber,
pour y faire affluer le sang, et non pas pour obtenir
une dérivation, cela est très-proposable; mais qu'on
ne vienne pas avoir recours à des exutoires ou à des
pertes de liquides pour faire voyager à plaisir la douleur
ou l'inflammation, car on ferait souffrir le malade,
sans obtenir le résultat que l'on veut produire.

373. Additions relatives aux lésions dites goîtres exophthalmiques.

J'ai constaté, depuis longtemps, que les frictions avec
la teinture d'iode étendue de neuf parties d'eau, faites
matin et soir sur la glande thyroïde mégalisée, c'est-à-
dire augmentée de volume, *et surtout que les inspirations d'iode en vapeur, auxquelles on peut ajouter quelques grammes d'iodure de potassium pris chaque jour
à l'intérieur, ont une telle influence sur le goître,* qu'en
très-peu de temps l'emploi de ces moyens a été suivi
d'une diminution considérable dans le volume de la

partie malade. C'est ce que j'ai établi à l'occasion de la grave discussion qui a eu lieu à l'Académie impériale de médecine, *sur le goître dit exophthalmique, que très à tort on a voulu considérer comme une unité morbide, et qui n'est qu'une augmentation de la glande thyroïde (surtout du côté de la poitrine) ;* portée à tel point qu'il en résulte : 1° la compression des veines jugulaires internes, et une stase veineuse étendue jusqu'aux vaisseaux de l'orbite; 2° une saillie du globe de l'œil en avant (1).

Or, voici que M. le docteur Cross, jeune médecin du plus grand mérite, a trouvé très-récemment que, par un moyen bien plus simple encore, on peut diminuer le corps thyroïde chroniquement tuméfié, je veux dire par l'abstinence des boissons, et ce fait est expérimental; car, suivant M. le docteur Cross, si l'on donne de l'eau en grandes proportions, ce corps grossit, tandis qu'il diminue rapidement si l'on en prive le malade (2).

(1) *Bulletin de l'Académie,* 1863.

(2) On lira avec intérêt dans le *Courrier Médical,* 1865, n° 37, l'observation remarquable d'un goître dit parenchymateux qu'a traité par le broiement le professeur Billroth à l'hôpital cantonal de Zurich.

CHAPITRE XVIII

PLAIES PRODUITES PAR LES ARMES A FEU.

374. Pansements très-simples des plaies d'armes à feu évitant les innombrables inconvénients attachés à la charpie.

Il faut avoir servi et avoir vu beaucoup de plaies produites par des armes à feu; il faut avoir observé, dans les services de chirurgie, les inconvénients attachés au pansement des blessures, résultats ou non des opérations, etc., pour comprendre combien il y a d'améliorations à apporter dans cette partie si importante de la chirurgie. Le pus qui s'écoule des surfaces mises à nu est une cause d'accidents terribles; sa putréfaction infecte l'air; sa résorption donne lieu à la pyémie, c'est-à-dire à une altération du sang spéciale et dangereuse, surtout lorsqu'il est devenu fétide (1); il est la cause d'une indicible malpropreté et d'épidémies effroyables; la septicité qu'il provoque est l'agent principal de la gangrène d'hôpital (nécrosie nosocomiale),

(1) Voyez, dans mon *Traité de médecine pratique*, mon travail sur la pyémie, tome III.

d'érysipèles terribles, de typhus contagieux, d'encéphalites septicémiques, de fièvres puerpérales, etc. La consommation de charpie et de linge que les pansements ordinaires exigent entraîne à d'énormes dépenses. Elle rend le service des ambulances difficile; les malheureux blessés à la suite des batailles ne peuvent être pansés, à cause du manque de ces moyens de traitement; alors que nos soldats pourraient encore marcher, les linges, qui se déssèchent et qui deviennent très-secs et non flexibles, les en empêchent; si la retraite est forcée et rapide, l'armée est contrainte de les aba donner à l'ennemi; le chirurgien manque de temps pour faire des centaines de pansements, etc., etc., et cependant il est un moyen très-simple qui évite ces inconvénients, et dont l'expérience a constaté l'immense utilité. Ce moyen, je l'ai proposé et employé en 1830, chez dix-sept blessés dont j'ai été chargé par l'administration des hôpitaux, qui me les confia alors qu'ils avaient été déposés à l'hospice de la rue de Sèvres. Aucun de ces blessés n'a succombé; parmi eux se trouvaient des gens atteints de plaies par armes à feu du calcaneum et du genou, trois fractures du péroné produites par des balles; la température était brûlante, et les précautions hygiéniques laissaient beaucoup à désirer. En deux, trois, cinq ou six semaines, toutes ces blessures furent guéries sans accidents, suppurant peu, donnant à peine lieu à quelques exhalaisons putrides, et les malades continuant, pour la plupart, à marcher. La reconnaissance de ces braves gens fit que, longtemps après, je

29

revis plusieurs d'entr'eux, qui n'avaient éprouvé aucun accident à la suite du traitement qui va être exposé, et que j'ai publié dès ce temps-là et à plusieurs reprises.

Ce traitement consiste dans le pansement des plaies d'armes à feu, par l'application de longues bandelettes de diachylum *très-agglutinatif, très-frais, préparé, s'il se peut, par le médecin au moment de s'en servir* (p. 20), bandelettes dont on entoure circulairement les membres blessés, ou dont on couvre les parties du corps plus plates; elles doivent avoir trois centimètres de largeur, être placées les unes sur les autres, de bas en haut, et de façon à ce que celles du dessus recouvrent la moitié de l'étendue en largeur de celle de dessous. Leurs principales qualités sont d'être très-adhérentes, non irritantes, de s'appliquer comme de la glu sur la peau, sur les plaies, et de ne pas permettre ainsi l'introduction de l'air. Ne vous inquiétez pas des liquides, du pus qui s'écoulent de la plaie : ils s'infiltreront entre le diachylum et le tégument, et sortiront sans se pourrir au-dessus et au-dessous de l'appareil. Le meilleur tissu pour supporter le diachylum est ici le taffetas demi-usé dont il a été parlé (page 20), et tout ce qui a été dit du traitement des petites blessures trouve ici son application, comme aussi l'administration à l'intérieur du phosphate de chaux est, dans le cas de fractures compliquant les plaies, d'une très-grande utilité. Il ne faut pas oublier que, lors du pansement dont il vient d'être parlé, il faut, lorsqu'il s'agit des bras, des

avant-bras, des cuisses et des jambes, comprimer légèrement ces parties, avec une bande roulée, au-dessous
des bandelettes, et cela pour prévenir la tuméfaction
des membres inférieurement placés.

Ces pansements ne doivent être réitérés que tous les
trois ou quatre jours. Au besoin, *les poudres de lyco-*
pode, de riz, de charbon, la fécule, etc., pourraient
remplacer les bandes de linge ordinairement placées
par-dessus les bandelettes de diachylum.

On ne saurait croire à quel point cette méthode de
pansement réussit et combien elle peut être utile à une
armée en campagne. Je l'ai cent fois mise en pratique
pour des cas plus ou moins analogues aux blessures
dont il vient d'être parlé, et toujours avec le même
succès. Ajoutez, aux avantages qui précèdent, que les
caissons d'ambulance, si la méthode de pansement que
je propose était acceptée, pourraient être moins chargés de pièces de pansement que s'ils ont à transporter
des masses de charpie et de linge, et que tout soldat
pourrait ainsi avoir dans son sac des moyens convenables pour panser tout d'abord lui-même les blessures
qu'il recevrait.

Je suis loin d'avoir la prétention d'être complète-
ment l'auteur de la méthode de curation des plaies
d'armes à feu qui vient d'être indiquée, méthode que
je crois être d'une efficacité extrême; notre grand chirurgien Larrey avait déjà utilisé, en Égypte, des idées
de ce genre, et, certes, notre très-cher et très-hono-
rable collègue et ami, M. Larrey fils, n'a pas manqué

de se rappeler les préceptes que son illustre père a
établis sur l'utilité d'abriter les plaies contre le contact
de l'air. J'ai vu, à Barcelone, des fractures comminu-
tives de la cuisse, traitées par des chirurgiens anglais,
être recouvertes d'étoupes soutenues par des bandes,
auxquelles on ne touchait pas jusqu'à la guérison, qui
survenait rapidement. Roux a rapporté de Londres le
traitement des ulcères des jambes par les bandelettes
de diachylum, mais enfin celles-ci n'ont pas, que je
sache, été appliquées avant mes pansements, faits en
1830, aux plaies d'armes à feu, et c'est avec un regret
très-grand que je ne vois pas cette excellente méthode
être entrée dans la pratique générale (1).

(1) Voyez dans le bulletin de l'Académie, septembre 1866, et dans
le *Courrier médical* à la même date, le mémoire que j'ai lu à l'Aca-
mie impériale de médecine, sur l'utilité d'abriter les tissus dénudés
contre le contact de l'air.

CHAPITRE XIX

CURATION DES ABCÈS

375. Ouverture des abcès par de simples ponctions; — leur traiteme
par des injections d'eau et de teinture d'iode au tiers.

Les études précédentes sur les plaies d'armes à feu
me conduisent à parler enfin d'un procédé de traitement des abcès, qui, certes, doit être employé par
d'autres chirurgiens que par moi, *et dont je me sers,
depuis plus de quinze ans, avec un immense succès.*
Non-seulement je ne fais plus, aux collections purulentes, de grandes incisions, comme les prati-
quait Lisfranc; non-seulement j'évite d'en faire avec
le bistouri, mais je me borne à avoir recours à une
petite ponction avec la pointe d'un très-mince bistouri
(pour éviter la difficulté de l'introduction du trois-
quarts), puis j'introduis une large canule dans la
plaie (1); elle me sert : 1° à évacuer le pus; 2° à faire

(1) Qu'il me soit permis de parler ici d'un petit moyen proposé par
le Dʳ... (*Courrier médical* 1865, p. 16), propre à entretenir un conduit fistuleux artificiel destiné à évacuer le pus d'un abcès. Ce procédé
ingénieux et utile consiste à passer rapidement dans ce conduit, une
sonde canelée dont la rainure contient une petite proportion d'azotate
d'argent que l'on y a fait fondre. Cette cautérisation superficielle suffit
pour empêcher la cicatrisation de la plaie fistuleuse.

une injection à grande eau, qui est réitérée jusqu'à ce
que cette eau sorte très-claire et non odorante; 3° à
injecter une dissolution d'un tiers de teinture d'iode
dans deux tiers d'eau distillée. Je laisse séjourner,
pendant quelques minutes, cette mixture dans la cavité pyoïque, puis je donne à celle-ci un écoulement
facile; au besoin, je renouvelle sur-le-champ cette
injection, je referme la plaie, j'en maintiens les bords
desséchés avec des bandelettes de taffetas recouvert
d'excellent diachylum (page 506). Suivant les cas, je
réitère les injections iodurées le soir et deux ou trois
jours de suite; je constate, par le plessimétrisme et la
palpation, la diminution de la collection de liquide et
des engorgements, et j'ai presque toujours, si ce n'est
toujours, le bonheur de voir les malades guérir très-
promptement sans douleurs, sans grandes plaies, sans
pyémie chronique, sans qu'ils gardent le repos et sans
être couturés par des cicatrices difformes. Je pourrais
citer bien des faits recueillis dans mon service d'hôpital
ou en ville, faits qui prouveraient l'excellence de ce
traitement. Je me bornerai à mentionner plusieurs cas
d'abcès par congestion où cette médication a été si
utilement employée et surtout celui d'un énorme abcès
périnéphrique qu'en 1864 M. le docteur Gauthier et
moi nous avons soigné avec tant de bonheur dans le
faubourg Saint-Antoine (1).

(1) Voyez sur ce sujet le *Traité de plessimétrisme.*

CHAPITRE XX

DE L'AÉRATION, DE L'HABITATION ET DE L'ENCOMBREMENT

376. Utilité de l'aération et d'une habitation salubre dans le traitement des plaies par armes à feu, des blessures, des suites d'opérations, etc.

Les plaies d'armes à feu, les abcès comme toutes les autres solutions de continuité, prennent, sous l'influence de l'agglomération des hommes dans un même lieu, un caractère extrêmement fâcheux, auquel on a donné le nom de pourriture ou de gangrène d'hôpital (nécrosie nosocomiale). Éviter cette agglomération est le meilleur moyen de prévenir cette déplorable affection qui compromet si fréquemment *la santé et la vie des blessés.*

Cette réflexion me conduit naturellement à parler, avec quelque détail, de l'encombrement des hommes et surtout des soldats, de l'inconvénient des tentes pour les campements, et surtout des conséquences déplorables d'une habitation trop petite pour la demeure d'*un ou de plusieurs hommes.*

377. Travaux et recherches auxquels je me suis livré sur l'aération et l'encombrement.

Lors de l'épidémie de choléra de 1832, il résulta, de recherches nombreuses et de tableaux statistiques que je fis, soit dans les bureaux de secours, soit à l'hospice de la Salpétrière (*dont j'étais alors le seul médecin*), soit dans la ville : que la circonstance capitale qui donnait à ce mal terrible la plus haute gravité était le défaut d'aération et l'encombrement. Il fut pour moi démontré qu'un seul homme demeurant dans une chambre étroite où l'air n'était pas renouvelé par un tuyau de cheminée, par une fenêtre ou par toute autre ouverture, était aussi souvent atteint des accidents les plus graves de l'épidémie que les personnes qui habitaient en grand nombre des salles dans lesquelles l'air ne se renouvelait pas. Sur une population de quatre mille vieilles femmes, vivement impressionnées par la terreur que leur causait la maladie, *je vis les cas de choléra cesser complétement de se présenter dans chacun des services, alors que j'y faisais exécuter de jour et surtout de nuit la ventilation;* tout au contraire, là où cette ventilation n'était pas faite (service des aliénées qui ne s'inquiétaient en rien de la présence du choléra), l'épidémie se prononçait avec une gravité de plus en plus grande. — Des faits absolument semblables se présentèrent en ville et dans les bureaux de secours (1).

(1) Voyez mon mémoire sur les causes du choléra dans la *Clinique médicale de la Pitié*, et ma thèse sur les habitations privées pour le concours d'hygiène 1838.

A la suite de ce même choléra, il advint que, sous l'influence de l'encombrement d'une multitude de jeunes orphelins, il se déclara une ophthalmie contagieuse dite catarrhale, qui les fit entrer en grand nombre à l'hôpital de la Pitié (1). La maladie fut des plus graves, eut le caractère contagieux, et ne cessa qu'à la suite du changement d'habitation.

Recueillant des observations innombrables sur la fièvre dite typhoïde, et particulièrement sur ses causes, je vis encore que les gens qui étaient atteints des symptômes graves de cette affection complexe avaient aussi habité des cabinets très-peu spacieux, ou encore des chambres dans lesquelles beaucoup d'individus demeuraient simultanément. (*Clinique médicale de la Pitié*, mémoires sur les causes de la fièvre dite typhoïde).

Partout où j'ai eu l'occasion d'observer des maladies graves et à caractère épidémique sérieux, j'ai constaté des faits analogues. La variole, chez les gens encombrés, a été confluente, et des pustules avec hémorrhagie hypoépidermique (variole noire), se sont, dans de semblables cas, fréquemment déclarées. Sur des malades dont l'habitation avait été mal aérée, la scarlatine et la rougeole ont sévi avec une haute gravité Ne sait-on pas que chez les fellahs d'Égypte, dont les logis insalubres sont fétides et étroits, la peste présente une horrible gravité ? Et Dulaure n'a-t-il pas présenté

(1) Mémoire sur l'ophthalmie palpébrale dans la *Clinique médicale de la Pitié.*

le hideux tableau de ces épidémies désastreuses qui, dans le moyen âge, frappaient les tristes habitants de Paris ?

378. Rapport à l'Académie impériale de médecine au nom de la commission des épidémies en 1836.

C'est en me fondant sur un grand nombre de recherches de ce genre qu'en 1836, étant chargé, par l'Académie, d'un rapport sur les épidémies qui avaient régné en France, je prouvai, jusqu'à l'évidence, que le défaut d'aération diurne et nocturne, que l'habitation d'un seul homme dans un espace trop exigu, et dans lequel l'air ne se renouvelle pas, qu'une agglomération d'hommes ou d'animaux dans un même lieu, etc., sont les circonstances dans lesquelles se forment ces funestes émanations qui impriment aux blessures, aux diverses maladies, un caractère pernicieux et souvent mortel.

Je donnai d'abord, à la modification qu'elles déterminent dans le sang, le nom de typhohémie, et, en agissant ainsi, en adoptant une expression reçue, mais tout à fait mauvaise, puisqu'elle porterait à penser qu'il s'agit alors d'une *stupeur du sang*, je croyais faire mieux venir le pathonomisme auprès de M. Chomel, qui avait adopté le nom ridicule de *fièvre typhoïde* (1),

_____

(1) Cette locution vient des mots : *fièvre*, qui signifie chaleur et se rapporte à l'affection la plus mal définie que l'on puisse imaginer : — *typhus*, expression qui entraîne l'idée de *stupeur*, et qui a été donnée à une maladie encore peu connue et dans laquelle existent des troubles cérébraux (qui, parfois, font défaut), et enfin de *oïde* ou εἶδός, que l'on emploie pour désigner qu'une chose ressemble à une autre.

proposée par M. Genest. Cette concession ne calma
pas les colères, *et bientôt je vis qu'il ne fallait plus me
rendre coupable d'une telle faiblesse.* Écoutant bientôt
la voix de la raison, je désignai l'altération du sang,
en rapport avec les miasmes ou les substances putrides,
sous la dénomination de septicémie, de σηπτικὸς
(septique), αἷμα (sang), et de *ie* (maladie ou souffrance).
Plus tard encore, j'ajoutai à cette expression l'idée de
miasme ou de virus, et, dès lors, dans les cas où je
croyais à l'altération du sang par un virus septique,
je fis entrer le terme iose (de ἰός, miasme, virus), dans
la construction du mot, en adoptant alors l'expression
septiosémie.

Or, le septiose ou le principe septique, qu'il soit le
produit de fermentations ou d'une genèse d'êtres animés, est un des agents les plus dangereux des complications de maladies, et, partout où il vient à porter sa
désastreuse influence, des phénomènes toujours fâcheux, mais souvent mortels viennent à se déclarer.

Bientôt je prouvai que c'était le septiose qui, le plus
souvent, imprimait : aux épidémies de fièvres graves,
de choléra, de suette, de peste, de fièvre jaune; à la
fièvre puerpérale, aux plaies, à la pustule maligne, à la
phlébite grave, à la fièvre dite puerpérale, à la dermie
de la région sacrée, aux épizooties, etc., un caractère

C'est donc, en définitive, comme si, en se servant de cette expression,
fièvre typhoïde, on disait : fièvre (mal définie) ressemblant au typhus
(encore moins bien spécifié), lequel est caractérisé par de la stupeur,
symptôme qui, très-ordinairement, n'existe pas dans la collection de
phénomènes ainsi appelée.

pernicieux; je fis voir que sur trente-six cas d'épidémies observés en France par les médecins des
départements, il fallait rapporter à l'habitation insalubre la cause principale des accidents funestes qui
avaient lieu.

Un second mémoire, publié un an plus tard, établit,
pour plusieurs nouvelles relations d'épidémie, des faits
entièrement analogues.

Dans ces travaux (1836), *qui me causèrent, du reste,
beaucoup d'ennuis, je réclamai des règlements, des lois,*
soit pour fermer les affreux garnis habités par les ouvriers, *soit pour favoriser des ouvertures de fenêtres
dans les maisons mal bâties, soit encore pour exiger que
chaque habitant eût assez d'air pour respirer.*

*J'établis qu'il n'y avait pas de lois dont les prescrip-
tions fussent plus contraires aux préceptes de l'hygiène
que celles qui sont relatives aux jours de souffrance.*

Je fis voir que ce n'était pas le vent qui frappe l'extérieur d'un logement qui donne de la salubrité, mais
bien celui qui renouvelle l'air des appartements.

Je demandai, au nom de l'Académie, l'élargissement
des rues et la démolition des masures, etc.

Plus tard, en 1838, ma *Dissertation* et mon *Traité sur
les habitations privées* complétèrent les recherches et
les notions que j'avais établies sur ce sujet et que j'é-
tendis encore dans le *Traité de médecine pratique.*

Dans les discussions académiques relatives à la
fièvre dite typhoïde, à la doctrine organopathique,
dans mes cours de pathologie, dans mes *Cliniques à*

la Charité, je revins sur les faits qui précèdent, et j'en ajoutai un grand nombre d'autres.

M. de Melun a soutenu très-postérieurement à mes travaux, des idées du même genre. Membre du Corps législatif, il a eu la gloire de faire démolir le vieux Paris, dont Dulaure a tracé le hideux tableau; mais j'ose dire que j'avais depuis bien longtemps alors *démontré, devant l'autorité et en séance publique,* à l'Académie, l'indispensable nécessité d'assainir les logements insalubres, et sollicité des lois que M. de Melun fut assez heureux pour obtenir (1).

379. Moyens simples de ventilation.

On s'occupe beaucoup et avec raison, des moyens de ventilation perfectionnée, mais on peut facilement se passe d'un grand nombre d'entre eux; et si l'on ne craignait pas autant les courants d'air, si l'on n'en exagérait pas de beaucoup l'influence fâcheuse, il serait presque partout possible d'en établir d'utiles; il suffirait, pour que l'air d'un appartement d'hôpital devînt pur, *de le renouveler très-fréquemment, pendant quelques minutes, le jour et la nuit, au moyen de l'ouverture des portes et des fenêtres;* c'est ce que je faisais pratiquer avec

(1) Quant à moi, le mémoire que je lus en 1836, à l'Académie, sur l'encombrement, ne me valut que des reproches, qui ne me furent pas épargnés par M. Pariset, et qui me parlait au nom du ministre; l'indépendance et l'intention de faire le bien n'étaient pas alors des titres de recommandation auprès du pouvoir; mais les hommes qui l'exerçaient sont passés et les faits scientifiques sont restés; aussi les rues de Paris ont été assainies, la demeure du pauvre est devenue plus salubre, et l'on a davantage songé à l'aération des hôpitaux.

tant de succès à la Salpétrière et à la Pitié , et ce que je prescris encore à la Charité.

Les personnes qui veulent bien m'en croire n'ont pas la déplorable prévention de voir , dans un refroidissement momentané de l'air, un très-dangereux ennemi, et pratiquent utilement la ventilation lors de la maladie et même lorsqu'elles sont en santé. Du reste, ces conseils sont ceux que, dans tous les temps, l'hygiène et la raison ont prescrits, ceux que Darcet a formulés, ceux enfin qu'indiqueront tous les médecins instruits et tous les amis de l'humanité.

Propreté, aération (en évitant le refroidissement rapide du corps ou de l'air que l'on respire), tels sont les principaux moyens de prévenir les maladies aiguës et à caractère septique.

CHAPITRE XXI

HYGIÈNE DES ARMÉES; CAMPEMENTS, ETC.

380. Application des préceptes relatifs à l'aération, soit à l'hygiène des armées, soit aux campements, à l'habitation, etc.

Appliquons les considérations qui précèdent aux habitations des soldats en campagne, à leurs campements, à leur casernement, à leur hygiène enfin ; que les terribles souvenirs de 1814 et de 1815 soient présents à notre esprit et qu'ils nous retracent le hideux tableau de l'invasion étrangère trouvant dans la septiosémie des armées ce lamentable auxiliaire qui a mis à découvert les frontières de la France et lui a abandonné les portes de Paris ! que les généraux qui disposent de nos cohortes sachent bien que le médecin, dans sa carrière toute d'humanité, remporte des victoires qui conservent le sang au lieu de le faire couler, et qu'ils n'oublient pas que Larrey et Desgenettes ont mérité au moins autant de statues les rappelant à la mémoire des hommes que Kléber, Masséna, ou les grands triomphateurs !

Les éléments de ·la véritable gloire de ces savants
humanitaires ne sont pas fondés sur la stratégie, mais
sur la philosophie, les sentiments affectueux et la
science! alors que l'on réfléchit qu'une tente de soldat
bien disposée, que des mesures de salubrité convenablement dirigées, peuvent conserver bien plus d'hommes de bataille que les boulets de l'ennemi n'en frappent mortellement, on voit tout d'abord l'importance
de la médecine humaine et honorable; on voit à quelle
hauteur s'élève la profession admirable du médecin,
quand ceux qui s'y livrent sont dignes de l'exercer;
tandis qu'elle s'abaisse au niveau d'une des plus ab-
jectes, quand l'honneur, la conscience et la philan-
thropie ne la dirigent pas!

381. Construction des tentes.

Les tentes du soldat, telles qu'elles existent, sont les
foyers des plus épouvantables épidémies : dix ou douze
hommes y sont rassemblés dans un cercle dont le
rayon est de trois ou quatre mètres ; elles ne sont ouvertes que par un seul côté: la nuit on les ferme her-
métiquement par la crainte du froid; à peine, dans ce
lieu immonde, y a-t-il assez d'air pour ne pas y mourir.
C'est, tout au plus, si quelques fentes imperceptibles,
souvent bouchées par de l'herbe ou de la boue, viennent, par en bas et vers le point d'attache de la toile,
renouveler l'oxygène que brûlent à chaque instant des
poumons robustes altérés d'air; aucun tuyau, aucune
ouverture ne viennent par en haut établir un courant

salutaire qui entraine les vapeurs fétides que tant d'individus mal propres répandent dans l'atmosphère empestée de la tente, laquelle reste déployée dans le jour comme si l'on voulait y éterniser le foyer pestilentiel des épidémies ! Le soldat repose sur de la paille ou des herbes humides qui recouvrent le sol, d'où souvent se dégagent des miasmes paludéens, ou qui est imprégné de délétères vapeurs ; dans la tente il n'y a même pas de hamacs, dont la construction coûterait si peu et qui élèveraient de quelques centimètres au-dessus de la terre le corps des hommes fatigués par des factions ou par des marches. Entrez le jour, le soir et surtout le matin, soit par une température froide, soit surtout par une chaleur brûlante, dans ces bouges affreux où l'odeur du tabac et de l'alcool se marie aux pernicieuses odeurs septiques ; et vous, qui recherchez l'air pur des champs ou des bois, vous reculerez d'horreur et vous vous demanderez, comment en 1866, on n'a pas amélioré davantage l'habitation du soldat !

Ce défenseur de notre patrie, de nos lois, de notre liberté, vient-il à stationner dans une ville, voici qu'on le parque, comme il en arrivait pour les pestiférés de Marseille, dans un temple, dans une église ; l'air bientôt vicié ne se renouvellerait que si un ouragan, comme dans l'épidémie immortalisée par la charité philanthropique de Belzunce, enlevait la toiture de l'édifice.

De ces affreux repaires, de ces grottes mortifères s'élèvent des miasmes septiques, qui, prenant le caractère contagieux, s'étendent au loin, frappent le soldat, communiquent aux habitants leurs venins pernicieux et font rayonner au loin la maladie et la mort !

Ouvrez donc largement, le jour et la nuit, les portes et les fenêtres de vos églises, de vos temples, de vos salles d'hôpital; que les lits, les vêtements soient rendus propres par les lavages, et qu'au moyen de préparations mercurielles, on débarrasse des parasites les soldats fatigués ou blessés ; que les tentes laissent, entre le sol et leurs rebords, de larges ouvertures par lesquelles l'air pénètre et renouvelle l'oxygène que le militaire respire ; qu'une large ouverture placée en haut ne permette pas la stagnation de cet air et des vapeurs putrides ! Que des pertuis latéraux contribuent à la rénovation si utile de l'atmosphère intérieure du réduit où se trouvent six fois plus d'habitants qu'il n'en faudrait ! Rappelez-vous la mortalité affreuse des sauvages habitants des huttes de l'Australie ou des côtes américaines. *Tous morts ! tous morts !* disait un insulaire, qui, revenant dans son pays (1), ne voyait que des cadavres de variolés sur les côtes où il avait laissé, dans leurs étroites demeures, des amis et des parents ! *Si les cam pements ne peuvent être convenablement aérés, que les soldats reposent en plein air* en ayant le soin de recouvrir leur corps par leurs habits et de voiler l'ouverture du conduit de l'air par un tissu léger, *tenu à distance de la bouche au nez.* Garantissez, sans doute, les hommes contre le froid et l'humidité; mais rappelez-

_____

(1) *Dissertation sur les habitations privées.* — Voyages de Cook, de Vancouvert, etc.

vous, encore une fois, que l'action du septiose détruit
les armées à peine décimées par le feu des batailles ;
de ces armées, qui résistaient au froid dans la campagne d'Austerlitz et d'Eylau, et qui ont été frappées
davantage par le typhus dans les plaines de la Russie
ou dans les champs désolés de la France, qu'elles n'ont
péri par les lances des Cosaques ou par la trahison de
Leipsik.

CHAPITRE XXII

OBÉSITÉ OU PANLIPOSIE.

382. Obésité, polysarcie ou plutôt panliposie (augmentation dans les proportions de la graisse).

L'obésité, l'augmentation considérable dans les proportions de la graisse, est la source des plus grandes incommodités, et devient une épouvantable infirmité alors qu'elle est devenue excessive. Le ventre acquiert surtout, dans ce cas, une énorme dimension. Le tissu adipeux de cette cavité prend une extension considérable ; les épiploons, les mésentères, les parois qui entourent les viscères. etc., deviennent énormes ; la masse intestinale, l'estomac, le foie, la rate, sont refoulés en haut ; la respiration en est démesurément gênée, et la matrice, poussée par en bas, est le siége d'un déplacement pénible à supporter et dangereux comme conséquences ; le cœur, à cause de la difficulté à respirer, se dilate et plus tard s'hypertrophie, et ses battements deviennent irréguliers, les poumons se congestionnent et les bronches sont très-disposées aux souffrances aiguës ou chroniques ; de là une très-grande prédisposition aux

lésions des organes circulatoires et respiratoires. Sous
ces fâcheuses influences, la marche ascendante est très-
laborieuse, et la progression sur un plan uni devient
même si gênée qu'au moindre exercice l'obèse est hors
d'haleine. Il se fatigue au delà de toute expression,
parce que son poids est énorme et parce que ses membres sont si gros que leurs mouvements deviennent
très-difficiles. Vous le verriez couvert de sueur à la
moindre marche; sa face est rouge et même bleuâtre;
démesurément vieux pour son âge, il est forcé de garder le repos et de ne plus se livrer aux exercices ou
même aux plaisirs de la jeunesse ou de la virilité, etc.
La tendance aux congestions et aux hémorrhagies cé-
phaliques devient très-marquée, le moral lui même est
modifié par suite de l'ennui que cet état physique cause
à l'obèse, et par suite aussi des souffrances de toutes
sortes auxquelles il est en butte.

383. Moyens de remédier à l'obésité et au grand volume du ventre.

Que les médecins et le public se prémunissent contre
les médicaments, les recettes, etc., que tant de gens
ont proposés contre l'obésité et le gros ventre. Il n'est
pas besoin d'aller au loin chercher des substances spé-
ciales pour s'opposer au trop de graisse et aux accidents qui en sont les résultats; quand une drogue,
donnée pour y remédier, paraît réussir, croyez bien que
c'est au régime suivi par le malade que cette amélioration est due. Dans le *Traité de médecine pratique*, j'ai
insisté sur les moyens hygiéniques qui préviennent l'o-

bésité (1) et qui y remédient alors qu'elle n'est pas trop ancienne et trop considérable ; ces moyens, qui ont été si utiles à un grand nombre de personnes auxquelles je les ai conseillés, sont les suivants :

1° De diminuer les proportions de la nourriture ;

2° D'éviter surtout de porter à la fois trop d'aliments dans le tube digestif ;

3° De ne point se livrer à des excès de table et surtout à l'orgie ;

4° De ne prendre de l'eau que dans de faibles proportions ;

5° De se priver, autant que possible, de pain, de fécules, de graines potagères, de graisses, d'huile et de corps gras (Dumas et Liebig) ;

6° De se nourrir particulièrement, ainsi que le font les animaux qui sont habituellement maigres (les carnassiers), de la substance charnue ou fibrineuse des viandes ;

7° D'y ajouter quelques végétaux verts et herbacés, et cela à l'effet de varier la nourriture ;

8° De prendre journellement beaucoup d'exercice à pied ;

9° De rester peu au lit, et de ne pas dormir outre mesure ;

10° De faire habituellement usage de purgatifs doux, tels que la rhubarbe, la scammonée, des pilules drastiques, le tout à des doses suffisantes pour produire deux ou trois selles par jour, etc.

(1) Article *épidiaphratapie* ou *anadiaphragmie*, t. III n° 4,012.

Il convient, pour apprécier les effets de ce traitement, de mesurer le ventre, de faire peser le corps avant de commencer l'usage des moyens précédents, et de réitérer cette mensuration un mois après ; on verra presque toujours des différences si marquées entre les deux mesures, que bientôt l'on n'hésitera pas un moment à continuer l'usage de la curation dont il s'agit. Je pourrais citer des faits bien nombreux où j'ai réussi à arrêter de cette façon les progrès de l'obésité ; mais il suffira de ce qui précède et de quelques semaines d'expérimentation pour être convaincu de l'utilité des préceptes que je viens de tracer.

CHAPITRE XXIII

HYDROPISIE DU VENTRE, ASCITE (HYDROPÉRITONIE); HYDROPISIE DU TISSU CELLULAIRE, ŒDÈME (HYDRETHMIE).

284. Les hydropisies sont des résultats de lésions et ne sont pas des maladies.

L'hydropisie du péritoine, ou hydropéritonie , celle du tissu cellulaire, ou œdème (hydrethmie), comme la plupart des autres hydrorganies, sont presque toujours, ou plutôt sont toujours les effets ou symptômes d'altérations du sang (ce qui arrive rarement), ou de lésions des organes solides (ce qui est de beaucoup plus fréquent).

385. Lésions d'organes solides donnant lieu à des hydropisies.

Les lésions des organes solides déterminent des obstacles à la circulation veineuse, obstacles qui rendent difficile l'absorption de la sérosité normalement déposée dans les cavités des membranes ou dans le tissu conjonctif ou cellulaire. Il en arrive ainsi : 1º dans les oblitérations de grosses veines par des hémoplasties ou embolies ; 2º lors de la compression que des

tumeurs exercent sur ces vaisseaux; 3° dans les rétrécissements des orifices du cœur, ou dans d'excessives
dilatations de cet organe; 4° lors de plusieurs affections chroniques du foie, telles que la cyrrhose, dans laquelle la structure des glandules hépatiques est tellement
altérée que les capillaires terminaux de la veine porte,
ou abdominable, et les radicules initiaux des veines
hépatiques ne livrent plus facilement passage au sang;
5° dans certaines splénomégalies (augmentation dans
le volume de la rate), et cela sans que l'on puisse
dire au juste, dans la plupart de ces cas, comment
l'organe splénique gêne le cours du sang dans les
veines abdominables (1).

386. Certaines altérations du sang donnent-elles lieu à des
hydropisies?

On a dit et répété, mais en oubliant de le prouver,
que les altérations du sang, ou anomémies, donnent
lieu à des hydropisies. L'état couenneux ou fibrineux
de la sérosité du sang (hémite, plasthydrémie) étant
fréquemment le point de départ de coagulations, c'est-
à-dire de la formation d'hémoplasties ou d'embolies
dans les veines, lésions qui y gênent la circulation,
peut bien être la cause éloignée d'hydrorganies; c'est
d'une manière indirecte que, dans ce cas, le sang
couenneux, l'hémite ou plasthydrémie, donne lieu à

(1) Voyez dans le *Traité de médecine pratique*, n° **3987**, des faits
remarquables de guérison, par l'emploi du sulfate de quinine, d'hydropisies symptomatiques de spléno-mégalie.

30

l'hydropisie. On n'observe pas, quoi qu'on en ait dit, d'hydropéritonie dans l'hydrémie sans complications. Lorsque très-rarement j'en ai vu survenir dans celle qui, accompagnée de symptômes névrovariques, a reçu le nom de chlorose ou de chloranémie, j'ai trouvé qu'il existait quelque lésion des solides ayant déterminé des hémostasies phlébiques.

Il est une autre altération du sang ou anomémie dans laquelle il se manifeste des hydrorganies tellement généralisées que l'on pourrait lui donner le nom de panhydrorganie : c'est celle qui se manifeste dans certaines néphrites dites granuleuses. Dans de tels cas, le sang, perdant chaque jour, par les orifices excréteurs des conduits urinaires des reins, une notable proportion d'albumine, finit, en conséquence, par en contenir beaucoup moins qu'à l'ordinaire, ce qui constitue une véritable hypoalbuminémie, ou, pour, abréger, hypoalbumémie. Tout porte à croire qu'alors le sérum du sang, ayant perdu beaucoup de l'albumine qui lui donnait de la viscosité, s'échappe facilement des conduits excréteurs, et cause ainsi non-seulement des hydrorganies, mais encore une diminution dans la consistance des milieux réfringents de l'œil, des symptômes encéphaliques, etc. — Ce ne serait donc pas, dans cette manière de voir, le rein granuleux qui causerait directement les hydropisies, mais le défaut d'albumine dans le sang qui donnerait lieu aux hydrorganies observées dans l'ensemble de symptômes dits maladie de Bright.

387. Dans le traitement des hydropisies, ce sont leurs causes qu'il faut combattre.

Ce qui précède était inévitable pour prouver qu'il est à peu près impossible de trouver des remèdes propres à combattre l'hydropisie considérée d'une façon générale, ou envisagée dans les divers organes. Ni les purgatifs, ni les médicaments que l'on dit provoquer les sueurs ou l'urine, ne parviennent, à eux seuls, à faire disparaître les collections séreuses.

C'est tantôt la cause organique et matérielle qui gêne le cours du sang, c'est l'affection qui donne lieu à la perte d'albumine qu'il faut chercher à enlever ou à détruire. Il m'est impossible de traiter ici ce sujet avec détail, et je me bornerai à dire, ainsi que je l'ai établi dans les autres parties de cet ouvrage, que les principaux moyens palliatifs sur lesquels on peut compter, alors qu'il s'agit des hydropisies, sont : 1° l'abstinence aussi complète que possible des boissons et des aliments ; 2° les purgatifs propres à faire écouler de la sérosité ; 3° la respiration d'un air sec et chaud ; 4° les étuves sèches et la chaleur portée à l'extérieur du corps.

NOTE

RELATIVE A LA NOMENCLATURE ORGANOPATHIQUE, OU ONO-
MAPATHONOMISME ET DES MOTS NOUVEAUX EMPLOYÉS
DANS CET OUVRAGE.

Je me suis souvent servi, dans ce livre, de mots consacrés par la nomenclature nouvelle ; mais je ne l'ai
fait qu'après avoir employé des locutions reçues et dont
ces mots sont l'expression. Je dois aux lecteurs une explication à ce sujet.

La plupart des mots généralement employés en médecine consacrent des idées fausses, désignent des *maladies* dont l'existence ne repose que sur des hypothèses, sur des idées abstraites, spéculatives et fondées
sur des théories dont l'anatomie, la physiologie, le bon
sens, on fait justice. *La science positive a donné le progrès ; les termes qui rappelaient d'anciennes erreurs se
sont mis en travers et ont paralysé sa marche.* A mesure que les faits ont été mieux connus, et que l'é-
tude de l'homme a remplacé les divagations de l'empirisme et de la fantaisie, on a composé des mots qui
exprimaient ces faits ; on les a pris, en général, dans
les racines grecques, quelquefois dans des termes la-
tins, et une partie du langage médical est devenue logique et raisonnable ; mais la vieillerie et la routine
sont restées debout ; on a conservé les mots celtiques,
tudesques, saxons, arabes, scandinaves, les locutions

que les patois des différents pays faisaient surgir, et de
tout cela on a fait un affreux gâchis, un tohubohu, une
sorte de pandémonium composé de grec, de latin, de
vieux gaulois, d'alchimie, de vitalisme ; et ce jargon
grossier, composé absurde de toutes les langues, a
obligé les auteurs à consacrer presque autant de pages
pour spécifier la signification d'un mot qu'ils en employaient pour l'étude de la maladie dont ils voulaient
traiter.

Mais c'est là le moindre inconvénient de ces malheureux mots. Si l'on s'entendait sur leur valeur actuelle,
rien de mieux : on accepterait une signification commune ; mais il n'en est rien. Chaque peuple, chaque
école, parfois chaque médecin, veut exprimer, par tel
nom, une idée différente de celle qu'y attache son voi-
sin. En France, l'apoplexie est une hémorrhagie, et, en
Allemagne, on en admet, comme on le fait parfois encore à Paris de *nerveuses*, de *séreuses*, sans matière, etc. ;
l'ictère, qui a pris son nom de la couleur jaune des yeux
d'une sorte de belette, est, pour les uns, une simple pénétration de la bile dans le sang, et, pour d'autres, une
maladie spéciale ; l'expression : choléra, qui signifie bile,
se dit d'une souffrance aiguë de l'estomac qui, n'étant en
rien due à la bile, a lieu dans nos climats, tout aussi bien
que du mal affreux dont l'Inde paraît avoir été l'origine;
les uns donnent le nom de peste à un grand nombre de
maladies infectueuses ou contagieuses, les autres ré-
servent cette expression pour le mal épidémique qui
prend sa source sur les bords du Nil ; personne ne s'en-

30.

tend sur le rhumatisme, pas plus que personne ne peut comprendre cet être fantastique.

Le catarrhe, pour tel médecin, est une entité à part qui règne sur le corps de l'homme et cause certaines maladies des bronches, de l'intestin, de la vessie, etc., tandis que, pour d'autres, il n'est plus qu'une bronchite ; tel fait de l'asthme une affection spéciale, presque spécifique, et tel autre n'y voit qu'une simple difficulté à respirer produite par des lésions anatomiques, Le typhus est pris par ceux-ci pour une maladie à forme déterminée, tandis que ceux-là le considèrent, ainsi que cette expression l'indique, comme le symptôme *stupeur*, qui manque si fréquemment dans certaines affections appelées typhus. On s'est servi du mot fièvre pour désigner quelques centaines de collections arbitraires de symptômes, et cette locution : *fièvre, qui signifie brûler,* a été appliquée *au frisson qui rend l'idée de froid,* et l'adjectif *algide, qui désigne un refroidissement extrême,* a même été ajouté à ce mot *fièvre.*

Les Français donnent le nom de constipation à cinq ou six états morbides qui se rattachent à des troubles dans la défécation, tandis qu'en Espagne on applique ce même terme à un rhume du nez et des bronches, etc., etc.

Les mots dont on se sert ont souvent, comme étymologie, une signification presque opposée à celle que l'usage a consacrée. Ici, c'est le catarrhe sec qui renerme l'idée d'un *écoulement sec ;* là le terme asphyxie (sans pouls) est appliqué à un état dans lequel le pouls

est souvent énergique ; ailleurs, aux coliques, qui devraient être rapportées à l'intestin côlon, on ajoute les
épithètes : néphrétiques, hépatiques, utérines, ce qui
signifie qu'elles ont les reins, le foie, la matrice pour
siége ; d'autres fois ce sont des mots qui choquent au
delà de tout l'euphonie, ainsi qu'il en est arrivé pour
ceux que Molière a stigmatisés et pour tant d'autres du
même genre. Certes, cachexie, cacochymie, pédarthro-
cace, etc., dépassent en étrangeté les termes des nomenclatures modernes qu'une systématisation utile
force à admettre, et si la longueur des mots significatifs était un reproche sensé que l'on pût faire à ces
derniers termes, la vieille nomenclature en fournirait
un grand nombre qui blesseraient l'oreille si l'on n'a-
vait l'habitude de les entendre.

Le langage médical ancien est tellement déplorable
que la plupart des modernes ont émis des vœux pour
qu'il soit rectifié ; on peut lire dans mon *Traité de médecine pratique* les nombreuses citations que j'ai faites
à l'appui de cette assertion ; mais ces auteurs, malgré
leur science, ne pouvaient faire la réforme qu'ils ju-
geaient si utile d'effectuer ; ils admettaient des maladies unitaires qui, purement hypothétiques, ne pouvaient être nommées comme des choses réelles ; l'existence de ces affections, leur nombre, leurs caractères,
étant tous de convention, certains médecins en admettaient très-peu, tandis que les autres en voyaient des
milliers.

A ce qui n'a rien de fixe on ne peut donner un nom

raisonnable ; et ce n'est qu'en se fondant sur les faits anatomiques et physiologiques qu'une nomenclature est exécutable.

Le pathonomisme n'a donc été possible qu'à cause de la doctrine sur laquelle il est fondé ; si l'on n'avait pas renversé d'abord les vieilles idées, il eût été impossible de faire un système de mots expressifs et justes. Il fallait qu'un 89 scientifique passât sur la médecine pour qu'elle devînt raisonnable, pour qu'elle pût se servir d'un langage digne d'elle et dont les nomenclatures botaniques, chimiques, anatomiques, décimales, lui avaient fait voir les admirables modèles ; les langues ne sont que l'expression de l'état des sciences ; telle science ; sans bases, sans fixité, sans systématisation, ne peut avoir un langage significatif et correct ; et l'on peut dire sans crainte que Vesale, Winslow, Harvey, Haller, Morgagny, Avenbrugger, Corvisart, Bichat, Laënnec, Duméril, Chaussier, Bayle, Broussais, etc., sont les vrais fondateurs du pathonomisme, et que M. Piorry n'a fait que rassembler leurs idées, les réunir, les systématiser et emprunter aux anciens et aux modernes des racines grecques (dont l'usage est entré dans le génie de notre langue) pour exprimer les pensées des grands maîtres.

Or, c'est là ce que l'on n'a pas assez vu ; on a attaqué tout d'abord le pathonomisme avec une sorte de furie ; on a dirigé contre lui des attaques de toutes sortes : l'ironie la plus sanglante, le ridicule et le méchant sourire ont été les armes de gens qui n'avaient pas de

bonnes raisons à opposer à une doctrine qui reposait
sur les travaux des anatomistes, des physiologistes,
des médecins les plus illustres ; les livres, les journaux,
les académies, ont retenti d'articles ou de discours, où
parfois l'on composait des mots ridicules que l'on attri-
buait faussement à l'auteur du pathonomisme. Qu'est-
il résulté de toutes ces petites menées ? Que chacun
fait en particulier ce que M. Piorry a systématisé en
grand ; que l'esprit du siècle, comme l'a dit un grand
publiciste, a pénétré dans la tête des gens qui y pen-
saient le moins, et que ceux-là mêmes qui, dans leurs
cours ou leurs écrits, ont le plus attaqué la nomenclature organo-pathologique, ceux qui ont le plus dé-
clamé contre l'usage des mots grecs, ceux qui se sont
servis de locutions françaises renouvelées des patois
des Gaules pour éviter d'employer des termes déjà admis partout, font des efforts incroyables, aussi inutiles
que malheureux, pour désigner par des expressions
grecques, des symptômes de peu d'importance pratique. (Voyez la *Médecine du bon sens,* pag. 422, 423).

Le jour est arrivé où l'on peut sans crainte parler
nomenclature, parce que le progrès anatomique, physiologique, étayé par les connaissances physiques et
chimiques, permet de le faire, et c'est parce que l'auteur de ce livre est convaincu de cette vérité qu'il
ajoute à cet ouvrage le tableau suivant du pathonomisme.

Il suffira d'étudier pendant une heure ce même tableau pour le comprendre parfaitement, *et pour apprendre*

à composer soi-même des mots significatifs et sur lesquels il est à peu près impossible de se méprendre.

Bien entendu qu'un grand nombre de noms d'organes, de lésions ou d'antécédents ne se trouvent pas
dans ce coup d'œil général sur le pathonomisme : mais
le besoin de la science et l'intelligence des médecins
permettront facilement d'ajouter aux termes qu'il contient des dénominations nouvelles.

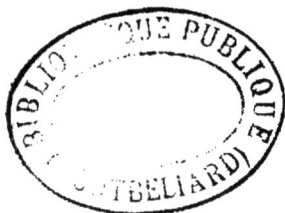

TABLE

TABLE ALPHABÉTIQUE

LÉSIONS ET DES MALADIES INDIQUÉES DANS CET OUVRAGE

A

B

C

D

E

F

J

L

M

Q

R

S

LAGNY. — IMP. DE A. VARIGAULT.

OUVRAGES DE M. P.-A. PIORRY

Dictionnaire des Sciences médicales (de 1818 à 1822), un grand nombre de Mémoires.

Traité de Médecine pratique, dont il reste à peine quelques exemplaires. Paris, 1841-1851. 9 volumes de chacun 600 à 800 pages, et dont le premier constitue :

UN TRAITÉ DE PATHOLOGIE GÉNÉRALE, dont 150 pages consacrées à *l'Étude de l'anatomie pathologique*, contiennent l'exposé des faits principaux qui résultent des innombrables nécroscopies que l'auteur a pratiquées.

Le neuvième volume, paru en 1851, contient :

UN ATLAS DE PLESSIMÉTRISME, avec 42 pl. représentant plus de de 250 dessins plessimétriques gravés sur bois . . . . . 6 fr.

Traité de Diagnostic et de Séméiologie. Paris, 1837, 3 volumes in-8° de 600 à 700 pages.

Cet ouvrage est le plus complet qui existe sur ce sujet. Il a été traduit en allemand, contrefait en Belgique, et même en France, au moyen de Manuels de diagnostic composés presque exclusivement avec les matériaux qu'il contient.

Traité des altérations du Sang, en 1 volume de plus de 700 pages (1834) . . . . 6 fr.

Bulletin clinique (1834). Un grand nombre d'observations qui ont été en partie reproduites dans le tome 3° du *Traité de Médecine pratique.*

Clinique médicale de la Pitié et de la Salpêtrière, et Collection de Mémoires sur la fièvre typhoïde, le choléra, l'ophthalmie, l'érésipèle, etc. (Paris, 1833) . . . . . . 6 fr.

De la Percussion médiate (1827), en 1 volume, couronné par l'Académie des Sciences en 1828 . . . . 6 fr.

Il traite de la partie expérimentale de cette méthode de diagnostic.

Procédé opératoire à suivre dans l'exploration des organes par la Percussion médiate (1832 et 1834).

Ouvrage destiné à décrire les procédés qu'il faut suivre pour pratiquer convenablement le plessimétrisme. Il est suivi de Mémoires sur les pertes de sang, les organes respiratoires et digestifs.

Dieu, l'Ame et la Nature, poëme, suivi d'un Épître sur la médecine moderne et fragments poétiques sur Napoléon et sur la Révolution (1834), en 1 volume de 2,400 vers, avec des notes. Une nouvelle édition de ce poème avec des additions est sous presse.

Tous les ouvrages précédents sont épuisés et ne se trouvent plus dans le commerce.

De la Doctrine des états organopathiques, de la Nomenclature organopathologique, du traitement de la Variole, suivi de deux Mémoires, l'un sur *la Folie et le Délire*, l'autre *sur la Dérivation et la Révulsion.* Paris, 1855.

Le travail dont il s'agit est l'ensemble de quelques-uns des discours que M. Piorry a prononcés à l'Académie impériale de Médecine pour la défense de ses doctrines.

Bulletin de l'Académie impériale de Médecine. Un grand nombre de Mémoires, Rapports, etc.

Exposé analytique des principaux travaux d'anatomie, de Physiologie, d'Hygiène, de Chirurgie, de Diagnostic, de Médecine pratique et de Littérature philosophique de P. A. Piorry, à l'appui de sa candidature à l'Académie des Sciences. 1 volume in-4°.

Le Médecin du bon sens. De l'emploi des petits moyens en médecine et en thérapeutique. 1 volume de 560 pages. 1re édition.

Traité de Plessimétrisme et d'Organographisme. *Anatomie des organes sains et malades*, établie pendant la vie au moyen de la percussion médiate, et du dessin à l'effet d'éclaircir le di Piorry, P.-A. . . . . (1866).

La Médecine du bon sens. De l'emploi